Enfin mince

Aussi disponibles
chez Publications ORION :

La santé totale

Le mal du sucre

Mon petit docteur

Le bonheur du végétarisme

Quand manger rend fou

Le bébé et sa nutrition

L'adolescent et sa nutrition

La ménopause : une nouvelle approche…

Dr Élisabeth COLMANT
endocrinologue nutritionniste

Danièle STARENKYJ
auteur du best-seller *Le mal du sucre*

Enfin *mince*

ORION

AVERTISSEMENT : *Le but de ce livre est d'informer un public de plus en plus soucieux de prévenir les maladies et non de se substituer aux soins éclairés d'un professionnel de la santé. En cas de maladie, nous vous recommandons de consulter votre médecin.*

Couverture : Stefan Starenkyj

Publications ORION Inc.
C.P. 1280, RICHMOND (Québec),
Canada J0B 2H0
Tél. : 819.848.2888
orion@dr.qc.ca
www.publicationsorion.com

ISBN : 978-2-89124-034-5

Dépôts légaux – 4e trimestre 2010
Bibliothèque Nationale du Québec
Bibliothèque Nationale du Canada

IMPRIMÉ AU CANADA

À mes filles
et à tous mes patients
qui ont été mes meilleurs enseignants

Dr Élisabeth Colmant

En hommage respectueux
à mon amie le Dr Élisabeth Colmant

Danièle Starenkyj

Préface

J'AI le privilège d'être une des trois filles du Docteur Élisabeth Colmant. Car avant toute chose, le Docteur Colmant était notre mère. Je sais que nous étions toujours dans son cœur bien que son travail, ses patients, ses conférences, ses papiers, ses voyages professionnels, ses appels téléphoniques, etc... occupaient beaucoup (parfois trop) de son temps. Elle était notre mère et nous étions ses enfants. J'ai eu l'immense douleur de perdre ma mère le 11 février 2006 et elle me manque terriblement encore aujourd'hui.

Le livre que vous avez en main était important pour ma mère. Il l'est devenu pour moi. Même si elle était incontestablement meilleur médecin et meilleure conférencière qu'écrivain, elle tenait beaucoup à ce que son livre soit terminé. Son absence m'a poussée à reprendre le flambeau.

« *Le livre est, subjectivement, l'équivalent d'un enfant et elle aura ainsi sauvé, au-delà de sa mort, quelque chose de son bref passage parmi les vivants.* » (Gérard Haddad)

J'ai lu un jour cette phrase « par hasard » et j'ai compris pourquoi j'ai mis autant de mon énergie et de mon temps pour que ce livre paraisse. Je voulais sauver quelque chose du trop bref passage de ma mère parmi les vivants... je voulais garder quelque chose d'elle, quelque chose d'important pour elle. J'ai voulu d'une certaine manière montrer mon amour pour elle en faisant tout ce que j'ai pu pour faire aboutir ce projet difficile.

Je croise régulièrement des patients ou des gens qui la connaissaient, et certains m'ont demandé des nouvelles de son livre, car beaucoup de personnes souhaitaient qu'elle mette par écrit les conseils qu'elle donnait oralement en conférence ou en cabinet. Ma mère savait qu'elle ne finirait pas son livre. Elle souhaitait que Danièle Starenkyj, qui était son amie, puisse le terminer et l'éditer. Danièle a courageusement accepté et je l'en remercie du fond du cœur.

Hélène Galli (la sœur de maman) et moi-même avons fait de notre mieux pour rassembler tous les écrits de ma mère, et Danièle Starenkyj les a complétés quand cela était nécessaire. Certains passages du manuscrit d'Élisabeth Colmant ayant été difficiles à déchiffrer, nous espérons qu'il n'y a pas eu d'erreur dans l'interprétation de ses connaissances et de sa pensée.

Claire-Marie Colmant-Bruneau
Seyne, juillet 2010

Préambule

C'EST à une dette d'amitié qu'est due la parution de ce livre.

Le Dr Élisabeth Colmant était une âme sœur : je l'admirais et j'ai cru en elle.

Nous avions les mêmes passions : notre famille et l'enseignement des lois de la vie ; et pendant plus de 30 ans, nous nous sommes mutuellement encouragées à persévérer dans notre travail respectif que nous résumions très simplement en trois mots : éduquer, éduquer, éduquer.

C'est en mai 1984 que je lui ai proposé pour la première fois, de porter dans un livre les résultats de son expérience dans le traitement de l'obésité. En juillet 1984, le Dr Colmant est venue passer un mois chez moi avec sa famille. Dans ses bagages, il y avait une malle pleine de documents, et nous avons commencé, assises sur la galerie en face de mon verger, à travailler sur le premier chapitre de son livre : « Histoire d'une vie ».

Je me suis rapidement rendu compte que le Dr Colmant avait un style unique, une personnalité fascinante, un enthousiasme et un dynamisme que ma personnalité risquait de pâlir. Par respect pour elle, malgré son insistance, – « Je ne suis pas un écrivain. Je n'ai pas le courage d'écrire que tu as. » – je ne voulais plus écrire son livre. J'avais acquis la conviction intime qu'il fallait qu'elle écrive, elle, ce qu'elle avait à dire, comme elle parlait à ses très nombreux patients.

Hélas, entre les besoins de ses enfants, son cabinet à Manosque et ses travaux* (thèse, mémoire, études statistiques), ses interventions* dans la communauté scientifique et dans le grand public, et ses passages à la télévision*, à la radio et dans de nombreuses associations réclamant ses exposés, écrire un livre était tout simplement impossible pour elle.

Notre dernière rencontre eut lieu à Paris en novembre 2003. Le Dr Colmant est toujours la même : mince, dynamique, entière, altruiste, n'épargnant aucun effort pour soulager et guérir. Sa passion est intacte : elle croit dans les lois de la vie et elle est encore prête à aller au bout du monde pour les enseigner. Mais écrire ? « J'ai trop d'ennuis, trop de soucis, trop de conflits de toutes sortes », me confie-t-elle. Je la comprends. J'attends. J'espère.

En 2004, son passage à la télévision française pour « Envoyé spécial » connaît un succès retentissant. Elle ressent soudain l'urgence de s'atteler au devoir d'écrire.

Le Dr Colmant achèvera les 12 premiers chapitres de ce livre clouée sur un lit de douleur, des suites malheureuses d'une chute violente sur le thorax et le bassin. La plèvre avait pénétré dans le poumon, et c'est à partir de là que s'était développé sournoisement un cancer du poumon, elle qui n'avait jamais fumé, et qui depuis 30 ans était en pleine forme et jouissait d'une énergie qu'elle aimait qualifier de « surhumaine ».

Le 6 février 2006, je l'ai au bout du fil. Ce fut notre dernière conversation. Elle me remercie pour mon amitié sans critique et patiente. Elle me parle de son manuscrit et je comprends que plus que jamais elle compte sur moi.

Mon admiration pour elle demeure entière : toute sa vie, elle a lutté ; toute sa vie, elle s'est battue, sachant très bien que les premières 30 années de son existence pourraient un jour la rattraper… Contre toute apparence, je suis convaincue qu'elle a fini par vaincre. Elle reste à mes yeux une héroïne dont la vie, consacrée au bien des autres et à la connaissance qui l'a libérée, est digne de respect, et hors du commun.

Alors que le monde entier est pressé par l'Organisation mondiale de la santé de s'attaquer à l'obésité officiellement reconnue aux États-Unis par l'American Institute for Cancer Research en 2009, comme étant responsable de 100 000 cas de cancers chaque année dans ce pays ; et en Europe, comme un fléau qui mérite une véritable politique de lutte contre l'*obésité infantile,* puissent les vœux du Dr Colmant se réaliser finalement et infiniment au-delà de tout ce qu'elle a désiré ou pensé.

Danièle Starenkyj
Richmond, le 8 juin 2010

*** Thèse, mémoire et travaux du Dr Colmant**

Étude 1 : Contribution à l'étude de labilité tensionnelle par l'injection intraveineuse de glucagon.

Étude 2 : Contribution à l'étude de l'hypoglycémie post-stimulative dans l'hyperglycémie provoquée par voie orale. Étude statistique à propos de 100 cas (1975).

Étude 3 : Travail statistique à propos de 100 cas sur le rôle de l'oligosol de magnésium dans la dystonie neurovégétative (augmentation du magnésium globulaire) 1980.

Étude 4 : Approche diététique « nouvelle » des maladies de civilisation métaboliques. Travail statistique à propos de 457 cas. (1996).

*** Quelques interventions du Dr Colmant**

– 27 avril 1980 : IIe Journée de Médecine Fonctionnelle au palais des congrès à Paris avec le Pr Wayoff

– 8 au 10 octobre 1987 : Journées d'études des diététiciens de langue française à Dijon avec France Bélisle et Janine Louis-Foreste du Collège de France

– 31 mars au 1 avril 1988 : Congrès des professionnels de santé en Guadeloupe : Alimentation et maladies de civilisation avec le Pr Renaud

– 25 octobre 1993 : Cité des Sciences et de l'Industrie (Paris) avec Joël de Rosnay, directeur du développement et des relations internationales à la Cité des Sciences

– avril et mai 1998 : Polynésie française : 4 conférences d'information à l'Assemblée territoriale + séminaires pour les femmes dans différentes îles

*** Passages marquants à la télévision du Dr Colmant**

– J.L. Delarue, « Ça se discute » : *Brûler sa vie*, 1995, Antenne 2

– Catherine Berthillier, « Envoyé spécial » : *Le sucre*, 2004, France 2

1

Histoire d'une vie...

ou du moins ce qui en est important pour vous

(Première partie)

« L'univers n'est rien que par la vie
et tout ce qui vit, se nourrit.
La destinée des nations dépend
de la manière dont elles se nourrissent.
Dis-moi ce que tu manges et
je te dirai qui tu es. »

Brillat-Savarin, *La physiologie du goût*

— Zabeth ! Viens manger !

— Je n'ai pas faim...répondais-je quasi invariablement.

Et le dialogue se poursuivait entre la mère et la fille, ma mère et moi, sa fille, qu'on appelait alors enfant : Zabeth.

— Qu'est-ce que tu as encore mangé pour te couper l'appétit, se plaignait ma mère qui rentrait lasse du travail. Viens à table quand même.

Un peu plus tard à table...

— Zabeth ! Mange.

Et je me revois chipotant comme d'habitude, pleurant et râlant comme toujours :

— L'assiette n'a pas été changée, ça me dégoûte.
— Il n'y a pas assez de vinaigre dans la salade.
— Ça manque de sel et de poivre.
— Berk, cette viande rouge, ça m'écœure.
— Etc... Etc...

Et on donnait à cette enfant « empoisonnante » (combien de fois l'ai-je entendu ce qualificatif !) des cervelles, du foie de veau et des rognons qu'au moins elle daignait manger (avec beaucoup de moutarde pour masquer le goût)... C'est que cette petite, il fallait bien qu'elle mange. Elle n'était pas très grosse !

Il y avait certes une raison à ce que je n'aie pas faim à table : je grignotais tellement entre les repas que cela me coupait l'appétit. Et puis comme je ne mangeais pas aux repas, j'étais obligée de grignoter, n'est-ce pas ? Je rentrais dans un cercle vicieux dont il me serait bien difficile de sortir.

Je n'ai pas connu mon père.

Actuellement je sais que cette absence, dont je ne me souviens pas d'avoir souffert, m'a cependant certainement marquée et je comprends que certains traits de mon caractère puissent s'expliquer par une absence de structure que l'on pourrait appeler la « loi du père ». Bien sûr, j'avais « papapa » (le père de ma mère que ma sœur aînée n'arrivant pas à appeler « grand-papa » avait nommé ainsi). C'était bien d'avoir papapa dans la maison d'à côté, mais lui, si terrible avec les autres, me cédait tout. J'étais élevée selon mon bon plaisir... Aujourd'hui, je pense sérieusement que ce n'est pas la bonne solution car un enfant ne peut grandir sans être sécurisé. Les barrières, les lois sont établies pour protéger. Elles sont un guide et un garant d'un équilibre, d'une structure justement, et non un interdit qu'il faut transgresser, comme malheureusement nous le pensons souvent lorsque nous sommes jeunes et parfois moins jeunes ! Dommage que nous ne considérions pas que les lois sont un garant de liberté pour l'avenir ! On ne mûrit correctement qu'en passant par là...

Que de laxisme pour cette « petite-qui-n'a-pas-de-père » ! Combien de fois ne l'as-tu pas entendu cette phrase ma pauvre maman, toi qui essayais de sévir dans le peu de temps que tu avais pour déjeuner entre tes heures de travail ! Immédiatement, ma trop chère grand-mère se dressait, étalant ses 90 ou 100 kg devant moi, pour protéger cette enfant à qui elle donnait toujours raison :

— Tant pis si elle ne veut pas finir son assiette de légumes. Laisse-la, ma fille...

Et dès que maman avait tourné le coin de la rue, elle sortait cette grande boîte en fer dont le souvenir est si précis en moi. Remplie de gâteaux secs bien sucrés (comme les aimait papapa), ces gâteaux que l'on achetait « au kilo » m'étaient offerts comme s'ils devaient m'apporter le bonheur...

J'ai également en tête l'image à la télé (dans cet « Envoyé spécial[1] » sur le sucre dans lequel j'intervenais), d'une grande boîte de gâteaux non plus présentée par une grand-mère...mais par un instituteur... et je frémis à l'idée que l'engrenage puisse devenir officiel à la maternelle... Certains tirent la sonnette d'alarme sur ces goûters de 10 h face à l'épidémie d'obésité et de diabète dans le monde. Ils conseillent un fruit et non des gâteaux avec le verre de lait. L'idéal est autre, vous le verrez. Est-il encore temps au niveau culturel ? Les habitudes s'acquièrent vite.

Zabeth apprit vite que lorsqu'elle ne mangeait pas à table ce quelle n'aimait pas, la boîte en fer serait ouverte. Et si je ne prenais que 4 ou 5 gâteaux, grand-mère m'en remettait une poignée pleine dans la main :

— Tiens, tu auras au moins mangé ça !

Pour eux, le sucre c'était bon. « Cela donne de l'énergie. » « Le plus petit des grands plaisirs. » Ces slogans vous les avez entendus… Si je suis d'accord pour le plaisir, nous verrons plus loin que cela peut être une illusion quant à l'énergie que cela donne, du moins pour ceux qui sont concernés par ce livre.

Mes grands-parents sont des békés. C'est ainsi que les Antillais appellent ces blancs nés dans l'île. Pas du tout esclavagistes, ils étaient par contre, eux, devenus esclaves…du sucre. Ils se souvenaient de ces bonnes cannes à sucre qu'ils suçaient, enfants, en Guadeloupe.

Ils avaient bien essayé d'en faire pousser dans leur jardin du Maroc, mais ce plant était resté malingre. J'ai encore le souvenir du goût délicieux, mais peu sucré, de cette sève extraite bien difficilement en mâchouillant et crachouillant les fibres. On sait maintenant que des oligoéléments, des vitamines, des protéines et des fibres existent dans cette plante…mais qu'en restait-il dans le sucre tel que je le consommais abondamment à l'époque ? Tel que vous le consommez aujourd'hui ?

En lisant le livre *Le mal dui sucre*[2] de Danièle Starenkyj, j'ai appris que pour obtenir la quantité de sucre consommée par un Français moyen dans une journée (pas un boulimique ou un gourmand), il faudrait 30 mètres de canne à sucre ; pour deux cuillerées à soupe de confiture, 6 mètres.

— Ah non, pitié pour mes mâchoires, je ne pourrais jamais !

Que n'ai-je refusé aussi ce sucre dont on me vantait les qualités. Que n'ai-je crié alors :

— Pitié pour mon corps, pitié pour ma vie !

Confitures – Bonbons – Gâteaux – Chocolat – Sucre

— Viens manger, tiens prends... Tu n'as rien mangé ce midi.

On ne peut pas dire que ce genre d'éducation n'ait pas eu d'influence sur ma vie et mon poids. Mais retenons que dans la même famille, mon frère et ma sœur n'ont pas été gros, ni ma mère ni mon grand-père d'ailleurs. Par contre, ce gros mangeur de sucre était extrêmement coléreux et violent.

Actuellement, c'est la télé qui « éduque » les enfants, et qui résisterait aux pubs alléchantes qui contribuent à faire, **pas de tous mais de certains**, des « hyperresponders » ? C'est le nom que leur a donné très justement, Judith Rodin, une psychologue de l'université Yale aux États-Unis. Les « hyperresponders », ce sont ceux qui déchargent beaucoup d'insuline, une hormone qui fait baisser le sucre. Elle contribuera à faire de certains, en l'occurrence nous, des drogués du sucre. Nous en reparlerons... Vous ne savez pas ; je ne savais pas ; ma famille ne savait pas. Je ne les accuse pas. Ils ont eux-mêmes subi les conséquences catastrophiques de leur mode de vie.

Manque d'information dramatique, quand je pense à ma vie. Manque d'information dramatique, quand je pense à votre vie. Manque d'information ou désinformation ?

Lors de l'émission télévisée « Envoyé spécial » sur France 2 en juin 2004, l'Organisation mondiale de la santé demandait clairement des études **neutres** sur le sucre.

Je vais faire tomber à l'eau avec ce livre pas mal de préjugés et de faux principes et même des acquis dits scientifiques. Je ne peux pas vous laisser dans l'ignorance voire dans le mensonge. C'est à qui parlerait le plus fort pour se faire entendre ? Je vais parler avec mon expérience clinique et mon cœur. Toute vérité, dit-on, n'est pas bonne à dire et je risque de ne pas être appréciée de tous. Cependant, après 30 ans de pratique médicale et d'études, de recherches bibliographiques non moins scientifiques que celles qui ont voulu innocenter le sucre, je pense que je puis me le permettre. Par contre, ce sont surtout les principaux intéressés – ceux qui n'arrivent pas à maigrir, ceux que l'on accuse de problèmes psychologiques parce qu'ils n'arrivent pas à tenir un régime – qui m'ont supplié d'écrire un livre. Tant pis s'il n'est pas parfait. Il aura au moins l'avantage d'exister.

Je me suis également aperçue, après cette émission d'« Envoyé spécial », que mon témoignage de droguée au sucre correspondait aux préoccupations d'un très grand nombre d'entre vous. Droguée au sucre... Le terme peut paraître excessif pour ceux qui n'ont pas cette dépendance. Disons qui ne l'ont pas encore. Certains aimant le salé, ne finissent-ils pas, parfois étonnés, par dire : « Je ne comprends pas. J'ai toujours aimé le salé et je n'ai jamais aimé le sucré, mais maintenant c'est devenu un besoin, une nécessité pour moi. » Personnellement, je ne pouvais pas vivre sans... mes 100 bonbons à 1 centime – vous savez ces petits réglisses ou petits bonbons bien colorés. Au Maroc où je vivais enfant, nous en avions à l'époque 100 dans du papier journal pour ce qui équivaudrait, je pense, à 20 centimes d'euros – ; sans d'innombrables morceaux de sucre ; sans tablettes de chocolat qui à l'époque contenaient moins de lait que maintenant ; sans fruits pris à longueur de journée dans le jardin et que je grignotais comme des « bonbons du paradis ».

Heureusement qu'en montant aux néfliers, aux orangers, aux pêchers, aux abricotiers, aux clémentiniers, aux amandiers, je dépensais de l'énergie ! J'étais encore mince. J'avais 8 ou 9 ans. Il paraît que j'étais « terrible ». (« Cette enfant nous fera mourir », entendais-je sans cesse.) Je montais au plus haut des arbres, faisais l'équilibriste sur le rebord de la terrasse du troisième étage chez des amis, et je savais même atteindre le toit de notre maison par le grand citronnier (les maisons basses au Maroc ont des toits plats que nous goudronnions chaque été), mais quelle angoisse pour redescendre ! Bien sûr, je faisais l'arbre droit sur le ciment devant la maison pour faire peur à ma grande sœur, mais moi aussi je voyais arriver le sol avec effroi lorsque je jetais mes bras en avant. Et la petite intenable continuait ses exhibitions.

Cette « chipie la galette », comme l'appelait sa mère, n'hésitait pas à faire des crises de nerfs au moindre caprice refusé. Cette Zabeth, quelle gamine insupportable vraiment !

— Tu ne dormiras pas avec moi cette nuit, s'écriait excédée ma mère après avoir subi les pires désobéissances et folies de sa « petite peste ». Et le soir venu, l'insupportable enfant que j'étais s'effondrait en sanglots dans son lit, ne dormant pas de la nuit car se croyant mal aimée parce qu'adoptée. Armand, comme beaucoup de grands frères taquins, ne me l'avait-il pas si souvent répété... !

Les autres nuits, je dormais « bien », pourrait-on dire rapidement. Maman, elle, dormait beaucoup moins bien car j'étais tellement agitée que le matin on me retrouvait à même le matelas, oreillers et couvertures par terre, draps chiffonnés aux pieds. « Tu as encore parlé et crié toute la nuit », me disait maman. (Fallait-il que tu te sentes seule pour supporter ce petit fauve auprès de toi ! À moins tout simplement que tu sois trop fatiguée pour lutter contre mes exigences ou que tu t'apitoies sur mes angoisses.)

Certains affirment pourtant qu'un bon repas fait dormir... Ce n'était pas faute de ne pas avoir mangé que mes nuits étaient de véritables « champs de bataille ». Vous devez avoir envie de connaître mes repas du soir d'alors, n'est-ce pas ? Jambonneau, pâté de foie ou jambon, semoule au lait, au chocolat et *très* sucrée étaient les menus habituels du soir. J'allais oublier de vous dire que je n'aimais le jambonneau qu'avec beaucoup de moutarde piquante et beaucoup de cornichons et aussi du poivre. (Tous sont des irritants de la muqueuse de l'estomac.)

Et le matin, les injonctions reprenaient :

— Zabeth, mange quelque chose avant de partir !

— Je n'ai pas faim.

Et me voilà tout agitée déjà dès le matin pour aller en classe. Quelle enfant ! À notre époque, on l'appellerait un enfant hyperactif. Certains journaux ou émissions actuelles de télé titrent : « Pourquoi votre enfant est-il hyperactif ? » Et les parents désemparés sont tout heureux qu'on ait trouvé un traitement...chimique. Pour moi, il n'existait rien... Hyperactive, je l'étais. De mes premières années de classe, j'ai surtout le souvenir des cours de récré où je jouais...ou bien où j'attendais la fin des cours dont j'étais si souvent mise à la porte...

Il n'y eut qu'une maîtresse qui me dompta un peu. La méthode n'était pas la meilleure et bien que sans pitié, elle ne fût guère efficace longtemps : cette maîtresse de grande maternelle mettait des pinces à linge (en bois, s'il vous plaît) pour pincer le nez de ceux qui s'agitaient ou parlaient. Comme je n'arrivais pas à tenir en place, j'en fis souvent la douloureuse expérience. Est-ce pour cela que mon pauvre petit nez si mignon d'enfant est un peu long au bout maintenant ? Moi, je ne mentais pas...mais je parlais tant que j'étais difficilement maîtrisable. J'eus même droit à la pince à linge sur les lèvres...

Rien d'autre pour me calmer, pour m'apaiser que de manger des bonbons en classe. J'avais mon petit cornet de papier bien rempli dans mon casier de table d'écolière, voire sur mes genoux, et j'y faisais régulièrement une incursion. Quant à la période du lycée, heureusement que l'on vendait à 10h de grosses brioches, (vous savez celles qui ont de gros grains de sucre par-dessus). Je me précipitais sur le vendeur comme si ma dernière heure était arrivée...

En classe ma vivacité remplaçant ma sagesse, j'obtenais quand même de bons résultats mais j'ai souvent entendu dire de la part des professeurs : « On a dû vous enlever tel prix d'excellence ou autre récompense à cause de votre conduite ». Je me promettais d'être bien sage l'année suivante, mais c'était plus fort que moi.

Exubérance, vivacité, ça ce sont les termes positifs pour la petite fille angoissée que j'étais. Derrière un panache de bonnes notes et de réponses vives qui fusaient ou de conduites farfelues entraînant des punitions, la petite Zabeth sous ses taches de rousseur et son sourire de clown, vivait, je l'ai dit plus haut, des nuits bien difficiles. Les veilles de composition étaient réellement dramatiques. J'avais toujours l'impression de ne rien savoir et lorsque je revenais du lycée, sincère et désespérée, j'éclatais en sanglots pour dire à ma mère que cette fois-ci, tout avait très mal marché, et que j'avais tout raté. Maman avait beau me dire que ce n'était pas grave, je ne pouvais pas me calmer, allant jusqu'à me rouler par terre en pleurant. Quelques jours après, on apprenait que j'avais eu 19¾ sur 20 !

Constamment insatisfaite, cachant ma timidité sous un culot invraisemblable, j'apparaissais comme une petite fille « ayant une forte personnalité », « un drôle de tempérament », « une mademoiselle Non-Non » qui savait ce qu'elle voulait, « qui n'avait pas froid aux yeux » et « qui irait loin dans la vie ». Faux ! J'avais beau crier ma faiblesse, mon incompétence ou mon impuissance, mes peurs et mes angoisses, on ne me croyait pas. « Tout ce qui brille n'est pas or » et un enfant hyperactif **n'est pas** un enfant bien dans sa peau ni même un enfant « plein de vie ». Il ne peut maîtriser cette agitation dont il n'est pas responsable.

Un de mes oncles m'avait surnommée gentiment « feu follet ». Je cherchais paix et sécurité dans les bras de ma grosse grand-mère dont le « coup de fourchette » n'était plus à décrire. Mon enfance a baigné dans la friture, le sucre, les confitures d'orange presque confites et les viandes en sauce.

À part grand-mère Gaby, ma mère seule avait le droit de m'embrasser. Je repoussais tout le monde et mes bons mots étaient souvent si cruels pour les autres que je trouve bien dommage qu'on les ait tant montés en épingle. (« Ah ! On m'aimait ainsi... Continuons donc pour que l'on m'aime... » Est-ce ce que diraient les psychologues ?) Pourtant ce n'était pas seulement « pour faire du cinéma » que je refusais les baisers. Tout me dégoûtait. Je me convulsais à l'idée d'avoir le baiser de mon frère ou de ma sœur sur mes joues et j'obligeais ma mère à m'embrasser exactement au même endroit en hurlant et en trépignant. Enfant « terrible » ! Moi, je l'aurais qualifiée d'« enfant sauvage ». J'ai longtemps pensé que je n'avais pas eu suffisamment de fessées...Finalement, je pense que cela ne m'aurait calmée que temporairement, car plus qu'une névrose ou qu'un problème psychologique, certains psychiatres qui étudient l'enfant dit hyperactif, pensent qu'il y a une cause physiologique à cet état parfois aberrant.

Je ne cache rien exprès, et ainsi vous voyez, diront les endocrinologues et les psychiatres, tous les ingrédients y sont pour faire un obèse boulimique :

– l'hérédité génétique : la grand-mère grosse et aux nombreux troubles métaboliques. (Moi aussi j'ai eu 3g 80 de cholestérol, mais je n'ai plus ce problème et ce, sans traitement... Pourquoi ?)

- l'hérédité culturelle : gras et sucré et on bourre à l'ancienne car la petite n'est pas assez grosse ; elle doit manger pour ne pas tomber malade. (En fait, j'étais tout le temps malade... avec leur façon de manger !)
- pas de père, mère qui travaille, petite dernière trop gâtée !
- on peut rajouter les nuits éprouvantes où je me blottissais dans le lit de ma mère. (Elle dormait avec sa mère ! ! !)
- et en plus, son grand frère lui faisait peur quand leur maman allait au cinéma avec Hélène, sa grande sœur, en lui disant : « Zabeth, tu n'as pas dit bonsoir au gros monsieur qui est dans l'armoire ». Je hurlais de terreur. (Enfant traumatisée, donc boulimie. Psychanalysons tout cela. On s'en sortira dans 20 ans... peut-être.)

C'est vrai que j'ai moi-même pensé avec certitude à cette cause, surtout lorsque après avoir mangé beaucoup de gâteaux sucrés et que je ne supportais plus d'en consommer, je mangeais une quiche salée pour pouvoir recommencer après avec du sucré ! Je me disais alors : « Je n'en ai même pas envie, c'est de la folie. Je vais consulter. Ils ont raison. Allons mademoiselle, vous n'allez pas me dire que ce n'est pas psychique, voire psychiatrique. Un tel comportement est à psychanalyser. » J'ai consulté un psychiatre (j'avais 18 ans) qui m'a fait écrire ce que je pensais de moi. J'ai écrit 30 pages et mon analyse de la situation lui a fait me dire que ce n'était pas la peine qu'on se revoit ? !

Je suis endocrinologue et j'ai même commencé la psycho à la faculté de Nice. J'ai cru moi aussi que Le Problème, notre problème, ne passait que par là... C'est PSYCHIQUE. C'est PSYCHOSOMATIQUE. Mais combien de gros deviennent minces **et** le reste... à la suite d'années de thérapie ou d'analyse ? ? ? Par contre, pourquoi certaines prises en charge psychologiques nécessaires ou utiles – je ne le nie pas – qui avaient stagné pendant des années, avancent soudain très vite...après... mais ne dévoilons pas tout d'un coup !

Je n'ai pas été psychanalysée.
Je n'ai plus eu de boulimies.
Je suis mince.

Ma vie a pourtant connu d'autres traumatismes bien plus importants : deuil d'une enfant de 10 ans notamment, et divers drames sur lesquels je préfère ne pas m'étendre ; trois grossesses, trois allaitements, une fausse couche spontanée, une intervention sur un ovaire et une ménopause. Un bon cocktail pour regrossir que tout cela, dit-on. Alors pourquoi toujours le même poids pendant 30 ans à plus ou moins 2 kg près et cela en n'étant plus jamais affamée ni obsédée ? Il y a un truc... Oui, je sais, vous voulez le poids du jour : 61 ans, 1m 68, 56 kg 500. Ça vous va ? Oui, il y a un truc. Allez jusqu'au bout de ce livre et vous saurez tout. Mais c'est en comprenant que vous saurez vous battre. Ne sautez pas les étapes. Avancez avec moi.

J'ai maintenant du recul. J'ai eu des enfants, des petits-enfants, de très nombreux patients gros, grignoteurs ou boulimiques, et j'ai pu constater la réalité de ce que j'écris non seulement par rapport à mon histoire mais aussi à celles d'autres personnes. Ainsi des enfants intenables, insupportables ou des adultes dépressifs, agressifs, **selon la façon dont ils seront nourris** seront totalement différents, vifs et dynamiques certes, mais pouvant dans l'ensemble se concentrer, se maîtriser et vivre normalement en société, à la maison ou à l'école, et surtout... être en paix intérieurement. Mais continuons, si vous le voulez bien, à camper le personnage qui vous permettra parfois de vous retrouver.

« Tiens, va chez Lassen me faire des commissions... » Et me voilà courant ou pédalant à fond jusque chez cet épicier à 100 mètres de notre maison. Premier geste en arrivant dans le magasin : vite une tablette de chocolat dont il n'y aurait plus trace en arrivant à la maison. Je déversais toute mon « énergie » dans des jeux fous : montant aux arbres... ou en tombant, heureusement retenue par les branches ; descendant les escaliers à vélo (au risque d'en mourir puisque le frein, rouillé en plus, pénétra dans l'aine à ½ cm de l'artère fémorale, ce qui aurait été fatal si elle avait été touchée...) « Quel paquet de nerfs » ! Et ces cabrioles à 5 ans en sautant de l'armoire, jusqu'au jour où je suis restée « fichée » (plantée) sur l'angle d'une table de nuit qui s'enfonça profondément dans ma fesse !

Risques, folies, diableries... à ce point... est-ce normal chez un enfant ?

« Il faut lui faire faire de la danse, ça la calmera. » Je ne pouvais tenir en place 5 minutes et à la danse, je pouvais me « défoncer ». Rassurez-vous (hum !), avant d'y aller j'avais fait le plein à la pâtisserie (3 éclairs au chocolat ne me faisaient pas peur) et l'acrobate dégoulinant de sueur allait jusqu'à l'épuisement car je n'étais en réalité pas très résistante. Je vivais sur les nerfs et je brûlais la chandelle par les deux bouts. J'eus l'occasion par la suite de m'en apercevoir et d'en subir les conséquences lorsque j'ai craqué... et déprimé... mais oui, moi aussi...

Quoique je fasse, c'était avec excès, me jetant à corps perdu par exemple à l'eau dont on n'arrivait jamais à me faire sortir, même si elle était glaciale. 4 heures ! 5 heures, fouettée par les vagues... J'avais « inventé » l'hydrothérapie ! « Sors de là, tu es gelée ! » En fait, cela contrebalançait les effets délétères d'une alimentation sucrée et me calmait.

Comment allais-je compenser tout le négatif de mon alimentation faite de sucre, de charcuterie et ce qu'on pourrait appeler du beurre au pain et non du pain avec du beurre, car il me fallait 1cm de beurre sur une très fine tranche de pain ! Ce fut certainement par un sport intensif : gymnastique acrobatique, danse, bicyclette, natation, volley, patins à roulettes ; une vie au grand air et au soleil, assaisonnée d'eau bien fraîche car au Maroc, ce n'est pas l'eau tiède des autres pays à côte méditerranéenne de l'Afrique du Nord. Là-bas, c'était le tonifiant Atlantique. Et ainsi je survivais et… encore mince (pas pour longtemps) malgré mon anti-diététique.

À 15 ans, le travail de classe augmentant, je réduisis d'autant les activités saines de plein air… mais bien entendu, mes habitudes sucre étaient maintenant bien ancrées et je commençais à grossir un peu. « C'est normal, me disait-on, c'est la puberté. » « Ma pauvre chérie, tu étais trop mince, tu t'étoffes, tu prends des formes, tu deviens une jeune fille. » « 5 ou 6 kg de trop, cela n'est pas bien méchant… »

Inquiète, soucieuse, constamment sur le qui-vive, je quittais le Maroc, désespérée de perdre mes amies d'enfance. J'étais « mal dans ma peau ». Ça ce comprenait, je perdais mes racines. La psychologie explique très bien les choses, mais croyez-moi, la diététique pourrait également avoir son mot à dire ! Brillat-Savarin ne disait-il pas, au siècle passé, dans son livre *La physiologie du goût* : « Dis-moi **ce** que tu manges et je te dirai **qui** tu es » ?

En France, nous vivions désormais à Nice. La Méditerranée et son manque d'iode furent les causes avancées pour ces 5 kg de plus que j'avais pris de nouveau. Avec le recul, je ne puis que constater que cette année du bac, je fus bien sédentaire devant mes boîtes de gâteaux au chocolat et mes tablettes de chocolat à la noisette pour me permettre de « tenir » face à mes révisions. Finis les arbres fruitiers du jardin ! Dans l'appartement, je ne pouvais aller que du placard au frigo ! Tout le monde sait bien que lorsque l'on travaille intellectuellement, on a « besoin » de se détendre de temps en temps et l'on dit bien que cela se fait en mangeant quelque chose : du chocolat, par exemple, cela calme, n'est-ce pas ? Ou en fumant une cigarette... Sans commentaires pour l'instant... Des phrases que tant de personnes ressortent invariablement ! Je donnerai plus tard ma petite explication à ces lieux communs.

(Tiens, cela fait 4 heures que je travaille à ce bouquin cet après-midi et pas une seconde, je n'ai eu l'envie de manger. Je pourrais me dire : Ai-je pris de la bouteille, un coup de vieux, de la graine... ou tourner mes réflexions autrement : Qu'est-ce que j'ai mangé au déjeuner ? Ah oui... Alors ça ne m'étonne pas que je tienne le coup... de délicieuses crêpes à la farine complète ! Mais non, je ne prends pas de poids. Je vous dirai tout... c'est promis ! En tout cas, si je veux faire une pause dans mon travail, je vais aller un peu me dégourdir les jambes en rangeant ma maison ou en arrosant le jardin. Mais je n'ai aucune envie ni besoin de me diriger vers le frigo. Fermons la parenthèse, mais gardez cela dans un coin de votre cerveau car nous y reviendrons.)

En fait, cette année du bac à Nice, impossible de me retenir de consommer régulièrement le « carburant » dont je vous ai parlé plus haut. Impossible aussi de trouver beaucoup de temps pour aller à la salle de gym en face de chez moi où je faisais cependant de brèves apparitions pour voir les copains. Mais je commençais à avoir honte de me mettre en justaucorps. Pourtant, le fauve en cage aurait eu besoin de s'agiter un peu. Ce fut encore pire lorsque je commençai mes études de médecine à Montpellier : 2 années à faire en 1 an, examen A et examen B ; nous fûmes les cobayes de cette expérience qui ne dura, je crois, que 2 ans dans l'histoire de la médecine, mais qui marqua mon existence. Ce fut une année dont on peut dire qu'elle eût du poids dans ma vie... car moi je pris plusieurs kilos !

« C'est le restaurant universitaire, dit restau U. ou R.U., avec tous ses féculents (haricots fréquents !) » On peut en rire maintenant car actuellement, ne dit-on pas que les légumineuses sont de remarquables aliments pour notre équilibre métabolique ? (Chut...)

Au dit R.U., j'essayais donc de me priver – pour cesser d'engraisser – de pain et de haricots secs pour ne prendre que « ce qui est conseillé pour maigrir » : viandes et yaourts. L'hyperprotéiné, m'avait-on dit, « yaq'ça »... Eh bien, cela ne me réussissait pas car je pris cette année-là... encore 13 kg. La viande rouge me dégoûtait, on s'en souvient, qu'à cela ne tienne ! Je mettais une épaisse couche de 1 cm de moutarde de part et d'autre de mon beefsteak et mangeais parfois celui d'un copain qui n'en voulait pas mais préférait manger mon plat de haricots dont il était friand ! Pour le soir, je prenais quand même 4 tranches de pain blanc – dont on pouvait se servir à volonté – car ainsi, je ne viendrais pas au restau ce soir, ça me fera sauter un repas et faire des économies de temps et d'argent, tout en évitant de grossir ! ! !

Le soir me voyait bien incapable de travailler sur mes cours. Je pensais sans cesse à ce petit pot de rillettes à l'épicerie du coin. « Cela coûte moins cher que le prix du R.U., me disais-je, et cela donnera du goût à mon pain blanc si fade. » Les jours où je ne pouvais résister, en attendant mon tour dans le magasin, je tendais irrésistiblement la main vers l'avenante boîte transparente de rochers au chocolat : « Pour le dessert, avec les rillettes, comme je n'ai pas payé le pain, cela fera exactement le prix du R.U. » C'était vite calculé. Le raisonnement subtil se poursuivait dans ma petite tête bien pleine et mon gros corps si vide : « D'ailleurs pour 4 tartines, j'aurais bien trop de rillettes et cela me fera 2 jours au moins. » Mais les 4 tranches de pain avalées honteusement trop rapidement, me laissaient toujours insatisfaite et il m'arrivait de finir le pot de rillettes sans pain ou de retourner chercher un pain à la boulangerie pour finir le pot puis un autre pot pour finir mon pain...

Quand j'étais trop à court d'argent, je me souviens d'être retournée au R.U. juste pour prendre du pain à l'entrée, puis n'osant faire cette démarche, je faisais la queue et prenais un repas et le pain à la sortie... ce qui me permettait de continuer mon dîner le soir. Enfin j'étais « calée » (?) et j'allais pouvoir passer la nuit au travail ! En médecine, il y a de quoi étudier et ce n'est jamais fini... mes repas non plus d'ailleurs ! La concentration était difficile. Je revenais 10 fois sur la même ligne et me revoilà alors à la cuisine explorant mes maigres réserves d'étudiante. Je trouvais toujours de quoi me préparer une semoule au lait et au chocolat, et sucrée bien sûr – celle que maman nous faisait pendant toute notre enfance –. Vous voyez comme c'est facile de donner une connotation psychologique et je m'amuse à le faire pour vous afin que vous ne me pensiez pas inconsciente ou malhonnête. (Mais avec la même enfance, les mêmes conditions, mon comportement fut totalement changé et en peu de temps quand... La suite est dans le livre.)

Le sucre fondait sur la semoule chaude et afin d'avoir les grains qui craquent sous la dent, j'en rajoutais une couche et bien sûr ce sucre fondait lui aussi et je suppose que vous devinez ce que je faisais : mais oui, j'en rajoutais une nouvelle couche ! ! ! La semoule de minuit, voire de 2 heures du matin, me permettait de vaguement m'accrocher pour quelques heures encore à mes cours. M'endormant parfois face à mon chauffage à gaz qui m'asphyxiait à moitié (j'étais tellement frileuse que je travaillais littéralement dessus – non mes chers confrères, je n'étais pas hypothyroïdienne –), je n'avais pas trouvé mieux pour me réveiller et me secouer que d'aller fouiner un peu – vous voyez où ! – pour voir s'il ne restait pas un petit quelque chose à me mettre sous la dent... sinon une ou deux cuillères de chocolat en poudre sucré ferait l'affaire.

Le matin, il m'arrivait de partir à la faculté sans avoir dormi – ou si peu – et bien entendu sans avoir jamais déjeuné. Je n'avais pas faim, et pour cause ! « Tant mieux, je prendrai moins de calories dans la journée ». Si je vous cite toutes ces phrases, ce n'est pas qu'elles représentent un intérêt en soi, mais parce que des milliers de personnes au régime se les formulent et sont amenées au même raisonnement et hélas ! au même comportement que moi, ce qui entraîne des conséquences déplorables sur leur santé, leur poids et leur qualité de vie.

J'arrivais plus ou moins à tenir toute la matinée à l'hôpital... fatiguée certes. Mais n'était-ce pas normal n'ayant pas dormi ? À midi, je courais au R.U., jouant des coudes pour me jeter plus vite sur la nourriture. « Ah oui, c'est vrai, j'ai grossi, il faut me priver »... Rageusement – et quand je pouvais, car parfois j'en étais incapable – je laissais les pâtes, le pain, les pommes de terre. Il **fallait** que je maigrisse. Les médecins déconseillaient alors à leurs patients et ce, qu'ils soient gros, boutonneux ou avec des troubles digestifs, les « **3 P** » fatidiques de l'époque et c'était le sempiternel « pas de **p**âtes, pas de **p**ain, pas de **p**ommes de terre ». Actuellement, on dit bien, comme Marian Apfelbaum, « Du pain, tu remangeras... », mais ces conseils sont-ils suivis et si oui, quel pain ? Et on en autorise de façon encore bien trop parcimonieuse... Le jour des frites, tant pis pour l'entorse au régime, mais puisqu'on pouvait en reprendre gratuitement autant d'assiettes qu'on voulait, je n'allais pas laisser passer l'occasion. Quand on est étudiant, on compte... Je comptais en fait surtout les kilos : plus 5, plus 10. Et les bons amis de s'exclamer : « Qu'est-ce que tu as grossi ! »

Je n'osais plus m'habiller autrement qu'en gris anthracite et en grosse veste inélégante et peu féminine, soi-disant pour masquer mes bourrelets, mais qui en fait attirait encore plus l'attention sur moi. Je jetais alors un œil noir autour de moi ou surtout, je baissais le regard en rasant les murs. Je me souviens encore avoir fait un détour de plusieurs centaines de mètres en contournant par derrière la célèbre place de l'œuf à Montpellier pour atteindre le supermarché qui s'y trouvait, tout cela pour éviter de passer, en sortant du R.U, devant un café où des jeunes risquaient de me voir !

J'étais obsédée par un poids pourtant pas si catastrophique que cela puisque mon 1m 68 me permettait de ne pas avoir l'air trop ronde avec les 74 kg d'alors. Il est vrai que l'on signalait souvent aimablement ces kilos à mon attention par comparaison avec la jeune fille filiforme que certains parents et amis avaient connue. Certes la différence était marquante : plus de 20 kilos en si peu de temps ! Mais c'est vrai aussi que c'était autant de clous que l'on enfonçait dans mon pauvre crâne tant et si bien que j'étais obsédée par ces kilos... et par les régime(s) et crème(s) qui pourraient me les faire perdre.

En fait, plus je rentrais dans le système « régime », « obsession alimentaire », plus je voyais apparaître les oscillations bien connues du « pratiquant » de régime. (Ce terme est volontairement choisi en relation avec ceux qui pratiquent une religion, car faire un régime, entrer en régime, cela revient à cela : la nourriture est devenue le centre de notre vie sinon une idole.)

+ 6 – 3 + 5 – 2 + 4 – 1 + 3 – 7 + 8 ... Non, ce n'est pas de l'algèbre mais les variations enregistrées chez un bon nombre d'obèses au régime. Pour moi, les oscillations maxima au régime furent – 7 + 7 car j'oscillais entre 67 kg (poids obtenu avec régime 600 calories – 800 calories hyperprotéiné bien sûr, et bien suivi en serrant les dents) et 74 kg (poids obtenu lorsque déçue de ne plus arriver à descendre en dessous de 67 kg et épuisée par un régime strict, je recommençais à « craquer » et progressivement je remontais à 74 kg, poids que je mettais tout mon honneur et mon énergie à ne plus jamais dépasser car j'avais été trop malheureuse à 83 kg (?) et plus. (Mon poids maximum est inconnu n'ayant plus osé me peser jusqu'à ce que j'aie « redégonflé » un peu.) Je sais que je n'aurais pas pu continuer à vie le régime de l'époque et j'aurais encore beaucoup grossi si je n'avais pas connu ce que je vais partager avec vous.

J'ai écrit les passages que vous venez de lire il y a plus de 25 ans ; donc mes problèmes de poids et de boulimie étaient encore frais à mon esprit. Permettez maintenant au Dr Colmant de donner son point de vue professionnel de sexagénaire mince et complètement débarrassée de ces problèmes : Au départ les problèmes de poids, grignotages et boulimies ne sont souvent pas un problème psychiatrique. Mais ils le deviendront. En effet, le « pratiquant de régimes » passe sa vie à osciller entre frustrations quand il se prive, et culpabilité quand il chute et ce, avec l'un des 11 000 régimes amaigrissants répertoriés il y a quelques années, et qui ne l'amène jamais au résultat final et définitif. Les régimes marcheraient bien entendu... si nous arrivions à les tenir ! Alors pourquoi n'y arrivons-nous pas ? Bien plus, de régime en régime, notre courbe de poids va prendre cet aspect caractéristique de la réussite d'une usine en expansion mais qui traduira pour le gros un échec retentissant.

Vous devez bien reconnaître, n'est-ce pas, cet aspect de remontées de poids suivies de plus ou moins importantes descentes à chaque nouvel essai de régime... Trop souvent le surpoids du départ est devenu obésité et le problème psychologique s'est alors nettement majoré ! On finit par se croire vraiment sans volonté de ne pas être capable de résister à la tentation surtout après tant d'efforts ! On peut en arriver à se demander : « Suis-je un cas psychiatrique ? » « Toc-toc » quoi, pour dédramatiser face à des **T**roubles **O**bsessionnels **C**ompulsifs, nommés médicalement les « **TOC** » justement ! Et lorsqu'il s'agit de **T**roubles **A**limentaires **C**ompulsifs on les qualifie désormais de « **TAC** ».

« Je n'y arriverai jamais ! » C'est ce que je me suis dit pendant les années noires représentées par les oscillations de poids ci-dessus. Ce chapitre traduit bien cette poursuite que l'on peut croire sans fin (mais non sans faim... car en plus on se prive pour se maintenir à un poids... jamais correct).

Mais continuons mon histoire, car si je me permets de vous raconter certaines anecdotes, c'est parce que bon nombre d'entre vous m'ont exprimé l'aide que cela a pu représenter pour eux de pouvoir s'identifier à moi. En effet, l'identification à celui qui a supporté ce qu'on supporte pourra donner un espoir ensuite en ce qui concerne la solution trouvée pour s'en sortir par celui à qui on s'est identifié ! Pourquoi elle s'en serait sortie et pourquoi pas moi, n'est-ce pas ?

Par exemple, j'ai une image précise de ces dimanches d'étudiante si longs à tirer. En principe, je restais au foyer d'étudiantes où je logeais pour travailler ; mais c'était si morne, il fallait bien les couper. Était-ce vraiment cela ? Et était-ce si psychologique ? Oui, je connais le couplet : « La jeune fille est sujette aux prises de poids, elle n'a pas d'amoureux, elle se rattrape sur la nourriture ! » Ce n'est pas faux mais c'est incomplet et j'en ai fait l'expérience avec des patients vus parfois une seule fois et qui s'étonnent : « Mais c'est incroyable, je n'ai pas eu envie de manger ! » Pourtant, ils avaient toujours la même enfance, le même travail, le même mari ou toujours pas de mari, les mêmes enfants, les mêmes problèmes et nous n'avions pas travaillé sur la dimension psychologique. L'obsession de nourriture n'a pas son siège **uniquement** dans le psychisme...

Souvenons-nous que j'avais été « droguée » au sucre toute ma vie et mes privations de nourriture le midi ou parfois durant la semaine entière étaient certainement pour quelque chose dans mes vadrouilles du dimanche à Montpellier. Que vais-je vous raconter ! Non il n'y a rien à censurer pour vos enfants et vos jeunes filles. Au contraire, incitez-les à lire cette confession car il est important de connaître qu'une dépendance a existé mais qu'une libération est possible.

Que faisais-je alors ? Ne pouvant plus tenir, je partais acheter vers 16/17h **un** gâteau à la pâtisserie en face du foyer d'étudiantes où je logeais, et ne pouvant résister, j'en mangeais **deux** ; parfois faussement décontractée, je faisais mettre plusieurs gâteaux (**4**, **6**, **8**...**12 !**) dans une grande boîte « pour offrir », mais en sortant du magasin, dès que j'avais franchi la porte de derrière du Foyer, j'arrachais fébrilement la ficelle de la boîte pour commencer mon orgie **avant** que mes amies ne me voient avec ce tas de gâteaux bien crémeux et bien sucrés... Je me dépêchais en montant les escaliers à la sauvette d'en enfourner (le mot est bien choisi) encore quelques-uns afin que si l'on me rencontre, il n'en reste qu'un ou deux, ce qui n'est pas encore trop méchant pour un sujet de poids normal mais le devient quand même pour celui qui passe sa vie à faire ou à parler de régime... En plus, il fallait se débarrasser le plus rapidement possible de la preuve à conviction, et je redescendais furtivement pour jeter la boîte dans la grande poubelle d'en bas dont je soulevais au besoin quelques détritus pour mieux l'enfouir et la cacher ! Et là psychologiquement, j'étais très mal.

En plus, les malheureux 500 grammes, voire le kilo que j'avais eu tant de peine à perdre sur plusieurs jours seraient non seulement repris mais dépassés. « J'en ai marre... mais j'en ai marre ! » Parfois le cœur si lourd, parfois exprimant dans ma chambre en un hurlement mon cri de bête blessée par la vie, j'essayais bien de me mettre au travail mais le poids (des gâteaux ? du gras ? du sucre ?

de ma culpabilité ? de mon écœurement dans tous les sens du terme ?), disons le poids de ma « faute » m'en empêchait.

Culpabilisée, angoissée et mal à en mourir, il m'arrivait de devoir repartir à la pâtisserie un peu plus loin, au coin de la rue, et là je mangeais un gâteau (parfois 2 mais pas plus... Que diraient les gens puisque je suis grosse. Ils penseraient que je devrais faire le régime...) Il m'est arrivé certaines fois pourtant de sortir de cette excellente pâtisserie qui avait eu un prix pour son « Florentin » en sachant que j'irais à la pâtisserie quelques rues plus loin... et là c'était un « boui-boui » infâme et sale où les gâteaux massifs, collant au palais et sucrailleux ne m'emballaient pas du tout. Mais que voulez-vous, comme le drogué à l'héroïne en manque cherche à se faire prescrire certains médicaments pour avoir un « petit effet », je cherchais à « soigner » ma déprime (?). Vous trouverez plus loin, je pense, des explications à ce point d'interrogation quant à la cause de cet état.

Et je continuais mon périple... « Et si j'allais à la pâtisserie 500 mètres plus loin manger leurs feuilletés au roquefort, ça c'est salé, cela me fera moins grossir... » Et ainsi, comme un automate, j'allais de pâtisserie en pâtisserie comme les alcooliques font les bars. Selon l'état de mes finances, il m'arrivait certains dimanches de courir les rues de Montpellier à la recherche d'une pâtisserie encore ouverte et là tout y passait du sucré au salé, pour pouvoir reprendre le sucré, sinon c'est écœurant.

Les semaines qui suivaient ces chevauchées dominicales qui ont scandé mes études, j'essayais de « tenir ». J'avais découvert les coupe-faims (ou anorexigènes) mais aussi les calmants car les anorexigènes énervent. Tiens, excitant et calmant, n'est-ce pas l'effet alternant de toute drogue mineure ou majeure ? Dans mes cours de pharmacologie en médecine, le café est mis sur la liste des drogues « mineures », mais des drogues quand même, en compagnie du thé, chocolat, tabac, cannabis. Les drogues majeures nommées sont la cocaïne, la morphine, l'héroïne. Toutes produisent un petit « flash » de bien-être suivi d'un creux dépressif qui nécessite de reprendre l'élément stimulant ou euphorisant, même si l'effet est éphémère. Retenez que *c'est aussi l'effet du sucre.* Nous y reviendrons. Pour remplir mes creux qui semblaient sans fond, j'avais essayé les « granulés qui gonflent dans l'estomac », mais j'étais mal quand même. Il y avait aussi les boîtes au « délicieux goût de chocolat ou de vanille » et qui font un repas complet. (Pouah ! Quelle envie de vomir pour moi à l'absorption de ces nutriments, oui c'était ça, des constituants nécessaires au corps, moins bons certainement à l'époque que ceux que vous consommez actuellement, et que je n'ai jamais goûté parce que... mais oui, il faut finir le livre !)

Il fallait bien essayer de se remplir l'estomac car combien étaient éprouvantes ces journées que l'on nomme à juste titre « longues comme un jour sans pain ». Lasse, triste et morne, on cherche à évacuer de son esprit la tentation mais elle grossit en nous encore plus que nos cellules graisseuses et on ne peut fixer son esprit sur quelque chose d'important tant l'obsession alimentaire est là. « Allons, finissons ces boîtes puisqu'elles m'ont été envoyées gratuitement par un laboratoire ». Ou au contraire, « il faut que je mange ces gâteaux spéciaux pour maigrir (repas complet, dit-on) car je les ai payés cher. Si je peux perdre 2 kg comme la publicité le dit, cela sera un bon démarrage. Si je suis plus mince, je me sentirai moins complexée et j'aurai davantage le courage de faire le régime. »

Et cet été des « boîtes gratuites » passa sans que rien ne change dans ma vie... ni dans mon poids, car si les 2 kg étaient bien partis, ils revinrent vite au galop et même avec des petits copains. Externe à la clinique des Maladies respiratoires où je restais à travailler tard, je me retrouvais souvent à passer par l'internat le soir. Je n'avais rien à y faire mais il y avait là, à la disposition des internes, de grands plats de viande de bœuf en sauce et je me laissais tenter. Commençant par un tout petit morceau, je ne m'arrêtais plus de manger, que dis-je d'engouffrer (encore un terme bien choisi) tous ces morceaux de viande, debout, devant la porte pour surveiller l'arrivée d'un éventuel passant qui pourrait voir – et cela me paniquait – cette grosse fille oser manger de la viande en sauce. Ce n'est pas régime ça !

Fini la Zabeth apparemment du moins, enjouée et vive de l'enfance ! Je traînais mes kilos superflus mais aussi tout un négatif de plusieurs tonnes. Me parlait-on, il fallait que je case mon obsession du poids. Avais-je des amis, c'était pour parler régimes et trucs :

« Tu connais le régime où l'on perd 4 kg dans la semaine ?

— Tu y crois toi ? Ça serait trop beau !

— Écoute Élisabeth, si tu veux, on essaie ensemble, d'accord ? »

Et nous voilà Catherine et moi nous stimulant par de nombreuses injonctions et nous pesant plusieurs fois par jour. Les tisanes étaient amères, les seuls petits bouts de viande permis étaient bien vite finis, mais tant pis, allez courage. Et au bout d'une semaine de famine d'un régime très réduit (vraiment très hypocalorique, je l'évalue a posteriori à 400 calories) : ça marche ! Oui ! Formidable ! J'ai perdu 2 kg… moi 1kg 500… cela n'est pas mal quand même. Ce n'étaient pas les 4 kg annoncés mais enfin c'était un beau résultat pour une semaine.

On avait TENU… ! Flageolantes, énervées, la faim au ventre et bien sûr peu aptes à travailler, nous avions beaucoup « papoté » afin de combler le vide qui – paradoxalement – est souvent l'apanage des gros ! Mais nous étions vainqueurs. Cette fois-ci, c'était bien parti. La semaine suivante au régime classique (viandes grillées, légumes verts, yaourts sans sucre), nous reprenions tout notre poids à la moindre calorie supplémentaire pourtant permise... On ne pouvait pas vivre normalement et travailler aux 400 calories de la semaine précédente quand même ! Oh non ! Ce n'est pas une vie... ! Je me rappelle encore des prières très orientées que je formulais ! Mais là aussi pas de réponses, semble-t-il. Dieu, pour celui qui croit, n'est pas celui qui met « avis favorable » à la liste de commissions que nous lui fournissons dans nos prières. « Vous demandez mais vous demandez mal. » J'avoue avec le recul du temps que mes prières (« Fais que je sois mince ») étaient un peu limitées et qu'il m'a été accordé par la suite une connaissance des lois de la vie qui sont bien plus que ce que je demandais. Mais en tout cas sur le moment, j'étais bien déçue même par Dieu ! Je restais avec mon poids accordéon essayant tout ce qui m'était proposé pour maigrir comme le font tant de patients et ce, sans succès à long terme.

C'est à cette époque que je rencontrai mon futur mari. Malgré la joie des fiançailles et mon désir de maigrir bien compréhensible, malgré une volonté décuplée afin de plaire, je n'arrivais qu'à me stabiliser à 68/69 kg avec d'immenses efforts... Jean-Thomas l'élu, cherchant à bien faire et à m'encourager, fixait le mariage... à 60 kg... ce ne fut pas le cas, malgré son réel soutien. Il allait jusqu'à venir manger au restaurant universitaire dit « diététique » avec moi alors qu'il était très mince ! Je lui donnais même mes 15 g de beurre pourtant autorisés et je mangeais bien sagement mes viandes grillées et légumes bouillis et les vénérables yaourts maigres sans sucre. Pleine de bonnes intentions et très stricte dans cet hypocalorique, hyperprotidique, hypolipidique et hypoglucidique (vous voyez je suis au courant), je ne vis pas descendre l'aiguille de la balance au-dessous de 67, 5 kg... et pourtant je m'affamais ! C'est intolérable ! Ce n'est pas possible ! Cette fois-ci, toutes les conditions y sont: bonheur et félicité, le régime suivi à la lettre et marche à pied plusieurs heures par jour. En effet, je faisais tout à pied même si l'hôpital, le restaurant, la ville ou la faculté étaient bien loin de chez moi!

Alors quoi, je ne m'en sortirai jamais! Ce n'est pas juste... Je suis donc marquée à vie, destinée à avoir faim et à être fatiguée pour me maintenir à un poids où je ne suis même pas mince! J'ai rarement lu d'article médical sur l'injustice de l'obésité mais celui du Professeur Vigne[3] m'avait frappée car il venait d'un spécialiste de la nutrition ne faisant pas partie comme moi (du moins ne le dit-il pas) de la «race ob». (Ce sont les souris de laboratoire injectées avec du MSG – glutamate monosodique – dès leur naissance, et qui deviennent ainsi des créatures obèses morbides, que l'on appelle comme cela.) Enfin quelqu'un qui n'affirme pas péremptoirement comme tant d'endocrinologues encore: «Vous voulez maigrir, mais c'est que vous mangez trop. Il n'y a pas de secret: pour maigrir, vous n'avez qu'à faire le régime, m'obéir, vous priver, faire un effort, prendre sur vous, faire attention...» (Tous ces conseils au choix du candidat!)

Ah ce «vounavéK»! Il vaut bien le «takapamanger», cette flèche empoisonnée qu'on nous décoche régulièrement puisque pour tous ceux qui ne connaissent pas de problèmes de poids, c'est facile de nous conseiller ce «takapamanger», et je suppose que vous avez déjà entendu le refrain: «Pendant la guerre, il n'y avait pas de gros. Si tu veux maigrir «takapamanger», n'est-ce pas! Il atteint parfois quelqu'un qui a justement obéi, fait le régime ou fait attention et que le médecin casse car il ne le croit pas PUISQUE la balance n'a pas bougé. Alors là, si vous êtes de ceux-là, finissez à tout prix ce livre!

C'est injuste, mais oui c'est injuste, et il faut citer à cet égard l'expérience américaine de SIMS sur l'INÉGALITÉ CALORIQUE[4]: Deux groupes de sujets ont été choisis. Les premiers, de poids normal, étaient volontaires pour prendre 20 % de poids en plus. Le second groupe par contre de tendance « ob », ayant des antécédents familiaux d'obésité et ayant tendance à grossir, avait déjà 20 % de poids de plus que la normale. Que s'est-il passé dans cette expérience ? Personnalisons-la pour mieux comprendre les résultats obtenus scientifiquement. Nous ne travaillons pas sur des souris. N'oubliez pas qui sont les cobayes !... Nous... Vous et moi... Quelle vie, n'est-ce pas ? Nous pourrions faire appel à la société protectrice des « amigros », non ? Mais cessons de plaisanter. Ce n'est pas amusant du tout quand on est encore concerné.

Donc nous appellerons Hélène (comme ma sœur toujours mince), une femme de 1m66 et 53 kg à qui l'on voudrait faire prendre 10 kg. Il lui faudrait **2700 calories** quotidiennes **pour atteindre** le poids de 63 kg. Tandis que la petite sœur Zabeth 1m68, 70 kg ne consommera que **1300 calories** par jour, **pour rester** à ce poids supérieur à 20% de plus que le poids considéré comme normal pour sa taille (soit 58 kg). C'est-à-dire qu'il lui faut un régime hypocalorique pour conserver un surpoids alors qu'Hélène devrait être gavée comme une oie à 2700 calories si elle veut rester en surpoids. Sinon elle revient rapidement à son poids initial ! C'est pas juste disent les enfants. Ce n'est pas juste disent ceux qui grossissent.

L'été qui suivit ce parcours du combattant pourtant remarquable, me vit aigrie et découragée. Mais je continuais à être sage sans résultat. Je me souviens encore de ce qui s'est passé au retour d'une grosse journée de travail à l'hôpital. J'avais retrouvé ma mère et mon fiancé, minces tous les deux, attablés devant un goûter avenant fait de bons gâteaux. Affamée, je regardais autour de moi vers quoi tendre la main sans risque et j'eus l'audace de prendre une banane ! Aussitôt mère et fiancé s'étaient exclamés en chœur, leurs gâteaux à la main : « maisçafaitgrossirlabanane » ! Je lançais violemment cette dernière sur le mur de la cuisine où elle s'écrabouilla.

Ô rage, ô désespoir, ô obésité ennemie... Le début est de Corneille, la suite de la personne à laquelle vous pensez, c'est-à-dire vous ou moi d'alors. Tous ceux qui ont pu vivre ce genre de situation pourraient la qualifier sans plaisanter de « cornélienne ». L'élu de mon cœur qui me voyait faire une fixation sur mon poids et cherchait des solutions pour moi, m'achetait des livres sur le « comment maigrir », par les régimes dissociés par exemple. Livre rouge vif moins émouvant que des roses de la même couleur certes, mais à la guerre comme à la guerre ! Je n'en étais pas à un régime près. Quelle vie ! Même fiancée, cela gâche tout ! Pourtant je vivais d'espoirs insensés. Ainsi juste avant nos fiançailles officielles, j'avais fait les magasins (quelle souffrance pour l'un comme pour l'autre !) afin de pouvoir m'habiller. Je n'en étais plus, comme 5 ans auparavant en pleine chaleur à Nice (« en pleine cagne » comme on dit là-bas), à me promener en manteau de daim pour masquer mes formes. Mais je souffrais encore de la chaleur et mes grosses cuisses – qui frottaient l'une contre l'autre parce que je marchais pour maigrir –, étaient à vif...

Ce n'était pas non plus aussi dramatique que pour le mariage d'Hélène où j'avais désespérément cherché quelque chose pour l'occasion. Les magasins « grande taille » pour les 18-20 ans n'existaient pas à l'époque. Je n'avais rien trouvé d'autre en taille 48 sinon une jupe en velours noir un peu « mémère » dans laquelle je faisais vraiment « grosse » et un pull bleu ciel de la couleur du tailleur de ma sœur qui était, elle, si svelte. À la noce, j'aurais voulu rentrer sous terre et de ce mariage, je n'ai d'autres souvenirs que celui d'avoir été obligée d'y être et d'entendre un oncle ne pouvant s'empêcher de dire : « Mais ce n'est pas possible, ce n'est pas Zabeth ! » Il était atterré. Sa voix traduisait son émotion, non pas celle de me retrouver après tant d'années mais bien celle de ne pas retrouver son « feu follet » comme il l'appelait quand j'étais une petite fille espiègle et légère. Non, j'étais bouffie, gonflée comme une pompe à vélo, défigurée... et le regard triste... Pourtant j'étais heureuse du bonheur de ma sœur et de mon beau-frère que j'aimais bien. Vraiment ces problèmes de poids gâchent tout et faussent tout.

Revenons à cette période des fiançailles où j'osais quand même pénétrer dans les magasins de vêtements de jeunes, sans oublier bien sûr d'emporter avec moi ma cargaison de complexes. Chaque essayage était un supplice car les souvenirs de la jeune fille style mannequin que j'avais pu être me tenaillaient. J'envisageais cependant un autre avenir possible, et cela pouvait se constater aux tailles que je choisissais. Si le 46, ma taille d'époque, n'existait pas, ou me grossissait, qu'à cela ne tienne, je prenais la taille en dessous. Ah ! cette jolie robe à fleurs « liberty » que j'essayais à la limite de la craquer et dans laquelle je ne pouvais marcher tant elle était serrée... Je tins absolument à la prendre... puisque j'allais maigrir... Cela ne fut pas le cas, même mariée, et ce fut une jeune cousine qui en hérita.

C'est deux ans après (en 1972), mariée et toujours au régime fringales, et à 68 kg, que l'on me proposa de faire un « Plan de 5 jours pour cesser de fumer® » en tant qu'animatrice, pour aider ceux qui souhaitent s'arrêter de fumer. Pas de problème. J'étais d'accord sur le principe. Ne fumant pas moi-même et connaissant les méfaits de cette habitude, je me mis à la disposition de la « Ligue Vie et Santé »... En voyant la simplicité – j'allais dire la naïveté – des propositions faites à ce Plan, je pris mes grands airs de future endocrinologue – nutritionniste qui ne corroborait pas toutes ces données primaires. Je ne pouvais pas enseigner tout cela aux auditeurs, c'est vraiment se moquer d'eux ! Je ne suis pas d'accord ! C'est n'importe quoi ! Qu'est-ce qu'ils racontent ? Ce Plan avait pourtant fait ses preuves dans le monde entier mais il ne disait pas – notamment sur les questions nutritionnelles – ce que j'apprenais à la faculté et qui pour moi était alors « intouchable ». Je comprends donc les médecins et notamment les endocrinologues qui en restent à l'enseignement reçu il y a 30 ans et qui risquent de prononcer contre moi le même jugement condescendant : « Elle n'y connaît rien. C'est n'importe quoi. »

J'ai passé 30 ans de ma vie à confirmer, scientifiquement et par de longues recherches bibliographiques ainsi que par de multiples expériences, les allégations apprises à ce Plan. J'ai la chance (en fait j'ai dû inconsciemment attendre le bon moment pour être fiable) alors que je vais publier ce livre, que les dernières données de l'épidémiologie actuelle (étude des maladies par rapport au mode de vie) appuient ces propositions, et chaque jour les médias en proclament d'éclatantes confirmations. Malheureusement faudra-t-il 30 ans encore pour que cela bouge au niveau du grand public et des conseils médicaux ? C'est bien plus sympa d'agir maintenant, non ?

Je fus très étonnée de voir les résultats de ce fameux Plan de 5 jours pour cesser de fumer® sur les 300 personnes réparties en 2 cessions à Montpellier et qui s'arrêtèrent de fumer grâce à ce Plan présenté par un médecin et un psychologue. Quel que soit le métier, le niveau de vie, l'âge des participants, cela marchait : les propositions diététiques aidaient à ne plus avoir envie de fumer, et mon mari et moi, « supporters » des fumeurs, nous faisions comme eux et jouions le jeu. (En effet, si j'avais refusé cette fois-là d'être animatrice, j'avais heureusement eu l'honnêteté d'accepter d'être présente.) Les animateurs disaient du « pain complet biologique ». Va pour le pain complet ! Je vous le rappelle, c'était il y a 35 ans et ce n'était pas le courant scientifique de l'époque ! Seuls les adeptes d'une certaine alimentation marginalisée en consommaient sous l'œil narquois ou même condamnant de la masse des individus et du corps médical.

Au premier abord, j'en trouvai le goût bizarre mais mon intestin semblait l'apprécier en criant présent tous les jours et ça, c'était merveilleux... je ne vous ai en effet pas encore raconté les « Zabeth ! Il faut que tu rentres, tu sais bien pourquoi ». Oui, je savais pourquoi et cela ne me donnait pas envie de rentrer...Ah ! ces séances aussi éprouvantes pour moi que pour ma mère : suppositoire, lavement quotidien, dernier laxatif sorti étaient le lot de l'handicapée intestinale que j'ai été jusqu'à l'âge de 25 ans. (Mais oui, c'est au passé et ceux qui ont le même mégadolichocôlon que moi – intestin très gros et très long – doivent espérer qu'en suivant les quelques « bons trucs » de ce livre, ils pourront être également délivrés.)

Toute la famille était au courant pour cette pauvre Zabeth qui ne « pouvait pas aller » et tout le monde s'inquiétait du produit miracle que je n'avais pas encore essayé. Je me rappelle d'une tante venant de France et qui sortit en premier de sa valise un tube de je ne sais quelles graines de plantes en guise de cadeau. Mais malgré le nouveau traitement, 1 jour, 2 jours, 3 jours, une semaine... 15 jours passèrent sans résultat. La torture à 8-10 ans, ce n'est pas facile : le souffle coupé, le regard fixe, tendue, crispée, je savais que j'allais horriblement souffrir pour extraire ces véritables « boulets de canons ». Lavement sur lavement ont rythmé mon enfance. Les occlusions intestinales c'est trop dangereux...

Rien que pour cela et pour éviter tant de souffrances, combien j'aurais voulu lire ce livre et connaître avant, les précieux conseils du « Plan de 5 jours ». Nous appréciâmes vite le goût des divers pains complets délicieux que nous découvrions en maison de diététique ou de santé comme les appellent les Allemands. En France, avouons que ce n'est pas très avenant d'aller en « maison de régime» comme on les appelait alors! Au «Plan de 5 jours», les animateurs disaient «un peu d'oléagineux». Va pour la purée d'amande à tartiner ou les noisettes à croquer sans abus. (Qu'est-ce que je vais prendre comme kilos... m'affolais-je.) Mes cours interdisaient formellement aux gros ces oléagineux qui faisaient 7000 kcal au kilo. Vous vous rendez compte? Combien de mes patients, quand je leur conseille de manger de la purée d'amande le matin, me disent: «Mais moi je veux maigrir» ou ne disent rien mais ils l'enlèvent du petit déjeuner. Ils croient que ces aliments sont l'horreur pour les régimes alors que c'est une clé de la diététique rééquilibrante. Une petite quantité de noix (les oméga 3 dont on vous parle dans tous les journaux) sont une véritable thérapeutique pour vous.

Des oléagineux certes! Mais en petite quantité... mais quotidiennement. Et finies les obsessions lors des privations suivies d'«orgies» comme je le faisais après les régimes stricts, arrivant à finir 1 kg de noix et de dattes dans l'heure. Vous rappelez-vous du dicton: une noix bonne noix, deux noix assez de noix, trois noix trop de noix? Avec ce «Plan de 5 jours», j'avais un bon alibi pour me régaler sans culpabilité. «Tant pis je ferai le régime après», me disais-je n'imaginant pas que le régime, c'était ça aussi et que tant de patients après moi s'en régaleraient pour maigrir! Et les animateurs expliquaient ceci et cela (pour ceci et cela voir les chapitres suivants). L'inventeur du plan, le Dr McFarland, s'est inspiré de la physiologie du corps humain et des écrits de celle que le Professeur Clive McKay de l'Université Cornell aux États-Unis a nommé la plus grande diététicienne de notre temps, E.G. White (une inconnue pour beaucoup) dont les propositions au siècle passé dans ses *Conseils sur la nutrition et les aliments* trouvent une confirmation actuelle étonnante[4].

Nous écoutions et nous mettions en pratique. J'étais étonnée de ne pas avoir faim... mais surtout de ne pas avoir pris de poids pendant cette semaine. Le dernier soir me vit plus attentive qu'aucun des participants car les animateurs expliquaient comment éviter de prendre du poids en arrêtant de fumer. J'étais tout ouïe comme vous vous en doutez. Cela m'a tellement marquée que j'ai consacré toute ma vie à des recherches sur leurs propositions et j'y ai consacré une grande partie de ce livre, mais aussi des études statistiques sur les résultats remarquables obtenus dans les maladies de civilisation, résultats également obtenus par divers groupes étudiés par Hamond du centre anticancéreux de New York, le Professeur Renaud, épidémiologiste à l'INSERM ou les chercheurs de Harvard qui soulignent l'intérêt de telles propositions comme nous le verrons.

J'étais comblée... et je n'avais pas grossi. Vous savez ce que cela veut dire – moi non à l'époque – d'être bien dans sa peau, en pleine forme, joyeuse, sans angoisse ni nervosité mais aussi sans constipation, l'esprit clair ? Et puis je mangeais, je mangeais. Quelle merveilleuse sensation de plénitude physique et psychique. ENFIN JE VIVAIS. Je me disais que j'adopterai quand même ce mode de vie même si je ne maigrissais pas ! Cela d'autant plus que mon conjoint, très mince mais jamais rassasié et souvent fatigué, se retrouvait tonique et lui aussi bien rempli... sans avoir sa fragile vésicule biliaire qui le rappelait à l'ordre. Qu'à cela ne tienne, gardons ce style de vie qui nous convient puisqu'il y a quelque chose à en tirer.

Où que je raconte cette histoire, ceux qui, quoiqu'on leur raconte, pensent POIDS-KILOS – AMAIGRISSEMENT, s'exclament : « Mais avez-vous maigri vite ? En combien de temps ? » Ma taille 40 les fascine... « Elle y est arrivée... Quel est son truc ?... Combien de calories ?... » « Arrêtez de vous priver, vous allez tomber malade », me disait mon patron d'endocrinologie, le Professeur Mirouze qui me trouvait métamorphosée. Me priver ! C'était bien fini ! Depuis maintenant plus de 30 ans, je ne sais plus ce que c'est que la faim ou l'obsession alimentaire... et si pour une raison ou une autre je n'ai pas mangé correctement, je me demande alors en ressentant de vagues réminiscences du passé style mal être ou malaise, comment j'ai pu survivre dans cet état, comment VOUS pouvez survivre dans cet état.

– ***En combien de temps ?***

– Tous ceux qui ont un problème grave à régler et quelque soit ce problème, ont tellement envie d'en sortir, qu'ils veulent du rapide. Le désir de retourner à la normalité, à la vie, la nouvelle naissance, se sentir complet... on y aspire tellement et depuis si longtemps, qu'on ne supporte plus d'attendre. Chers amis depuis combien de temps cherchez-vous à maigrir, à atteindre un résultat durable, stable ? Marche avant, marche arrière. La marche de l'écrevisse ça n'avance pas vite et vous avez connu les oscillations du pratiquant de régime ; moi je vous demande d'apprendre à vivre et en bonus vous allez être mince.

– ***En combien de temps ?***

– Si je vous disais que je ne sais pas répondre avec précision à cette question pour mon cas. En ce qui me concerne j'étais tellement bien dans ma peau avec ce mode de vie, que je ne passais plus mon temps sur la balance. Je crois cependant qu'un amaigrissement spectaculaire a démarré dans les six mois. Au début, le poids baissait peu mais tout le monde s'extasiait : « Qu'est-ce que tu as maigri ! » Cela m'agaçait car la balance avait peu bougé. Par contre mes jupes tournaient autour de ma taille et mes pantalons étaient trop larges aux cuisses. Puis tout naturellement et en douceur, j'ai obtenu un poids idéal et en plus mon problème de constipation était résolu ! Quand au mari, le même mode de vie l'avait métamorphosé aussi. Comment un maigre, un gros et un sujet de poids normal peuvent-ils profiter ensemble d'une même diététique, de « daïata » en grec qui signifie « art de vivre » ? C'est cela qui intéresse le plus les êtres humains. Tout le monde y trouve son compte.

– ***Oui mais pour moi, pour vos patients, en combien de temps ?***

– C'est très variable. Certains ont perdu 45 kg en 4 mois, d'autres ont perdu 30 kg en un an. Pour d'autres c'est plus long et d'autres données sont importantes. Entre temps, j'ai aussi découvert d'autres « scoops » justement pour ceux qui bloquaient. (Voir la deuxième partie du livre, mais surtout n'y courez pas avant de lire la première partie car il y a une logique.) Chacun peut trouver une solution. Aux gens qui arrivent dans mon cabinet en disant : « Il paraît que vous faites des miracles ! ! ! » (Non, je n'ai pas ce don), je réponds que pour ce « miracle » nous sommes deux, vous et moi, et tout dépend de l'acceptation et de la mise en pratique du « Mode d'emploi pour Vivre… et Maigrir ! ». Et puis, en plus, vous verrez : à chacun son alimentation…

– ***Ah bon ? ? ?***

– La suite au prochain numéro… on continue… Et si tout ce que je vous raconte était vrai !

– ***Et pourquoi cela serait plus vrai que ce que d'autres racontent ? Quelle prétention ! Pour qui se prend-elle !***

Si je suis si sûre de ce que je vous dis, c'est pour l'avoir certes expérimenté, mais pas seulement, car d'autres ont expérimenté d'autres méthodes et avec succès, c'est indéniable. Souvenez-vous combien j'ai toujours manqué de confiance en moi aux examens? Alors d'où me vient cette assurance? Comment être sûr que c'est le bon mode d'emploi? Il faut vous armer de patience et lire ce livre jusqu'au bout! J'espère que vous découvrirez la réponse à cette question.

Commencez par vivre ce que vous lisez. Ce livre n'est pas un livre à lire mais un livre « à vivre ». Quant à moi, si je succombe maintenant à 60 ans passés à la maladie, avec l'hérédité que j'ai, je me dis que j'ai déjà gagné plus de 30 ans

- mince,
- sans fringales,
- tonique,
- sans constipation ni douleur,
- sans rhumatismes,
- sans spasmophilie,
- sans dépression ni angoisse,
- sans ce diabète que l'on m'avait prédit à 20 ans,
- sans cholestérol ni hypertension, le problème de la famille,
- avec une mémoire qui m'étonne à plus de 60 ans car c'est à 20 ans qu'elle aurait dû être au maximum et ce n'était pas le cas,
- dormant bien... sauf si... mais vous saurez plus tard, ne déflorons pas ce livre.

JE VIS MES AMIS! JE VIS!... Et malgré les difficultés de la terre qui ne me sont pas épargnées, loin de là... je peux assumer, faire face, avancer. Et mon poids n'a pas bougé depuis plus de 30 ans! Mais non je ne suis pas parfaite! Les mauvais réflexes acquis de l'enfance peuvent encore se manifester par des relents d'hyperactivité qui personnellement ne me perturbent pas, au contraire, car je peux ainsi faire beaucoup de choses mais sans l'angoisse d'avant. Je sais que cela en agace certains qui parlent d'activisme. Je ne le fais pas pour ennuyer les autres ni même pour plaire. Je me suis tellement traînée fatiguée, grosse, dépressive, n'arrivant pas à me concentrer ni à agir,que je suis heureuse de pouvoir vivre tout simplement et rendre service à tous ceux qui sont dans l'état où j'étais avant. Après avoir été enfermée toute une semaine dans mon cabinet, assise à mon bureau, s'il faut courir partout le week-end, je cours. Mais rassurez-vous, je ne me roule plus par terre. Toujours un peu impulsive, trop bavarde... Il y a encore du travail mais je ne suis plus dépressive et malgré les soucis, je suis en paix.

Alors vous êtes prêt à découvrir

– des solutions simples,
– peu coûteuses,
– efficaces,
– épanouissantes ?

Lisez une première fois ce livre comme un roman. C'est pour cela qu'il a été écrit. Cela vous « boostera », c'est-à-dire vous donnera, j'espère, le désir de le vivre, de l'expérimenter. Puis reprenez-le et étudiez-le à fond. Vous pourrez ainsi expliquer à l'entourage, aux médecins, aux amis, que, non, ce n'est pas un mode de vie « Colmant ». Des médecins, des cosmonautes, certains sportifs, les épidémiologistes, des scientifiques appuient cette révolution diététique qui en fait n'est qu'un retour au mode d'emploi dont les êtres humains n'auraient jamais dû s'éloigner. Cette « **nouvelle** » approche des maladies de civilisation et notamment des maladies métaboliques, est en fait vieille comme le monde.

Alors, prêt pour un nouveau départ ?

Références

1. « Envoyé spécial », France 2, juin 2004.
2. Starenkyj Danièle, *Le mal du sucre*, Orion, 2007.
3. Vigne J., Considérations d'un interniste sur les injustices de l'obésité, *Médecine et Nutrition*, T.XIX, No5, 1983.
4. White E.G., *Conseils sur la nutrition et les aliments*, Éditions le Monde Français, 1972.

2

Problème de poids: pourquoi moi?

« Tous les hommes naissent égaux
mais certains le sont
moins que d'autres. »
Tristan Bernard

NOUS avons évoqué dans le chapitre précédent l'injustice de l'obésité, la souffrance, la révolte, voire le désespoir face à l'impossibilité d'être « comme les autres » mais aussi l'agression des autres face à celui qui est gros mais surtout qui « n'arrive-pas-à-maigrir ».

Ce n'est pas une vie !

Nous allons maintenant COMPRENDRE le pourquoi de notre poids, mais aussi le pourquoi de ces grignotages ou de ces fringales impossibles à gérer, voire de ces boulimies – de boulimia en grec soit « faim (limos) de bœuf (bous) » – qui peuvent faire ingurgiter à certains, et ce sans pouvoir s'arrêter, des quantités énormes de nourriture. Ils se font même souvent vomir pour recommencer, ce qui n'est pas la solution, bien entendu, et on le verra.

Voir un ennemi en face permet de mieux l'affronter et de dominer une situation. Comprendre le pourquoi des choses, n'est-ce pas déjà un pas vers la solution ? Faisons un petit tour côté physiologie (en terme simple le « comment fonctionne un corps humain ») et vous comprendrez, j'espère, tout l'incompréhensible de votre vécu.

Hypothalamus et poids

L'hypothalamus fait partie du système nerveux central mais c'est aussi une glande endocrine. Les glandes endocrines sont différentes des glandes **exo**crines – par exemple comme les glandes salivaires ou le pancréas exocrine – qui éliminent par un petit tube leurs sécrétions. Un autre exemple : le suc pancréatique, un suc digestif servant à la digestion, agit sur place dans l'intestin grêle où il est déversé. Vous savez bien que la salive, sécrétion exocrine, n'est pas une hormone non plus et qu'elle agit dans la bouche où elle est sécrétée.

Un endocrinologue s'occupe lui, des glandes **endo**crines, c'est-à-dire qui sécrètent des substances (les hormones) s'éliminant directement dans le sang pour agir à distance et sur plusieurs organes du corps.

L'hypothalamus, tout en faisant partie du système nerveux et en étant donc sensible aux différents stress de la vie et agressions diverses (ce que l'on voit, ce que l'on entend...) va aussi être une glande endocrine et sécréter des hormones ; celles-ci vont agir en stimulant la sécrétion d'autres hormones par l'hypophyse, petite glande de la taille d'un pois, mais qui a une telle importance pour tout le système endocrinien qu'on l'a souvent appelée le « chef d'orchestre » puisqu'elle va agir sur toutes les autres glandes endocrines du corps. Ces différentes hormones hypophysaires agiront, par exemple, sur la thyroïde. L'hormone hypophysaire est alors la TSH que certains médecins doseront dans des cas de problèmes de poids, car son élévation traduit que votre thyroïde paresseuse ne fournit pas suffisamment d'hormones. Ces hormones sont appelées en abrégé T3 qui est la trioiodo thyronine et T4 qui est la thyroxine. Leur insuffisance révèle un ralentissement des métabolismes et donc explique la prise de poids. Hélas, peu d'obésités sont simplement dues à cela!

De rares obésités endocriniennes, qu'il faut simplement éliminer (par la clinique, voire la biologie si nécessaire) peuvent exister. C'est le cas de la maladie de Cushing avec trop d'hormones, cette fois-ci, des glandes surrénales. L'aspect du patient est caractéristique pour le spécialiste. (Acné, pilosité importante pour une femme, notamment au visage, aspect androïde avec répartition des graisses sur le tronc, hypertension, etc., mais ces signes isolés ne font pas la maladie.) Les signes biologiques sont très précis avec d'importants taux d'hormones liés à une tumeur de l'hypophyse ou des surrénales. C'est un diagnostic qu'il faut laisser au spécialiste. C'est encore plus rare que des problèmes de poids soient liés à cette cause.

Par contre ce qui est fréquent, c'est la présence d'un syndrome cushingoïde où il n'y a pas de tumeur à enlever, mais un « hypercortisolisme d'entraînement ». Qu'est-ce que cela veut dire? Jusqu'ici on disait que le sujet mangeant trop, ayant beaucoup pris de poids, ses surrénales s'adaptent à son nouveau gabarit, fonctionnent trop et donnent trop d'hormone « cortisol », hormone des surrénales. L'aspect du patient sera comme celui qui a une tumeur mais il n'a pas de tumeur. C'est simplement fonctionnel: les surrénales fonctionnent trop. Tout cela se normalisera... en perdant du poids!

Donc côté glandulaire, pas de solution miracle comme nous l'aurions tant souhaité!

Mais l'hypothalamus, on l'a dit, n'est pas qu'une glande endocrine; il fait partie du système nerveux central.

Les stress positifs (joies intenses, mariages, réussite, gain d'argent inattendu) comme les stress négatifs (appréhension face à un examen, problèmes affectifs, de travail, d'argent, deuil, divorce...) vont certes avoir une influence sur notre cerveau et notamment sur le centre des émotions, le thalamus, qui agira lui sur l'hypothalamus.

Prenons l'exemple de celles qui faisaient (l'espèce est rare à notre époque!) un «vrai» mariage... Elles choisissaient une date juste après les règles pour être sûres que celles-ci n'arrivent pas le jour du mariage; mais l'émotion peut avancer l'ovulation, ce moment autour du 14e jour du cycle, où chaque mois le corps de la femme prépare l'ovule qui peut être fécondé. Neuf mois pile après le jour du mariage, un petit bébé voyait le jour. Que s'était-il passé? Le thalamus ou centre des émotions, agissant sur l'hypothalamus, il y avait eu stimulation des hormones, stimulant elles-mêmes les hormones hypophysaires FSH et LH qui avaient agi, elles, sur l'ovaire et déclenché une ovulation précoce. Petit œuf, petite grossesse, content pas content, à vous de choisir... En effet, on peut choisir une date d'union après l'ovulation avec le risque, bien sûr, que l'émotion fasse avancer la date des règles; mais c'est moins lourd de conséquences! La prise de la pilule a changé les donnes, non sans inconvénients d'ailleurs.

Vous et moi, et tous les médecins et endocrinologues ne peuvent donc que constater le grand rôle des émotions sur cet hypothalamus. De là à cataloguer de «psychosomatiques» toutes fringales et boulimies, c'était un pas facile à franchir. En effet, **les centres de la faim et de la satiété (qui est le fait de se sentir rassasié, comblé) sont situés dans l'hypothalamus**. En France mais ailleurs aussi, vous entendrez systématiquement émettre une donnée qui n'est pas totalement fausse certes: vous avez des stress, c'est pour cela que vous avez des problèmes de poids ou de boulimies. Solution: psychothérapie, psychiatrie, voire psychanalyse parce que même dans le ventre de la mère (les enfants de la guerre, du divorce, des bagarres de couple), le stress peut être présent.

Si c'est le seul point à souligner, fermons ce livre désormais inutile, et allez donc revoir votre psy, et peut-être dans quelques années, si d'autres stress ne vous ont pas rattrapés, vous vous en sortirez. Certains n'en peuvent plus et me l'ont écrit après le reportage télévisé sur le sucre: ils n'en peuvent plus que leur endocrinologue les renvoie au psy, une fois de plus, s'ils osent parler de leurs pulsions alimentaires ingérables.

J'aimerais vous faire dépasser le schéma psy.

Les dix dernières années ont vu des études remarquables sur de nombreux éléments orexigènes (favorisant la prise alimentaire) ou anorexigènes (la freinant). Le rêve des patients et des médecins, c'est que ces découvertes permettent de trouver le médicament miracle. On a beaucoup tablé sur l'utilisation, par exemple, de la « leptine » mais ces expériences ont été bien décevantes. Qualifiée d'hormone de la minceur en 1994, on en attendait beaucoup. On parle maintenant de leptinorésistance... qui empêche l'efficacité sur le poids de ce produit... et on cherche toujours des solutions.

On a utilisé aussi la cholécystokinine pour son effet anorexigène, mais vous le savez bien, si les résultats étaient spectaculaires, pas un seul journal ne serait à la traîne pour en parler!

De nouveaux médicaments pour réguler l'insulino-résistance sont intéressants pour le diabète gras.

Mais pour l'hyperinsulinisme, pour nous, que faire? Regardez cette liste impressionnante des hormones ou divers médiateurs impliqués dans l'obésité et l'appétit:

ANOREXIGÈNES	OREXIGÈNES
• LEPTINE-INSULINE	• HYPERINSULINISME-HOPS (hypoglycémie post-stimulative)
• POMC (pro-opiomélanocortine)	• GALANINE
• CART (cocaïne et amphétamine regulated transcript)	• GRF (growth releasing factor)
• PYY 3-36 via YY2	• NEUROPEPTIDE NPY
• CRH ou CRF (corticotropin releasing factor ou corticolibérine)	• GLUCOCORTICOÏDES
• TRH (thyreo releasing hormone ou thyréolibérine)	• MCH (hormone de la mélanoconcentration)
• UROCORTINE, UROTENSINE	• ENDOCANNABINOÏDES
• NEUROTENSINE	• AgRP (Agouti Related Peptide)
• ANGIOTENSINOGÈNE, VASOPRESSINE	• OREXINES A et B (hypocrétine)
• MC4R (précurseur de la MSH ou mélanocortine)	• GRHÉLINE
• SÉROTONINE	• GABA
• DOPAMINE	• β-ENDORPHINES
• Système Béta-ADRÉNERGIQUE	• Système α-NORADRÉNERGIQUE
• CCK (cholécystokinine)	• GIP (gastric inhibitory polypeptide)
• BOMBÉSINE	• SOMATOSTATINE
• HYPOTHYROÏDIE	• HYPERTHYROÏDIE
• GLUCAGON	• HYPEROESTROGÉNIE

Vous voyez tous ces noms compliqués que je me suis « amusée » à répertorier... Mais avant que cela débouche sur le (ou les, à voir le nombre d'éléments intervenant dans le domaine de la satiété) médicament miracle, cela risque d'être long ! En attendant, ne souhaitez-vous pas que je vous aide, comme je l'ai fait pendant 30 ans pour mes patients, avec une valeur sûre, celle de l'hyperinsulinisme pour lequel tous sont d'accord qu'il est l'apanage des gros ? Les nombreuses demandes que je reçois depuis l'émission sur le sucre, m'imposent de le faire même si je ne suis pas le meilleur écrivain ! Je vais vous expliquer, comme je le fais à tous ceux concernés par Le Problème, des éléments très simples mais surtout qui amèneront à des solutions très concrètes et efficaces. Malheureusement elles sont peu utilisées parce que souvent ignorées des patients... comme des médecins d'ailleurs !

Mais allons un peu plus loin dans notre raisonnement, voulez-vous ? La physiologie de l'hypothalamus pour tous les êtres humains, gros ou non, fait apparaître un point capital : les cellules du centre de la satiété (qui est donc situé dans l'hypothalamus) ont été appelées « **glucostats** ». En effet, comme un thermo-stat se régule en fonction de la chaleur (thermo) d'une pièce, ces cellules sont régulées (gluco-stat) par le taux de glucose dans le sang encore appelé « glycémie ».

Le centre de la faim marche en continu et c'est donc le centre de la satiété qui fait frein pour arrêter la prise alimentaire. Vous comprenez donc que c'est ce centre qui ne fonctionne pas correctement chez ceux qui mangent trop ou trop souvent. Pourquoi ? Pourquoi moi ? Pourquoi vous ? Juste une histoire de psy ou... Encore un peu de physiologie et nous allons comprendre l'origine du déclenchement.

Hyperinsulinisme et poids

Tous les endocrinologues s'accordent à dire que les gens qui grossissent présentent une anomalie : à des quantités parfois peu importantes de certains glucides ou « sucres », il y aura une hyperréaction de la part de la race que l'on va continuer à appeler comme les souris de labo, la race « ob » ! Je vous parlais dans le premier chapitre du nom dont on les avait qualifiés, vous vous souvenez ?

— ***Il y avait « hyper » dedans non ?***

— Oui ! Et c'est hyperimportant que vous vous souveniez que vous êtes probablement des hyperresponders avec de l'hyperinsulinisme. Ce sera, je pense, le début de votre libération car je suppose que, comme moi, vous ressentez parfaitement ce que veut dire cette citation : « Dans chaque personne en surpoids, il y a un homme ou une femme mince qui demande à être libéré(e). » (Cyril Connolly)

Tous vous connaissez les hypermarchés. **Hyperinsulinisme**, cela veut dire que vous êtes un gros fournisseur d'insuline. Je suppose que cela ne vous affole pas et même vous pourriez penser, puisque c'est grave qu'un diabétique n'ait plus de réserves d'insuline, que vous, au moins, vous en avez beaucoup…Eh bien non, c'est loin d'être « tant mieux » ! Cette sécrétion du pancréas est **trop importante**, **pas adaptée** du tout à une situation donnée.

Pour les diabètes gras, on parle même d'insulinorésistance, car bien que la sécrétion soit importante, elle est **inefficace**. Pourquoi parle-t-on alors d'insulino**résistance** ? Parce que tout se passe comme si le corps résistait à l'action de l'insuline qui est de faire pénétrer le glucose dans les cellules musculaires notamment. Bien qu'il y ait beaucoup d'insuline, elle ne fait pas baisser le sucre dans le sang au départ ; la sécrétion est décalée dans le temps, et après avoir eu trop de sucre dans le sang (nous parlons là du cas d'un diabète gras), l'hypersécrétion d'insuline fera trop baisser la glycémie et le diabétique gros à qui on conseille de se restreindre, aura faim. Il sera en hypoglycémie (manque de sucre) 3 à 4 heures environ après le repas, alors que le propre d'un diabétique c'est d'avoir la glycémie, ou taux de sucre dans le sang, trop haute!

— ***C'est compliqué votre truc!***

— Eh oui, c'est tellement plus facile d'expliquer tout cela oralement dans mes consultations, cours et conférences que même un enfant le comprend! Une des raisons pour laquelle j'ai tant tardé à publier ce livre, c'était la difficulté de convaincre par écrit, car sans conviction vous n'irez pas jusqu'au bout et moi, ce qui m'intéresse, c'est que vous oubliiez tout le fatras culpabilisant dont on a encombré votre cerveau désespéré et que vous soyez enfin mince! Allez courage, je vais détailler plus simplement. Un peu plus de physiologie, voulez-vous?

Rôle de l'insuline

L'insuline est une hormone (vous savez maintenant ce que c'est) sécrétée par le pancréas, une glande en forme de feuille située sous vos côtes à gauche.

— ***Puisque j'en ai trop, j'aimerais bien savoir sur quoi agit cette hormone?***

Elle a deux rôles principaux. *Premièrement,* elle est lipogénétique, (de *lipo* qui fait penser que l'on parle des lipides ou graisses et de *genèse* qui fait penser à la création, donc à la fabrication des graisses). Autrement dit, **l'insuline fabrique des graisses**...

— ***Eh attendez... si j'en ai trop, cela voudrait dire que je suis une machine à fabriquer des graisses?***

— Mais oui, nous sommes nous les hyperinsuliniques, des spécialistes ès graisses ! Pourquoi moi ? Hérédité familiale de gros ou de diabétiques… (On découvre de plus en plus de gènes de l'obésité. Une étude franco-britannique dirigée par le professeur Philippe Froguel du CNRS m'a arrêtée, puisqu'elle présentait la perturbation de la production et de la sécrétion de l'insuline sécrétée au moment des repas. Ce GAD2, situé sur le chromosome 10, est un gène anormal par mutation. Il est 6 fois plus actif chez les individus à risque d'obésité et stimule l'appétit également en augmentant le GABA ou acide γ-aminobutyrique, qui donne de l'appétit. Peut-être que nos enfants ou plutôt nos petits-enfants profiteront de ces découvertes et de leurs implications thérapeutiques éventuelles ! Pour l'instant, on pense les utiliser dans le dépistage des enfants à risque d'obésité pour prendre des mesures préventives !) Nous découvrirons également tout au long de ce livre d'autres causes… En tout cas, on pourrait nous accrocher une étiquette « made in gros », fait au pays des « ob ». Mais il y a encore plus pénible pour nous.

Deuxièmement, l'insuline est hypoglycémiante, (de *hypo*, en dessous, de la *glycémie* normale). La glycémie est le taux de « sucre », qui est le glucose, dans le sang. Ce taux est une constante et se maintient à 1g/l environ. (Si on utilise beaucoup de glucose, en faisant du sport par exemple, le foie et les muscles, qui ont des réserves de glycogène, vont produire la coupure de cette grosse molécule composée d'un assemblage de glucose pour en libérer dans le sang afin que le taux de la glycémie reste constant.) **L'insuline abaisse le taux de sucre dans le sang.**

Chez un *sujet normal* (mais y en a-t-il vraiment encore ?) lors de la prise alimentaire, le glucose s'élève légèrement dans le sang pour revenir dans les deux heures à la normale.

Pour un *sujet diabétique*, la glycémie s'élève au-dessus de la normale et reste élevée plus longtemps.

Et pour les *gros qui ont trop d'insuline...* c'est le contraire, cela fera trop baisser le sucre dans le sang. Un petit chewing-gum (qui contient une demi-cuillerée à café de sucre) et nous voilà, nous les hyperinsuliniques, déchargeant une bonne quantité d'insuline qui fera certes baisser le sucre ou glucose du sang... mais trop bas, trop longtemps comme en témoignent les courbes qui ont fait le corps de ma thèse de médecine, présentée il y a 30 ans, je le précise. En effet, tout ce que je vous dis est très connu, mais hélas si peu utilisé comme explication pour permettre à ceux qui ont des fringales de se déculpabiliser ! Oui, cela fait 30 ans que je travaille de la même façon et c'est seulement depuis l'an 2000 surtout, que les journaux n'arrêtent pas de parler du syndrome d'insulinorésistance ou métabolique.

Quelques solutions commencent à être proposées par quelques équipes. Puissions-nous être entendus non seulement des patients mais des médecins qui ont du mal à sortir de l'hypocalorique. Et quand on parle du sucre à la télé, on parle encore et toujours des calories que cela apporte.

Voici des courbes analysées chez des patients à qui l'on fait absorber 1g de glucose par kilo de poids, puis l'on vérifie toutes les 15, puis toutes les 30 minutes la glycémie. Ce test s'appelle une hyperglycémie provoquée par voie orale. Si c'est une HYPERglycémie provoquée, c'est que l'on s'attendait à voir la glycémie monter à l'absorption du sucre. Eh bien non ! Chez des gros non diabétiques, la glycémie baisse... Incroyable non ! Observez cette première courbe :

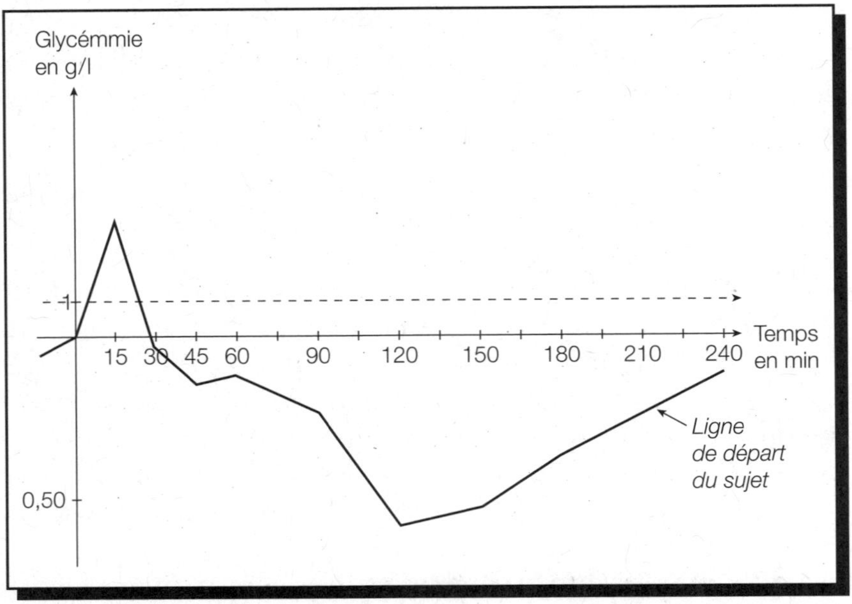

Le sucre n'est pas monté bien haut, n'est-ce pas? Le patient peut avoir pris 75, 80, 100g de sucre par la bouche et rien n'apparaît dans le sang de tout ce sucre ingurgité. Au contraire, sa glycémie est basse, descendant jusqu'à 0,50g/l – la normale étant de 1g, on s'en souvient – et cette baisse de sucre s'étale sur 4 heures.

Et regardez cette deuxième courbe encore plus surprenante:

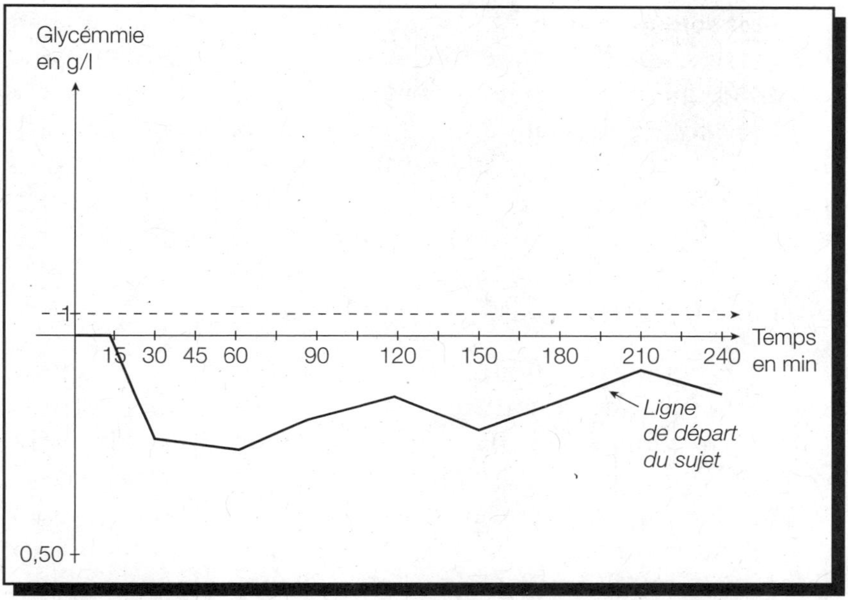

Sur les 15 premières minutes, tout se passe comme si rien n'avait été consommé par le patient. La décharge d'insuline a été si violente qu'il n'y a parfois **qu'hypo-**glycémie, soit pas assez de glucose ou sucre dans le sang. Et alors là, impossible de se contrôler. On se jette sur la nourriture comme ces vraies souris d'une expérience faite au Collège de France par Janine Louis-Foreste et France Bélisle, qui en ont parlé à un congrès de diététiciennes à Dijon, où j'intervenais en même temps qu'elles. Dans cette expérience, les patientes sont… des petites souris… dont, je crois, ni divorce ni chômage n'obscurcissaient l'horizon et ne déclenchaient de réactions hypothalamiques ! Pourtant elles vont se comporter comme ces patients que l'on qualifie de « boulimiques psychosomatiques ».

Dans un coin d'une cage, de la nourriture. Dans les veines des souris ont été placés des cathéters, fins tuyaux branchés à des appareils dosant la glycémie (taux de sucre dans le sang) et l'insulinémie (taux d'insuline dans le sang). Les petites souris se promènent dans la cage, jouent sans problème apparent pouvant donner lieu à une psychanalyse, et tout d'un coup, elles se jettent brutalement sur la nourriture. À chaque fois, l'insuline dosée était haute et la glycémie dosée était basse = hypoglycémie.

L'hypoglycémie les conduisait à manger... Comme nous, direz-vous, et vous le voyez, sans aller chercher une cause psy... mais tout bêtement physiologique. Hypoglycémie elles mangent, hypoglycémie je mange, hypoglycémie tu manges, hypoglycémie nous mangeons. Vous pouvez continuer à conjuguer la phrase, c'est pour tout le monde pareil, y compris pour ces cyclistes sur un vélo qui sont en tête du peloton et qui s'effondrent juste avant l'arrivée. L'hypoglycémie a fait perdre la première place à... Et vous, combien de premières places perdez-vous à cause de vos « hypo » ? Ou plutôt combien d'échecs enregistrés dans vos vies affectives comme professionnelles, car l'« hypo » nous laisse pantelant, dépressif... ou agressif car pour ceux qui sont, comme moi, un peu « speed », se sentant mal en hypoglycémie, le corps réagit en faisant remonter la glycémie ! Et comment ? Sinon en sécrétant de l'adrénaline que l'on a appelé souvent l'« hormone de la colère » d'où nervosité, tensions, voire violence et comme on mange à ce moment-là, quoi de plus simple que de traduire : « Je suis énervé donc je mange ». En fait, la nervosité est la conséquence de l'hypoglycémie, et donc de nos grignotages, et non la cause !

Et nous voici « non fonctionnels » en hypo et alors bien obligés de remanger pour avancer. Mais le cercle infernal continue puisque ce qu'on mange réenclenche souvent l'hypo... Non ce n'est pas une vie ! Commencez-vous à comprendre les crises de nerfs et d'angoisse de

Zabeth? Sans ses bonbons en continu, impossible de tenir... mais les sucreries déclenchaient à nouveau l'hypoglycémie et elle devait recommencer sans cesse ses grignotages.

Déculpabilisez-vous. Non, vous n'êtes pas nul ou nulle comme on a voulu vous le faire croire. Vous n'êtes pas « sans volonté », incapable de tenir un régime. Je plaide pour vous non coupable et je vais vous expliquer pourquoi. Reprenons la première donnée et mettons-la en parallèle avec la précédente :

1. Le centre de satiété de l'hypothalamus a des glucostats, cellules freinant l'appétit **SI** le taux de sucre dans le sang (glycémie) est correct !

2. **OR** notre glycémie **à nous** est en hypo à cause de notre hyperinsulinisme. Donc notre taux à nous n'est pas correct. Ainsi nous risquons de tomber, et notamment dans l'urgence, comme un drogué dans « sa » drogue, dans les sucres rapides. Alors catastrophe, après une petite montée de sucre, on repassera bien vite en hypoglycémie, toujours à cause de notre hyperinsulinisme. La sécrétion d'insuline la deuxième fois sera même plus forte et au troisième grignotage ce sera encore plus fort. C'est ce qu'on a appelé l'effet « Straub-Trogott » du nom des deux auteurs qui l'ont découvert.

— ***Oh non, c'est terrible, toute cette insuline... et qui fabrique des graisses en plus. Je commence à comprendre pourquoi je grossis si facilement.***

— Comprenez-vous que c'est pour compenser cette hypoglycémie – car il n'a qu'une demi-heure de réserve de glucose – que votre cerveau commande : « Dépêche-toi, vite du sucre ». Il va vous imposer d'en consommer. Mais vous (et moi avant... c'est promis vous saurez bientôt pourquoi plus maintenant), chaque fois que vous consommez dans l'urgence un sucre rapide, sécréteur de l'insuline, vous recommencez le cercle infernal : hypoglycémie – on mange – hypoglycémie – il faut remanger et encore et encore. Alors vous voyez que vous n'êtes pas coupable, mais dirigé vers la « drogue » par votre cerveau.

— ***Mais moi docteur, ce n'est pas cela du tout puisque je tombe dans le salé, saucisson, fromage...***

— Je vous répondrai que pour vous c'est une autre sorte de « drogue » mais nous en reparlerons plus loin. D'autre part, on a découvert qu'une hormone, la galanine, est sensible au gras et orexigène, c'est-à-dire qu'elle stimule l'appétit... pour le gras justement !

— ***Bien, j'ai compris mais je ne m'en sortirai jamais...***

— Vous avez raison, en hypocalorique, hyperprotidique, c'est la constatation d'échec des patients ; mais aussi des médecins et diététiciens découragés eux-mêmes. Ils me l'ont dit au Congrès national de diététique en 1988 où j'étais intervenante, et ma solution qui permet aux gros de manger... et de devenir minces, les séduisait. Au bout de quelques mois (ou semaines ou jours) de régime, on ne peut pas tenir le coup, tout simplement à cause des hypoglycémies. C'est trop dur.

Pourtant les endocrinologues (qui n'ont jamais été de l'autre côté de la barrière) ont pensé avoir trouvé la solution aux hyperinsulinismes bien connus. Ils pensent pouvoir gérer les hypoglycémies par le fractionnement des repas et conseillent de manger souvent pour justement éviter l'hypoglycémie : vous savez bien, la pomme, le yaourt, le sachet hyperprotéiné à 10h ou 16h pour vous « couper l'appétit ». En théorie, cela devrait marcher : on recharge la machine pour éviter l'hypoglycémie et la chute dans des gourmandises trop caloriques…

C'est une méconnaissance totale de la physiologie du corps humain. C'est ce que dit le Dr J.-J. Bernier, un physiologiste et gastroentérologue bien connu, qui nous fait ce reproche à nous les endocrinologues. Que se passe-t-il lorsque nous mangeons même un petit quelque chose pour nos « petites faims » comme nous y incitent certaines publicités ? Le livre de cet auteur, *Physiologie de la digestion de l'homme normal et de l'opéré du tube digestif*, l'explique bien : il faut un minimum de 5 heures pour digérer même ce qu'on appelle maintenant des petits « creux », la moindre matière grasse ralentissant la digestion. On ne peut donc suivre la physiologie normale de l'estomac avec le fractionnement des repas. (Ce fractionnement peut cependant devenir nécessaire, par exemple, chez les opérés de l'estomac.) Il est rendu, hélas, obligatoire par les interventions sur l'estomac pour maigrir, et c'est en cela que je n'y suis pas favorable. De nombreux patients ont d'ailleurs fait le choix de se faire enlever leur anneau pour utiliser ma méthode où justement on remplit bien l'estomac, d'autant plus que la distension de l'estomac crée également un réflexe de satiété.

Par ailleurs, l'hypoglycémie n'est pas comblée parce qu'on a mangé un petit « en cas ». Il faut du temps pour digérer ce repas et c'est trop tard : l'hypoglycémie n'attend pas que vous digériez… d'où le besoin en hypoglycémie de se tourner vers les sucres rapides qui, rappelons-le bien, sont insulinosécréteurs ! Et c'est un cercle vicieux : on ne peut pas se retenir… on peut même avoir une sensation d'estomac vide alors que les graisses surnagent encore, car elles ne sont toujours pas digérées, même si le reste l'est déjà. Vous imaginez, comme je l'explique à des enfants du primaire, votre pauvre estomac en train de vouloir finir son film de la digestion et qui voit arriver un gâteau à digérer, c'est-à-dire autre chose à faire. J'explique à ces enfants pour qu'ils comprennent bien : vous voilà en train de regarder à la télé *La petite maison dans la prairie* et au moment le plus palpitant, votre maman rentre et vous dit : « Va chercher du pain ou va mettre la table ».

Que lui dites-vous ? Énervé ou plaintif, vous lui répondez : « Attends maman, laisse-moi voir mon film » ou encore, vous mettez la table tout en regardant votre film, et vous la mettez n'importe comment, et même vous cassez des assiettes. Alors, écoutez donc votre petit estomac qui n'a pas fini le repas ou les grignotages précédents et qui vous supplie : « Attends, laisse-moi finir mon film ! »

— ***Oui mais je n'arrive pas à attendre !***

— Rassurez-vous, ce livre ne fait pas que poser les problèmes. Il arrive aussi à les résoudre et autrement que par le fractionnement des repas qui ne fait souvent que les entretenir quand on est « hyperresponder ». Par ailleurs le fractionnement des repas propose d'autres aliments que le sucre ; mais comme nous le verrons, d'autres ingrédients de ce petit « goûter » peuvent eux-mêmes être stimulants de la sécrétion d'insuline et cela ne fera qu'aggraver les choses... Il est bien rare qu'au petit repas prévu par le médecin ne succède une descente au frigo, côté imprévu n'est-ce pas !

De même ces boissons dites à « calories vides » : petit thé, café ou coca même sucré à l'aspartam (composé, je vous l'apprends peut-être, de deux acides aminés insulino-sécréteurs) risquent ainsi de relancer l'hypoglycémie et donc le besoin de sucre, car l'hypothalamus et son centre « satiété » se plaint : « Je t'ai demandé du sucre, je suis en hypo moi, c'est urgent, dépêche-toi ». Vous avez compris, je pense, que cette hypoglycémie, étant entretenue justement par ce que l'on mange, fait que l'hypothalamus ne peut pas enregistrer que l'on a mangé, puisque la glycémie reste basse. Il continue donc à réclamer, ce qui fait que l'on ne peut pas s'arrêter de manger, malgré une bonne volonté certaine de la plupart d'entre vous. Ça m'étonnerait fort que les non gros puissent supporter le centième de ce que nous avons supporté courageusement en régimes restrictifs! L'aspartam, comme le sucre, feront qu'en fin de journée, après avoir serré les poings pour ne pas succomber, on tendra les mains vers:

- 1 petit carré... sinon la tablette de chocolat;
- 1 petit biscuit... sinon le paquet de gâteaux pub télé;
- 1 petit bonbon... sinon la boîte;
- 1 petite glace... sinon le pot d'un kilo!

Je n'arrive pas à maigrir, ce n'est pas une vie!

— ***Oui, mais moi je ne peux pas me passer de sucre. C'est le bagne s'il ne faut rien manger de sucré.***

— Qui vous a dit que vous ne mangerez pas sucré?

— ***Eh bien, vous avez dit «pas de sucre, pas d'aspartam»!***

— Oui, et je vais même plus loin: pour vous en sortir, ce sera pas du tout du tout. Lisez bien les étiquettes des gâteaux, confitures, glaces, bonbons, chocolats bien entendu, mais aussi les autres. Il peut y avoir un peu de sucre saccharose ou glucose dans les biscottes, une pizza, des petits pois, de la sauce tomate ou de la vanille liquide, etc. C'est à la trace que vous allez faire la guerre au sucre.

— ***Eh bien, c'est terrible.***

— Ce serait terrible en effet de ne rien manger de sucré, mais heureusement qu'il y a du sucré ailleurs et que nous aussi nous avons droit à des gâteaux, glaces, confitures, etc. Et pour réussir à maigrir justement, il faudra se faire ses gâteaux préférés en préservant ses goûts, mais avec des ingrédients différents non insulinosécréteurs.

Pour vous permettre de retrouver votre moral, sachez qu'une intéressante constatation a été faite sur des enfants présentant une atrésie de l'œsophage. Ces enfants naissent avec un œsophage trop étroit et donc la nourriture ne pourrait arriver à l'estomac si on ne leur mettait pas un fin tuyau de la bouche à l'estomac pour amener un liquide nutritif. Bien que nourris avec le meilleur équilibre alimentaire possible en protides, glucides, lipides, vitamines et oligoéléments, ces enfants ne se développaient pas correctement… tant qu'ils n'avaient pas le goût sucré au niveau des papilles gustatives de la langue.

France Bélisle, aux entretiens de Bichat 2005, précisait à ceux qui accusaient les édulcorants d'encourager l'attirance pour le goût sucré, que ce dernier existe naturellement, comme la perception du salé, de l'amer ou de l'acide. Mais oui, vous êtes tout à fait normal d'aimer le goût sucré, et pourquoi nous enlèverait-on ce plaisir ? Parce que nous sommes gros ? Les régimes qui ne permettraient pas à nos papilles gustatives d'être naturellement satisfaites seraient impossibles à tenir.

Rassurez-vous, il existe même des sucres rapides ne déclenchant pas l'insuline. Le fructose n'a pas besoin d'insuline pour être métabolisé d'où son intérêt indéniable pour vos débuts, mais ce n'est pas parfait parce que lui aussi est un produit d'extraction. Nous verrons plus loin ses inconvénients et ses avantages. (Pour tout de suite, on peut remplacer les 200g de saccharose d'une recette par

150g de fructose + 1 cuillerée d'eau pour réussir votre recette sans que le gâteau soit trop tassé.)

Dans le saccharose, le sucre habituellement appelé sucre, – soit le sucre de betterave ou de canne – il y a du glucose et du fructose. On trouve aussi du fructose dans les fruits d'où son nom. Des dattes ou autres fruits secs sucrés associés à des fruits secs oléagineux comme des noix, noisettes ou amandes, permettront de merveilleuses confiseries non insulinosécrétrices, à condition que vous ne pıeniez pas ces dattes bien brillantes badigeonnées de sirop de sucre ! Utilisez des dattes en branche. L'association de fruits secs sucrés à un peu d'oléagineux coupe bien les fringales ; mais n'oubliez pas de les manger en dessert et non en plein milieu de l'après-midi. Souvenez-vous que si vous avez faim entre les repas, c'est que vous n'avez pas assez mangé à table, notamment des sucres lents, soit des céréales complètes bien cuites ou du pain complet.

La gourmandise de fin de repas doit être prise quand on est bien rassasié et que l'on a juste besoin du goût sucré pour finir son repas. Au fait, savez-vous pourquoi plusieurs d'entre nous – et moi aussi je suis de la partie encore maintenant – avons besoin du goût sucré à la fin du repas sinon on a l'impression qu'il nous manque quelque chose ? Les travaux de Janine Louis-Foreste sur l'insulinosécrétion anticipatrice sont très intéressants. Quand on sent, voit, goûte quelque chose de sucré, les glucorécepteurs situés dans la bouche préviennent le corps de l'arrivée du repas et avant même que la digestion ait commencée, de l'insuline est sécrétée. C'est pour cela qu'on l'appelle anticipatrice, comme la retraite anticipée que l'on prend avant l'âge de la retraite. Voilà donc un phénomène normal et qui ouvre l'appétit. D'ailleurs, pour ouvrir l'appétit de sujets anorexiques n'ayant pas d'appétit, on leur injecte quelques unités d'insuline.

— ***Bon les maigres, ce n'est pas le sujet ! Et pour les gros ?***

— Eh bien justement, il y a souvent une carence constatée, ou plutôt un décalage dans l'insulino-sécrétion anticipatrice ; et je pense que c'est pour cette raison que certains d'entre nous avons besoin de sucré en fin de repas pour commencer à digérer !

— ***Alors on mange des dattes ?***

— Si vous mangez plein de dattes, là vous serez en hypercalorique car c'est beaucoup de calories au kilo ! Mais l'idéal, je vous en parlais plus haut, c'est d'y associer un peu d'oléagineux (noix ou amandes par exemple). Cette association va d'abord diminuer les fringales mais elle va aussi diminuer la concentration en sucres. Donc une ou deux dattes fourrées avec des amandes ou des noisettes, OK?

En effet, les travaux d'un chercheur du CNRS de Marseille, N. Mei, ont montré que la sécrétion d'insuline était d'autant plus forte que les glucorécepteurs ou récepteurs au sucre, situés dans la bouche, enregistrent une concentration maximale en « sucre ». Je sens vos oreilles bouger. Dès que l'on parle insuline maintenant, je suis sûre que vous vous dites : « Elle parle de moi, ça m'intéresse ». Et vous voilà attentif. Associer oléagineux et fruits secs sucrés diminue la concentration en sucre et donc diminue les décharges insuliniques, vous comprenez ? En fait dans la nature, il n'existe aucun aliment « concentré ». La canne à sucre existe avec divers éléments et beaucoup de fibres et nulle part vous n'avez d'arbre à sucre portant ces petits cubes ou parallélépipèdes !

Voici une question que l'on peut se poser : est-ce que les hyperresponders seraient plus normaux que les autres en hyperréagissant à quelque chose qui n'est pas naturel ?

Quelques recettes de confiseries à la fin du livre serviront à finir vos repas en douceur et à plaire à vos papilles gustatives sans déplaire à vos glucorécepteurs. Il existe également des barres sans sucre ajouté. Certaines sont délicieuses. Il existe aussi des tartelettes à la confiture 100% fruits et même des feuilletés idem et des biscuits sans saccharose ajouté. Certains ont le goût et la consistance des gâteaux de la guerre et ce n'est pas eux qu'il faudra acheter « comme punition pour maigrir ». D'autres vous donnent l'eau à la bouche : à la noix de coco, aux amandes, aux noisettes, aux raisins... Il existe même des ananas confits dans leur propre jus mais sans saccharose ajouté. Ils sont vraiment confits ! Si à chaque dessert vous pouvez en prendre un ou deux sans déclencher l'hyperinsulinisme, vous verrez que vous ne serez ni frustré ni affamé.

De même pour des petits déjeuners où l'on se régale, il existe des pots de purée d'amandes ou de noisettes que l'on peut tartiner ; mais au couteau SVP car, c'est exact, ces purées sont très calorifiques si vous les mangez à la petite cuillère. Conseils de « gourmet » : sur la purée d'amande blanche mettre de la confiture 100% fruits ou deux dattes ; sur la purée d'amande complète mettre du miel ; toujours étaler au couteau et c'est meilleur sur du pain complet grillé et refroidi. On peut aussi mixer des amandes entières et rajouter un peu d'eau et deux cuillerées à café de miel. Il est facile d'arriver à se faire une pâte à tartiner que l'on aime vraiment avec de la purée de noisette : 3 cuillerées à café de purée de noisette à laquelle on rajoute 3 cuillerées à café d'eau, une de miel et une ou deux de caroube en poudre. La caroube, qui est un fruit mis en poudre et naturellement sucré, est utilisée par certaines chocolateries suisses pour fourrer leur chocolat. Cette petite préparation, vous la ferez en changeant les proportions jusqu'à ce qu'elle soit à votre goût. C'est sûr qu'elle ne déclenchera pas d'hyperinsulinisme. Ouf !

— ***Mais vous ne vous rendez pas compte, moi si je tombe dans ce que vous conseillez là, mais je ne m'arrête plus. Et bonjour les calories et les kilos pris.***

— Je suis d'accord avec vous, mais vous ne tomberez pas si vous utilisez ma solution avant.

— ***Et alors vous, votre solution Dr Colmant, c'est quoi ?***

— Avant de vous parler de cette solution, afin que vous croyiez qu'il n'y a pas d'autres possibilités pour s'en sortir, je voudrais « enfoncer le clou » et vous parler d'une autre donnée choc : on a constaté que dans le cerveau des gros (et des dépressifs), le taux de sérotonine – un médiateur chimique indispensable au fonctionnement cérébral – était bas. Et savez-vous ce qui fait remonter cette sérotonine ?

— ***Le sucre ?***

Mais oui le sucre ! Alors vous comprenez maintenant notre attirance irrésistible…

Des traitements pour faire remonter cette sérotonine ont connu une certaine vogue après les intéressants travaux de J. Wurtman et R. Wurtman sur la sérotonine ; et si ces traitements n'étaient pas la solution puisqu'ils étaient à risque et qu'ils ont dû être retirés de la vente, ces travaux sur la sérotonine gardent une importance capitale. En effet, il va falloir remonter cette sérotonine et éviter également l'hypoglycémie, bien sûr, si nous voulons nous en sortir. Il faut soigner la cause du « pourquoi je ne tiens pas les régimes X, Y ou Z » et non la conséquence qui est « j'ai des kilos à perdre, je veux maigrir… mais je n'y arrive pas à long terme ».

— ***Et alors comment faire pour s'en sortir ? Quelle est votre solution ?***

— En premier, il faut supprimer à la trace, totalement, tous les aliments déclenchant l'hyperinsulinisme chez nous et par voie de conséquence éviter toute hypoglycémie. Mais il faut conserver le goût sucré (et pas par l'aspartam) pour se régaler. Il est indispensable de conserver nos goûts et nos plaisirs ! Ensuite, il faut prévoir de faire des réserves de glycogène dans le foie et dans les muscles. Les sportifs le savent bien, notamment les cyclistes qui risquent de perdre une course parce qu'à l'arrivée, il leur manque parfois un mètre pour gagner... Mais ils perdent parce que, étant en hypoglycémie, ils ne peuvent plus avancer.

La solution est de faire des réserves de glucides pour que les organes de réserve, comme le foie, maintiennent constante la glycémie pendant toute la journée. Pour cela, il va falloir **manger beaucoup**. Pas forcément un excès de calories, mais beaucoup de glucides lents comme ceux qu'apportent notamment les céréales complètes et les légumineuses, des glucides ultra lents pour ceux qui les supportent.

Eh oui, je vous invite à manger beaucoup et à vous régaler. Ce n'est pas un langage habituel pour vous, n'est-ce pas ? Ne plus ressentir ce sentiment de vide, ces pulsions qui mènent à la faillite de tous les régimes. La première fois que j'ai entendu une amie, Colette Pinet-Carville de qui j'ai beaucoup appris, me dire de manger beaucoup pour maigrir, j'étais éberluée. Manger beaucoup, au secours, réveillez-moi, je vais grossir... J'ai officiellement présenté mes expériences à ce sujet au Congrès National de Diététique à Dijon en 1987.

Aujourd'hui, peut-on affirmer que la mode de compter les calories est enfin dépassée ? Mes patients ne les comptent pas ; ils mangent à satiété et ne ressentent jamais la faim car nous privilégions les aliments auxquels tous ceux qui font des régimes rêvent : pains, pâtes, gaufres, gâteaux spéciaux antihypo et bons en plus ! J'ai tenu à faire cependant calculer les calories par une diététicienne en fonction de mes propositions de repas. Je ne l'ai pas fait pour moi ou mes patients mais pour répondre aux questions de mes confrères. Voilà, cela peut aller entre 1500 et 2500 calories selon le nombre de tranches de pain dont a besoin le patient. Ce n'est pas moi qui les arrête mais eux quand ils sont rassasiés. Le régime n'est ni hypercalorique ni hypocalorique, sauf si le patient ne m'écoute pas et se prive… Mais ce n'est pas ma proposition et ce sont ceux-là qui n'arriveront pas au résultat escompté.

Je ne cherche pas à savoir combien de calories mon patient prend. Je cherche à savoir s'il est rassasié par cette alimentation qui, par contre, baisse les « calories cholestérol » et surtout celles du soir. (On en parle plus loin.) Au départ, il faut parfois s'obliger à manger beaucoup pour refaire ses réserves glucidiques et réguler son hypothalamus ; puis, plus on maigrit moins on a à nourrir son corps, et plus on va baisser spontanément les quantités. C'est le contraire des régimes classiques où après un régime strict, on élargit les menus. C'est tout à fait illogique car le métabolisme thyroïdien s'est adapté (la T3, hormone thyroïdienne qui brûle les graisses, s'est abaissée pour s'adapter aux apports moindres) et lorsque l'on remange, ne serait-ce que quelques calories en plus, on va regrossir car la thyroïde n'est plus adaptée pour brûler plus ! Par ailleurs, un régime restrictif, notamment en glucides lents, empêche de faire du sport. Souvent trop épuisés pour bouger, n'est-ce pas ? C'est le contraire avec cette alimentation qui permet d'augmenter ce qui vous est indispensable : l'*exercice.*

— ***Mais pourtant tout le monde parle constamment des calories, je ne comprends plus moi.***

— Ce n'est pas qu'il faille manger trop de calories. D'ailleurs, sans les compter, nous n'en mangerons pas trop tout naturellement. Par contre, je vous demande de vous concentrer sur le problème de l'hyperinsulinisme et de sa conséquence, l'hypoglycémie, car c'est là ce qui vous permettra de vous en sortir. Je vous l'affirme ! Pas convaincu ?

Prenons l'exemple du sucre et de la pomme. Une pomme équivaut en calories à trois sucres. Une diététicienne branchée sur les calories pourra faire des équivalences. (Non ce n'est pas ce que je veux que vous fassiez.) La différence n'est pas dans la calorie mais dans la décharge insulinique et l'hypoglycémie. La pomme ne déclenche pas d'hypoglycémie mais les cubes de sucre oui. Le mal être que l'on ressent alors n'a rien de psychosomatique mais plutôt de somatopsychique. C'est le soma (le corps, ici le sang) qui est le premier touché et certes l'hypoglycémie déclenche des troubles alors psychiques (angoisse, dépression, malaises, vertiges, trous de mémoire, fatigue, nervosité, voire agressivité). Vous voyez, il y a tout d'abord un problème somatique qui est l'hypoglycémie dans le sang, et qui donnera lieu à un problème psychique. Et non pas le contraire comme on le dit trop souvent quand on parle d'un problème psychique qui serait systématiquement à l'origine de boulimies. C'est une notion bien connue des services psychiatriques dans lesquels atterrissent parfois des malades diabétiques insulinés surdosés et déclenchant une hypoglycémie. Dans le coma diabétique, on peut avoir certains troubles psychiatriques. De même, un malade déclenchant trop d'adrénaline dans une maladie appelée phéochromocytome (tumeur bénigne de la médullo-surrénale) peut présenter des troubles psychiatriques et pourtant la cause initiale n'est pas psychiatrique ! Vous pouvez être mal dans votre tête ou dans votre peau parce que vous n'êtes pas bien dans votre sang : hyperinsulinisme, hypoglycémie, décharge d'adrénaline et vous voilà « psy » ! Vous mangez, pas parce que vous êtes stressé, mais vous êtes stressé parce que vous êtes en hypo et vous êtes en hypo parce que vous ne mangez pas correctement.

— ***Dr Colmant, vous dites qu'il faut manger mais du coup vous êtes sûre que je ne vais pas grossir ?***

— Je répète à nouveau que je n'ai pas dit de manger du gras ou du sucre. Toutes les recherches, notamment celles entreprises par la commission du sénateur McGovern aux États-Unis ont abouti au même constat : les gens mangent « trop de gras, trop de sucre ». Cette commission a abouti aux « Dietary Goals » cités par Apfelbaum. Il faut revenir à la base alimentaire fruits – légumes – céréales comme le démontre les épidémiologistes. (Vous avez lu dans vos journaux préférés l'impact sur la santé du fameux régime crétois.) Regardez dans le dernier chapitre la pyramide alimentaire établie à partir de ce régime.

Par contre, si vous gardez comme base alimentaire (comme cela vous est souvent conseillé) une base hyperprotidique animale (viandes, œufs, laitages, fromages), là il y a beaucoup de cholestérol et de gras. Bien sûr dans ce cas, il faut réduire les quantités pour éviter les surcharges caloriques. Et en général quand on réduit les quantités, les envies irrésistibles de sucres rapides surviennent et on craque « bonbons, caramels, esquimaux, chocolats... » demandez à l'entracte hypo vos confiseries préférées et tout va recommencer.

— ***Je n'arrive pas à maigrir ce n'est pas une vie !!!***

Je retiens

Les conséquences d'un régime riche en sucres raffinés et pauvre en fibres végétales sont à souligner :

– PIC INSULINIQUE ou HYPERINSULINISME

cause d'une

– LIPOGENÈSE responsable du

– *stockage de graisses dans les adipocytes* (cellules adipeuses)

et donc

– d'obésité et

– de diabète sucré

ou/et responsable de

– l'*augmentation des graisses dans le sang*

et donc

– d'athérome

– de thrombose

ou/et responsable de

– la *précipitation de cholestérol biliaire*

et donc

– de calculs biliaires. (Heaton K.W., *Tempo Médical*, no34, avril 1979)

Le Dr Louis Monnier de Montpellier a étudié l'évolution de l'insulinémie chez 10 sujets atteints de diabète chimique après ingestion de **A:** pain blanc ou **B** : de galettes de son et de gomme guar. La quantité de glucides assimilables fut la même lors des épreuves **A** et **B**.

Par contre, le déversement d'insuline pour le pain blanc fut de 120 µu/ml contre 40 µu/ml pour la galette, soit trois fois plus grand. Le Dr Monnier en a conclu que les fibres modifient, en la réduisant, la décharge insulinique.

Non je ne suis pas faible, sans volonté. **J'essaie de cesser de me culpabiliser.** Je suis simplement particulièrement réactif ou réactive à certains aliments. Je déclenche alors un hyperinsulinisme qui fabrique de la graisse et qui en plus me met en hypoglycémie et donc me donne faim. Je n'arrive pas ainsi à faire de régime de façon durable. En corrigeant cette anomalie, JE M'EN SORTIRAI, et nous allons nous y atteler. Fouette cocher, en avant !

Références bibliographiques

Colmant É., Contribution à l'étude de l'hypoglycémie post-stimulative au cours de l'épreuve d'hyperglycémie provoquée orale, Thèse, 1975.

E. Roux, H. Saltiel, Mise au point sur l'obésité. *Revue de médecine fonctionnelle*, vol.21, 1988-1989.

Beck.B., INSERM U308 Nouveaux aspects de la neurobiologie du comportement alimentaire *Act. Méd. Int.* -Métabolismes-Hormones-Nutrition, vol.3, no 2-3 juin 1999.

J.M. Lecerf, Poids et obésité
JL John Libbey EUROTEXT 2001.

Batterham R.L. et al.,
Nature 418 : 650, 2002

Schwartz M.W. et Morton G.I.,
Nature 418 : 59, 2002

Beck Bernard, Basdevant Arnaud, éd., Ricquier Daniel éd., Développements récents dans la compréhension des mécanismes centraux pour une approche scientifique de l'obésité
Annales de l'Institut Pasteur – *Actualités* 15 ; 99-111, 2003

J.M. Leclerc coordinateur
Dossier « Actualités biologiques de la régulation du poids »
Métabolismes Hormones Diabètes et Nutrition, vol. 8, no 2 mars/avril 2004.

3

Index glycémique ou index insulinique?

« Remplacer, chaque fois qu'il se peut,
le « pourquoi » par le « comment »,
c'est faire un grand pas vers la sagesse. »

André Gide, *Journal* 1889-1939

OUI, les mots sont un peu compliqués, mais il faut bien les employer pour être fiable, et pouvoir faire face aux professionnels de la santé. Depuis quelques années, endocrinologues, nutritionnistes, diététiciens utilisent couramment la notion d'un index glycémique, notamment pour les diabétiques: tel aliment glucidique (c'est-à-dire contenant des glucides ou sucres) fait plus varier que d'autres, la glycémie (taux de glucose dans le sang).

Cette notion a fait son apparition grâce à trois médecins de Brême en Allemagne: Otto, Spaethe et Sabin, trop souvent oubliés. Leur intéressante expérience a été de prendre toutes sortes d'aliments contenant des glucides et d'établir des équivalences biologiques: soit à quantité égale de glucides, comment se comportait la glycémie des diabétiques. Normalement, elle devait être identique puisqu'il y avait la même quantité de glucides.

Bien sûr, deux aliments glucidiques ne contiennent pas forcément la même quantité de glucides, mais on a calculé la quantité nécessaire qu'il fallait de chacun des aliments pour arriver à avoir justement la même quantité de glucides. Alors, même réaction du corps ? Eh bien non, pas du tout !

Avec le sucre, la courbe démontrant une hyperglycémie présentait une surface maximale de réaction qui fut décrétée à 100 %. L'utilisation du pain blanc, à taux égal de glucides, c'est-à-dire la quantité de pain qu'il faudrait pour avoir la même quantité de glucides que le sucre utilisé précédemment, produit une courbe similaire à peu de chose près à celle du sucre et donne une surface de 87 %. Enfin, et c'est cela qui est surprenant, à taux égal de glucides, le pain complet donnait une courbe totalement différente d'absorption des glucides, avec une surface de 43 %, soit la moitié.

Qui a retenu tout cela en 1975 ? Quel dommage d'entrouvrir les yeux 30 ans plus tard ! À quantité égale de glucides, la réaction du corps était différente. À l'époque, on a aussi parlé de la courbe en dessous de la ligne, puis silence sur ce point important. Quelques publications commencent seulement à en reparler. Cette courbe en dessous de la ligne m'intéressait bien sûr au plus haut point puisqu'il s'agissait de la fameuse hypoglycémie post-stimulative étudiée dans ma thèse de docteur en médecine. Ce qui m'avait frappée dans les travaux de Brême, c'est que cette courbe n'existait pas avec les aliments dits complets ou non raffinés.

J'avais fait personnellement des constatations du même ordre : une patiente avait une glycémie deux heures après le repas (c'est ce qu'on appelle la glycémie post-prandiale) à 2 g avec des pâtes blanches au repas de midi. Elle était donc diabétique puisque chez un sujet normal, la glycémie revient à environ 1g deux heures après le repas. Avec des pâtes complètes biologiques, elle avait 1 g de glycémie et ce, sans traitement ajouté. À l'époque, je craignais que le « biologique » ne soit qu'un impact pour la vente, une sorte de mode. J'ai été convaincue que ce n'était pas le cas grâce à cette patiente justement. En effet un jour, cette patiente revient me voir avec une glycémie post-prandiale à 2 g. J'ai cru qu'elle avait fait quelques excès sucrés, mais comme elle m'affirmait péremptoirement que non, je lui ai fait confiance. (Mes patients se sentant compris et cherchant avec moi la cause de leurs problèmes, disent ce qu'il en est tout simplement, et on se sert d'une erreur pour aller plus loin.) J'ai par contre orienté mon interrogatoire à la recherche du pourquoi de cette différence d'examen de laboratoire à un mois près. Son poids était identique. La seule différence découverte, c'est qu'elle avait changé de marque de pâtes à cause du prix. Ces nouvelles pâtes étaient complètes mais pas biologiques. En revenant au « bio », sa glycémie s'est à nouveau régularisée. Je n'affirme pas que tous les diabétiques vont connaître ce résultat, mais cette expérience réitérée m'a confirmé que le « complet » n'était pas seulement intéressant par ses fibres. On en reparlera...

Les études sur les équivalences biologiques ont été reprises de façon beaucoup plus médiatique au Canada par D. Jenkins et collaborateurs, et aux États-Unis par P. Crapo. La notion d'index glycémique était lancée. Les premières définitions d'ailleurs s'intéressaient justement aux courbes en dessous de la ligne, soit les courbes hypoglycémiques. Ces auteurs faisaient tomber à l'eau l'ancienne notion qui soutenait que les « sucres simples », composés d'une ou deux molécules (mono ou disaccharides) comme le saccharose – sucre habituel – ou le fructose, étaient « rapides » alors que les « sucres complexes » comme par exemple l'amidon étaient des sucres « lents ». Eh bien non, ce n'est pas ce qu'exprimaient les résultats des index glycémiques.

Ce qui est important pour vous, c'est la conséquence pratique de ces travaux. Exemple : le fructose passera mieux pour vous parce qu'il a un index glycémique de 30 (certaines études ont donné 20), le glucose de 100, le saccharose de 59 (mais sur d'autres études d'index glycémiques certains ont trouvé 75 pour le sucre habituel ou saccharose. Pourquoi de telles différences entre les différents calculs d'index glycémique ?) J'espère qu'avec ce que nous avons dit sur les hyperresponders, vous avez retenu que les réponses ne sont pas les mêmes chez des sujets normaux et chez des obèses ou des diabètes gras. Une fois encore selon les sujets testés, les réponses, les réactions sont différentes et notamment cette courbe en dessous de la ligne et la décharge insulinique.

Néanmoins, chacun s'accorde à dire que les vrais glucides lents sont les légumineuses. Ces fameux haricots, longtemps interdits pour les diabétiques ou les gros, parce que riches en glucides, ont un index glycémique bas : quelles que soient les expériences, toutes indiquent un index glycémique autour de 30. Qu'est-ce que cela veut dire ? Cela veut dire que les variations de la glycémie que ce soit vers le haut ou vers le bas seront amorties et que la glycémie restera assez stable.

Pour le fructose, pas de décharge insulinique ; il se comporte donc comme un sucre lent alors que les céréales raffinées très cuites se comportent comme des sucres rapides. Je me demande pourquoi on a tant insisté sur la glycémie et non sur les décharges insuliniques dont ont beaucoup parlé les travaux et les publications entre 1975 et 1985. Pour le riz blanc et complet, il y a des différences selon les auteurs. À mon avis, depuis l'expérience que je vous ai relatée ci-dessus, cela vient de la différence de riz utilisé : certains sont traités et la différence est importante, on le verra, au niveau des oligoéléments et alors probablement au niveau de la décharge insulinique. De même, entre pain blanc et pain complet, les résultats varient selon les auteurs. Peut-on se demander quels pains ils ont utilisés ?

À la suite de ces études montrant que les sucres comme le saccharose à la fin d'un repas bien équilibré n'augmentaient pas plus que cela la glycémie, les médecins ont permis aux patients et aux enfants notamment, de manger leur cuillerée de confiture en fin de repas. On ne tenait pas compte de l'effet drogue du sucre chez les « hyperresponders » déchargeant leur insuline au sucre saccharose et pas fructose…

Ah cet hyperinsulinisme, certains l'étudient très sérieusement et pourtant on a du mal à voir souligner dans les milieux spécialisés des résultats très convaincants ! Si bien qu'à l'époque, on a nommé d'un terme complètement incompréhensible de la plupart, celui de « calories vides », des sodas couleur marron ou autre d'ailleurs. On s'est donc mis à parler des calories qu'apportent ces divers liquides : une simple cannette de « …. », vous voyez ce que je veux dire (mais les pubs positives comme négatives ne sont pas permises), contient 7 morceaux de sucre mais pour celle à l'aspartam, les calories n'y sont pas. Par contre, l'hyperinsulinisme est de mise !

L'aspartam est remis en cause maintenant à cause des possibilités cancérigènes et ses effets toxiques sur le cerveau fœtal. (Donc attention à ne pas en utiliser chez la femme enceinte, la femme qui allaite et le jeune enfant.) Mais ce que je veux souligner ici, ce sont les expériences chez des obèses d'une perte de poids moindre chez ceux consommant de l'aspartam à la place du sucre, par rapport à ceux qui ne consommaient ni l'un ni l'autre. On a attribué cela à une surcompensation du sujet qui sous aspartam envoie un signal « goût sucré » au corps, signal auquel le corps répondra en réclamant du sucre. En effet, le corps est alors en hypoglycémie et l'hypothalamus réclame du sucre.

Je serais tentée par l'explication de certains qui disent qu'il y aurait déclenchement de l'insuline. Les acides aminés sont insulinosécréteurs. Or dans l'aspartam, la phénylalanine et l'acide aspartique sont des acides aminés. Ces études ont été contredites par certains chercheurs mais je me pose la question sur les « cobayes » utilisés. Il est évident que nous, les « hyperresponders » réagissons parfois différemment des autres à des aliments identiques.

Avez-vous remarqué que lorsque l'on consomme des bonbons dits « sans sucre » mais qui en fait contiennent de l'aspartam, on a du mal à arrêter d'en consommer, alors même que l'on ne les trouve pas bons et que l'on n'a pas faim ? Pour moi, c'est un signe de notre hyperréactivité à tel ou tel sucre, l'aspartam compris. L'aspartam est-il insulinosécréteur ou certains d'entre nous ne le tolèrent-ils pas et ils déclenchent ? Nous y répondrons plus loin. Permettez-moi un exemple personnel pour souligner ce phénomène des différences de réactions. J'avais arrêté le sucre saccharose auquel je réagissais violemment, et je réagissais plus encore au sucre roux et biologique d'ailleurs... Après avoir mangé comme bon nombre d'entre nous mes 50 kg de sucre par an, j'ai arrêté et j'ai mis du miel sur mes tartines de purée d'amande. Surprise ? Je n'ai pas déclenché de grignotages ni de boulimies. Je pouvais m'arrêter sans aucun effort de volonté ni obsession.

— ***Vous savez Dr Colmant, dans le tableau des index glycémiques, le miel, c'est haut : index à 90. Donc si j'ai bien compris votre explication, il ne faut pas en manger.***

— Bravo, vous avez bien compris ! Mais là aussi, il y a miel et miel. Je ne déclenchais pas, précisons-le, avec certains miels, certes plus chers que les autres, mais j'arrivais sans problèmes à en manger moins, puisque je ne déclenchais pas et donc pas de problème économique.

— ***Et qu'est-ce qu'il avait de différent ce miel qui ne déclenchait pas d'hypoglycémies chez vous ?***

— Il faut savoir que les abeilles font un miel tout ce qu'il y a de plus naturel, on s'en doute, mais que les humains ont encore une fois voulu « aider » la nature, et à la place du miel dont les abeilles se nourrissent l'hiver, ils substituent du

— ***sucre !***

— Bravo les amis, vous êtes bien dans le sujet et vous avez tout compris. Alors bonjour les ennuis. Si l'apiculteur laisse du miel aux abeilles pour l'hiver, le miel ne déclenche pas les mêmes réactions, vous le constaterez, sur vous. Exceptionnellement en cas de grands froids, il donne un peu de sucre, mais c'est différent d'une nourriture totalement « sucre ». J'ai même appris que certains miels très bon marché n'étaient qu'un succédané fait de sirop de sucre, de colorants et de parfums. Pour moi personnellement, cela va plus loin. Je n'avais pas de problème avec le miel de lavande, mais je déclenchais au miel « toutes fleurs » pourtant de très bonne qualité.

— ***Et pourquoi donc ?***

— Parce que je suis intolérante aux légumineuses et que les fleurs des champs avec leur forme papilionacée, comme celle des fleurs de petits pois, sont de la même famille. Vous gardez cela dans un coin de votre cerveau et on en reparle plus loin.

Vous avez entendu parler de sucres rapides et de sucres lents. Peut-être certains ont besoin de quelques explications supplémentaires sur le sujet. Les sucres dits rapides sont censés être absorbés rapidement et les sucres lents lentement. Pourtant ce n'est pas une question d'absorption. Tous les sucres passent à la même vitesse du duodénum dans le sang. Ce qui va changer pour la réaction dans le sang une fois encore, c'est la sécrétion insulinique. Le saccharose et le fructose étaient auparavant qualifiés de sucres rapides. Je dis oui pour le saccharose, car il entraîne une sécrétion insulinique mais non pour le fructose, car il ne nécessite pas d'insuline pour être métabolisé.

Cependant nous avons évoqué le fructose au chapitre précédent avec un bémol. En effet le fructose n'est pas insulinosécréteur comme l'est le saccharose et c'est intéressant pour nous, n'est-ce pas ! Face aux excès de sucre des Américains et par rapport aux résultats des études sur les index glycémiques, il y a une vingtaine d'années est apparu sur les tables des cantines aux États-Unis du fructose. Mais à nouveau, l'excès en sucres a pris le pas et on a calculé que les Américains pouvaient consommer jusqu'à 10 % de leur ration alimentaire en fructose. Souvenez-vous de votre enfance pour les plus âgés : il y avait des gâteaux « le dimanche » ou les jours de fête et donc exceptionnellement. Une fois encore, il ne s'agit pas d'augmenter les sucres d'extraction mais les sucres complets et naturels. Je me souviens d'un article qui titrait « Les dattes, des bonbons pendus aux arbres »... Pour ne pas être obsédé par le sucre et garder le plaisir du goût sucré, quoi de mieux que les sucres naturels ?

Savez-vous que dans l'ananas, il y a 45 % d'inuline ? (Non ce n'est pas insuline mais inuline, un polymère de fructose, c'est-à-dire plusieurs molécules de fructose attachées, comme d'ailleurs dans l'oignon que l'on interdisait auparavant aux diabétiques parce que sucré. Or l'oignon est excellent pour le diabétique.) Ces fructoses-là font partie de la nature. Par contre, le fructose d'extraction en excès pourrait déclencher des problèmes hépatiques. On nous a toujours enseigné : si un patient a des triglycérides élevés, on doit lui conseiller de faire attention au sucre, à l'alcool, aux aliments raffinés (pain, pâtes, riz) mais aussi aux fruits, soit pas plus de deux par jour.

— **Des triglycérides ?**

— Les triglycérides sont des graisses du sang sensibles au sucre. Est-ce que ce sont chez ces patients qui ont des triglycérides trop élevés que le foie a été endommagé ? Les expériences ne le précisent pas. Par ailleurs, il y a fructose et fructose. Certains sont extraits de la betterave par coupure enzymatique. On les retrouve en diététique et ce sont ceux que je vous conseille. D'autres sont extraits des céréales mais selon le prix des céréales ce sera du maïs (qui en plus peut être transgénique) ou de l'orge ou du blé. On ne peut savoir lequel des trois ; or pour certaines personnes, on le verra, cela peut avoir une importance. C'est vrai que le maïs n'est pas l'idéal pour les hyperresponders comme pour les diabétiques, d'ailleurs. Il est préférable de garder le fructose pour des pâtisseries auxquelles il faut du sucre. (Je vous l'ai déjà dit : 150g de fructose – qui sucre plus –, suffisent quand la recette demande 200g de sucre, et on rajoute une cuillère à soupe d'eau pour que la préparation soit moins tassée.) Toute envie de telle ou telle pâtisserie doit entraîner immédiatement sa fabrication pour éviter les frustrations mais sans éléments insulinosécréteurs pour vous.

— ***Y a-t-il d'autres sucres non insulinosécréteurs ?***

— Il existe d'autres sucres extraits d'autres plantes qui sont parfois bien tolérés aussi.

Faites vos essais personnels pour le goût, le déclenchement ou non des grignotages ou boulimies en fonction de ces divers aliments. Il faut pouvoir se régaler mais sans déclencher ensuite. D'accord ?

Ainsi nommons le *sirop d'érable* : la sève incolore est extraite de l'érable et le sirop est un concentré par chauffage à ébullition de cette sève. J'ai compris pourquoi certains risquent de ne pas le supporter : lorsque le procédé de fabrication est ancestral (mais cela n'existe presque plus), pour que cela ne déborde pas, on fait tomber dans le sirop en ébullition soit de la couenne de porc, soit du lait. En Norvège, c'est du *sirop de bouleau*, excellent pour éviter les caries dentaires. On trouve maintenant en magasin diététique du sucre de bouleau. Le goût est différent. Une de mes patientes l'aime (moi non) et le tolère très bien. Personnellement, j'apprécie le *sirop de chicorée*, concentré liquide. Il existe aussi du *jus de dattes*. Mes enfants se régalaient en sucrant leurs yaourts avec ce produit de couleur caramel très riche en calcium et phosphore et donc intéressants pour elles. Mais quant à moi, j'aime mieux les dattes entières et fraîches. Encore une fois, permettez-moi de le répéter : ces extraits ne doivent pas devenir vos chouchous. Ce sont des produits d'extraction et il ne faut jamais en abuser. On peut trouver également des *sirops de riz, de maïs, d'orge, de caroube*, etc. Le *sorbitol* favorise l'élimination intestinale : donc bien pour les constipés mais pas pour ceux qui ont la diarrhée. Les *maltitols* sont de plus en plus fréquemment utilisés dans certains produits diététiques. Le *sucre de coco bio* peut être une alternative très intéressante au sucre de canne car son index glycémique est très bas.

— ***Bon pour éviter le re-déclenchement, haro sur le saccharose !***

— Pour être très honnête avec vous, certains patients supportent sans déclencher du *suc de canne*, mais c'est très rare, surtout au début de l'expérience où ce qui est visé, c'est de régulariser son hypothalamus. Le suc de canne est un *extrait complet* mais sec de canne et non une extraction de glucides sans les fibres. Ce n'est pas du sucre dit « roux » qui même biologique sera déclencheur d'hypoglycémie et d'hyperinsulinisme.

L'utilisation massive de sucre dont notre civilisation a pris l'habitude entraîne, outre le déclenchement insulinique, les caries dentaires et la fragilisation des globules blancs, ceci permettant l'installation de nombreuses infections. Tous les médecins connaissent, après les fêtes de Noël et de Pâques entre autres, un afflux de patients et notamment de problèmes ORL (rhumes, angines, otites) chez l'enfant. Sous l'influence du sucre, les globules blancs ne sont plus capables de combattre les microbes. Le sucre diminue la résistance aux maladies par son action négative sur l'index de phagocytose : en temps normal, un globule blanc détruit 14 bactéries mais plus il a reçu de sucre moins il est batailleur. Après 6 cuillères à café de sucre (une canette de coca), il ne peut maîtriser que 10 bactéries ; après 11 cuillères de sucre (une tranche de gâteau au chocolat), il détruit 5 bactéries ; après 18 cuillères de sucre (3 gros cornichons marinés), il détruit 2 bactéries et après 24 cuillères de sucre (deux morceaux de tarte aux pommes), c'est un corps à corps, le même globule blanc ne détruira plus qu'une seule bactérie.

— ***D'accord, plus de grignotage au sucre saccharose, on a compris !***

— Alors souvenez-vous que quelles que soient les sucreries, elles passeront mieux de toutes façons en fin de repas. En effet, la présence d'un repas avec glucides, protides, lipides est moins déclencheur d'insuline et quand bien même vous mangeriez un dessert avec du saccharose, il vaudra mieux amortir la décharge insulinique en le prenant en fin de repas. Il est préférable qu'un enfant ou n'importe qui souhaitant maigrir mange un dessert, mais oui même si ce n'est pas ce que je vous ai conseillé, – l'erreur est humaine –, devant tout le monde, en se régalant et en mâchant bien : la réaction sera moins forte. S'il y a erreur, ne pas culpabiliser ; en faire un tremplin pour corriger le tir : enseigner à manger bien et bon, de telle sorte que l'on n'aie pas **envie** de grignoter...puisque le grignotage déclenche l'insuline !

— ***Et si je prends un jus...mais attention, naturel, non sucré... ?***

— Les réactions de la glycémie et de l'insulinémie à taux égal de « sucre » seront différentes pour la pomme ou le jus de pomme. *Pour la pomme,* le sucre du sang ou glycémie ne monte pas très haut et la pomme est absorbée progressivement sans à-coup brutal. L'insuline, elle, est adaptée à la situation. Il y en a une petite quantité, ce qui est tout à fait normal et permet une pénétration correcte du glucose dans les cellules musculaires. C'est là le rôle de l'insuline, associée pour cela au facteur de tolérance au sucre qu'est le **chrome** que l'on trouve dans tous les aliments sucrés que contient la nature. *Pour le jus,* les choses changent. Là, plus de pectine, cette sorte de « gélatine » que vous avez dû voir autour des pépins de coing et qui existe également dans les fibres de la pomme mais surtout dans la peau et les pépins ! D'autres fruits ont aussi de la pectine, bien sûr. C'est elle qui amortit l'absorption du sucre et évite l'hypoglycémie et donc les fringales. Par ailleurs, il y a moins de chrome dans le jus par rapport au fruit entier, ce chrome qui aide l'insuline à être efficace. Tout est prévu dans la nature ! Alors pour le jus, augmentation du pic insulinique, brutale réaction... à l'agression. Le sucre dans le sang monte un peu de temps et redescend en hypoglycémie ; et vous savez maintenant ce que vous ferez : vous serez amené à recommencer, à reboire du jus ou autre boisson et à re-stimuler votre insuline ! Si vous avez envie à tout prix de boire un jus, justement ne le consommez pas seul en plein milieu de la matinée ou de l'après-midi ; il déclenchera moins au sein d'un repas ou à la fin de ce repas, comme pour le saccharose.

— ***Misère, je sais maintenant pourquoi je n'arrive pas à maigrir ! Ce n'est pas une vie ! Comment éviter ce destin désastreux ?***

— Lorsque je vous incite à utiliser des aliments solides à mastiquer, ce n'est pas une lubie. Des études ont démontré que la même pomme en jus, en purée ou entière, en fonction de la rapidité avec laquelle vous l'avalez, fera sécréter différemment l'insuline. Honteux, avalant entre deux portes la crème au chocolat que l'on a refusé à table devant les autres parce qu'on était au régime, vous imaginez combien d'insuline vous déchargez en plus ? En cas de faille, l'erreur est humaine on l'a dit, on se régale, on mâche bien et on positivise en se disant : « Je n'ai pas assez mangé de sucres lents et je ne me suis pas fait le gâteau avec lequel je savais que les autres me tenteraient, demain je m'organise pour combler mon hypothalamus et mes papilles gustatives. »

— ***Y a-t-il d'autres aliments déclencheurs ?***

— Pour moi, après 30 ans d'expérience, c'est une évidence : le café, le cacao et les laitages déclenchent.

— ***Alors là Dr Colmant, on ne comprend plus votre logique. On sait bien que dans tous les régimes amaigrissants et hypocaloriques, le lait écrémé, les yaourts à 0 %, le fromage blanc allégé, ce sont des protéines sans les graisses, et sucrées avec de l'aspartam, un sucre sans le sucre. On obéit au leitmotiv « trop de gras, trop de sucre ». Vous avez déjà dit non à l'aspartam mais les laitages ! Et puis vous avez vu toutes les pubs sur les sachets protéinés aux bonnes protéines de lait ?***

— Et vous, avez-vous vu les résultats de l'étude médicale qui corrobore mes dires qui vous semblent si surprenants ? Une comparaison troublante entre des repas avec ou sans laitages par rapport à l'hyperinsulinisme nous révèle qu'il y a 5 fois plus d'insuline déchargée quand il y a du lait de vache associé ! Alors imaginez-vous l'association sucre et lait, base de toutes les friandises de notre siècle ! Et on s'étonne de l'épidémie d'obésité chez les enfants…

Cette étude me conforte dans mes observations depuis des années. Les produits laitiers de la vache aggravent l'hyperinsulinisme chez certains sujets et je ne trouve pas, en général, les mêmes déclenchements boulimiques s'il s'agit de produits issus de la chèvre ou de la brebis.

Par contre, des études d'index glycémique chez des diabétiques ont conclu que la glace (ou crème glacée) et le lait ne faisaient pas trop monter la glycémie et n'avaient pas un index glycémique très élevé. En étudiant la première partie de la courbe de glycémie, celle en hyper, on a vu que cela ne montait pas tant que cela et on en est resté là. On a négligé d'observer la deuxième partie de la courbe qui présente une hypoglycémie. Pourquoi ? L'hyperinsulinisme a empêché l'hyperglycémie ! Et des médecins, ignorant du deuxième phénomène, ont dit : « Allez-y pour la glace ! » Et l'on passa à côté de l'effet réel du lait. Un chapitre consacré à cet aliment nous en parlera plus précisément ; mais d'ores et déjà retenons que la SAB (Sérum Albumine Bovine) possède une partie de molécule qui ressemble à la P69, une protéine du pancréas qui est l'organe qui sécrète l'insuline.

J'affirme donc haut et fort ma position que non seulement le sucre mais aussi les laitages de vache aggravent la véritable épidémie d'hyperinsulinisme, de boulimies et de problèmes de poids, notamment chez les enfants, et encore plus aux États-Unis, gros consommateurs de laitages. Pourquoi le lait ? Pourquoi maintenant ? Serait-ce lié au fait que l'hormone de croissance bovine est « insulin-like » ? On a voulu pousser les vaches, et les productions de lait atteignent parfois 50 litres par jour en France et on m'a dit 100 litres en Suisse. Auparavant une bonne vache laitière produisait 15 litres de lait. Comment a-t-on augmenté cette production ? Une de mes patientes vétérinaire me signalait le traitement par l'ocytocyne, hormone hypophysaire, qui tout comme les hormones de croissance « insulin-like » se retrouvent dans le lait.

Cela me paraît invraisemblable face aux travaux scientifiques, que personne ne se dresse pour dénoncer ce problème du lait dans l'obésité. Alors que l'on a signalé le rôle des anticorps aux protéines de lait dans le diabète sucré de type1 qui provoque une destruction du pancréas, et que le Dr Michaël Dosh du Canada a suggéré le parallèle SAB et P69 du pancréas, pourquoi cela ne jouerait pas aussi pour l'état inflammatoire des pancréas sécrétant beaucoup d'insuline ? Mais non, les seules études qui ont fait du bruit, c'est que le lait n'était pas en cause dans les diabètes de type 2 et qu'au contraire, il serait protecteur. J'enfoncerai le clou plus loin…

Pour le cacao et le café, la sécrétion d'insuline est aussi élevée. Si vous en prenez, entourez leur prise d'aliments non insulinosécréteurs.

— ***Alors comme à l'autre chapitre, je suppose qu'il y a un petit résumé pratique ?***

— « Vivez mais vivez donc » en apprenant à choisir, pour votre base alimentaire, la bonne colonne, celle du oui ! Celle qui ne déclenche pas l'insuline… Roulez à droite. Nous reprendrons chacune de ces données clés. Rassurez-vous, je ne vous lâcherai pas jusqu'à ce que vous sachiez comment faire le plein et guérir vos réactions hypothalamiques et d'hyperresponders. Si je rentre dans tous ces petits détails, c'est parce que plus on casse le phénomène, moins on aura de problèmes après, et une fois enfin mince, une erreur ne tirera pas à conséquence. Concrètement, la colonne de droite du tableau des index glycémiques, présentant principalement les céréales complètes et les légumineuses, (voir plus bas) vous permettra d'éviter l'hyperinsulinisme, la « bête noire », et de rouler à droite !

Voici une histoire de cas : la maman d'Agnès, une petite fille de 2 ans qui avait toujours envie de manger et qui était obèse, l'a mise à ce régime. Sans laitages de vache (mais ayant gardé chèvre et brebis) et sans sucre saccharose (mais ayant gardé le fructose, le goût sucré et les friandises conseillées), elle a maigri, elle a grandi sans prendre de poids, a pu faire de la gymnastique qu'elle ne pouvait pas faire auparavant tant ses cuisses étaient gonflées. Certains peuvent émettre une objection : des enfants entre 2 et

3 ans peuvent maigrir spontanément. Oui, mais si Agnès reprend des laitages de vache, elle regonfle, a le visage bouffi et des fringales insatiables.

Informations additionnelles

L'INDEX GLYCÉMIQUE[1]

On sait depuis longtemps que les aliments glucidiques agissent de façon différente sur la glycémie (taux de sucre dans le sang) et sur l'insulinémie (taux d'insuline libérée dans le sang) en fonction de la nature des glucides qu'ils contiennent.

On a d'abord pensé que les glucides faits de multiples molécules (comme l'amidon) étaient des glucides lents tandis que tous les glucides simples faits d'une ou deux molécules (comme le glucose, le fructose, le saccharose) étaient des sucres rapides.

Au début des années 1980, cette conception des choses a été invalidée par les travaux de D. Jenkins (Canada) et P. Crapo (États-Unis) qui ont, entre autres choses, montré que le fructose était en réalité un sucre lent tandis qu'un amidon bien cuit se comportait comme un sucre rapide. Un nouveau système pour classifier les aliments glucidiques s'est alors imposé, basé sur la notion d'**index glycémique** (IG).

Méthode de calcul de l'index glycémique (IG) des aliments:

On prend des sujets *normaux*, à jeun depuis la veille, dont on mesure régulièrement la glycémie durant les 3 heures qui suivent l'ingestion d'un aliment-test contenant 50 g de glucides; l'aliment de référence étant le glucose. L'**IG** d'un aliment est le pourcentage d'élévation de la **glycémie après la consommation de cet aliment-test** par rapport à l'élévation de la **glycémie suivant la prise de 50 g de glucose**.

L'IG d'un aliment est considéré comme d'autant meilleur qu'il est faible (à l'exception des cas où un « resucrage » rapide est nécessaire comme pour les sportifs, les diabétiques en hypoglycémie). **On ne se base plus sur le contenu chimique d'un aliment mais sur la réponse biologique qu'il induit après son ingestion** : ce qui est un progrès considérable avec bien des surprises à la clé !

– Il est important de noter que chez *l'obèse* et le *diabétique*, les index glycémiques des aliments ne sont pas les mêmes que chez les sujets en bonne santé.

L'INDEX GLYCÉMIQUE (IG) DANS LA PRÉVENTION ET LE TRAITEMENT

– DE L'OBÉSITÉ

Expérience A[2] : Sur 6 semaines avec des sujets normaux

Groupe 1 : Régime à IG bas/Groupe 2 : régime à IG élevé

Résultats: Groupe 1 : poids stable

Groupe 2 : cellules graisseuses plus nombreuses et plus grosses

« **Une alimentation à index glycémique élevé stimule la lipogenèse et accroît la taille des adipocytes**[3]. »

Expérience B[4] : Chez des jeunes obèses

Les deux premiers repas sont identiques en calories mais différents en IG

Test 1 : 2 repas à **IG bas**
3ème repas : **X calories**

Test 2 : 2 repas à **IG moyen**
3ème repas : **19 % de calories de plus que X**

Test 3 : 2 repas à **IG élevé**
3ème repas : **81 % de calories de plus que X**

Un IG élevé aiguise l'appétit.

– DU DIABÈTE

« L'index glycémique est particulièrement pertinent pour les maladies occidentales chroniques associées à l'obésité et à l'insulinorésistance... Il a été montré qu'une alimentation de faible index glycémique réduit l'excrétion urinaire du peptide C chez les sujets normaux tout en limitant le risque d'apparition d'un diabète et améliore l'équilibre glycémique (glycémie à jeun et protéines glyquées) des diabétiques[5]. »

– DES MALADIES CARDIOVASCULAIRES

« Une alimentation composée d'aliments à IG bas est associée à un cholestérol HDL (le bon) élevé et à un risque réduit de développer une maladie cardiovasculaire. Elle permet de réduire les lipides sanguins des personnes souffrant d'hyperlipidémie[5]. »

TABLEAU DES INDEX GLYCÉMIQUES[6]

Maltose	110	Pain complet au son	55
Glucose	100	Riz complet	50
Pomme de terre au four	95	Petit pois	50
Pain très blanc	95	Céréales complètes sans sucre	50
Purée de pomme de terre	90	Flocons d'avoine	40
Miel	90	Jus de fruits sans sucre	40
Carottes	85	Pain de seigle complet	40
Corn flakes et Pop Corn	85	Pâtes complètes	40
Sucre (saccharose)	75	Haricots rouges	40
Pain blanc	70	Pois secs	35
Céréales raffinées sucrées	70	Laitages	35
Barre chocolatée	70	Haricots secs	30
Pommes de terre bouillies	70	Lentilles	30
Biscuits	70	Pois chiches	30
Maïs	70	Fruits frais	30
Riz blanc	70	Fructose	20
Pain bis	65	Soja	20
Betterave	65	Noix	15
Banane	60	Légumes verts, tomate, citron	15
Confiture	55	Abricots frais	10
Pâtes blanches	55		

SUBSTANCES INSULINOGÉNIQUES

LA CAFÉINE[7]

L'effet de la caféine sur la régulation glycémique a été testé chez 14 diabétiques de type 2. La prise de caféine associée à un repas induit une **glycémie de 21 %** et une **insulinémie de 48 % supérieures** à celles du groupe ayant reçu un placebo.

LE CACAO[8]

Population: 10 jeunes adultes minces, en bonne santé et à jeun

Étude des index glycémique (**IG**) et insulinique (**II**) après consommation d'un type d'aliment avec ou sans cacao – en tout six paires d'aliments ont été proposées.

Exemples de résultats:

Glace: 1. à la vanille / **2. au cacao**

IG-1 : 38 + / - 3

II-1 : 54 + / - 4

IG-2 : 37 + / - 3

II-2 : 71 + / - 3

Lait: 1. à la fraise / **2. au cacao**

IG-1 : 35 + / - 3

II-1 : 59 + / - 5

IG-2 : 41 + / - 4

II-2 : 86 + / - 11

Gâteau: 1. à la vanille / **2. au cacao**

IG-1 : 41 + / - 4

II-1 : 67 + / - 12

IG-2 : 41 + / - 4

II-2 : 88 + / - 14

Certaines barres chocolatées ont des **II** de 50 à 60 % supérieurs à l' **IG**.

Conclusion : **Certains composants du cacao** dont la caféine (et à déterminer : théobromine, acides gras de type cannabinoïde, sérotonine, phényléthylamine) **ont un effet insulinogénique manifeste**.

LE LAIT

Étude 1: Effet du lait sur la sécrétion d'insuline chez des patients normaux[9]

Les IG étaient similaires avec ou sans lait pour les aliments testés

Index insulinique	Sans lait	Avec lait
Pain blanc (IG élevé)	A	A + **65 %**
Spaghetti (IG bas)	B	B + **300 %**

Étude 2: Résultats similaires mis en évidence chez des patients diabétiques[10] : « **Le lait est un stimulant puissant de la sécrétion d'insuline. La réponse insulinique observée est environ 5 fois supérieure à celle que l'on pouvait anticiper d'après la réponse glycémique** ».

LE GLUTAMATE MONOSODIQUE

Cet additif alimentaire très répandu dans les aliments préparés et les menus de la restauration rapide triple la quantité d'insuline que le pancréas sécrète, causant l'obésité chez les rats de laboratoire. On affirme qu'ajouté aux aliments, il provoque un effet de dépendance et force à manger davantage.

ALIMENTS MODÉRATEURS DE L'INSULINE

Étude A: Céréales complètes et sensibilité à l'insuline[11]

Réalisée sur 978 personnes normales ou intolérantes au glucose

Résultats: Une consommation plus importante de céréales complètes (plus riches en fibres et en magnésium) a entraîné une sensibilité accrue à l'insuline pour tous et produit un effet protecteur du diabète de type 2.

Étude B: Effet des céréales complètes sur la glycémie et l'insulinémie[12]

Réalisée sur 77 patients dont 35 avec insulinémie à jeun normale (N) et

42 patients avec hyperinsulinémie à jeun (H)

Test 1 : Céréales riches en fibres
Insulinémie patients N
Test 1 : 211 pmol/L
Test 2 : 220 pmol/L

Test 2 : Céréales pauvres en fibres
Insulinémie patients H
351 pmol/L
485 pmol/L

La consommation de **céréales complètes** conduit à :

- **une glycémie post-prandiale moins élevée** chez tous les patients ;
- pour les patients avec une hyperinsulinémie à jeun (H) **une réponse insulinique beaucoup plus faible** qu'avec des céréales raffinées.

Références

1. Cabrol C., Bourre J.-M., Rizkalla S., Warren J., Leeds A.R., Index glycémique, Colloque scientifique International, avril 2004.
2. Professeur Gérard Slama, diabétologue, Hôtel Dieu, Paris.
3. Morris K., Zemel B., Glycemic Index, cardiovascular disease, and obesity, *Nutr Re* 57, septembre 1999.
4. Ludwig et al., High glycemic food, overeating and obesity, *Pediatrics* 103, 1999.
5. Jenkins D.J. et al., Glycemic Index : overview of implications in health and disease, *Am J Clin Nutr* 76 (1), Jul 2002.
6. *Actualités Vasculaires Internationales*, no 93, sept-oct 2001.
7. Lane J. et al., Caffeine impairs glucose metabolism in type 2 diabetes, *Diabetes Care* 27, August 2004.

8. Brand-Miller J. et al., Cocoa powder increases postprandial insulinemia in lean young adults, *J Nutr* 133, 2003.

9. Liljeberg E., Bjorck I., Milk as a supplement to mixed meals may elevate postprandial insulinemia, *Eur Clin Nutr* 55: 994-999, 2001.

10. Gannon M.C. et al., The serum response... to milk, *Diabetologia* 29: 748, 1986.

11. Liese A. etal., Whole-grain intake and insulin sensitivity, *Am J Clin Nutr* 78: 965-971, Nov 2003.

12. Wolever M.S., Campbell J., High-fiber cereal reduces postprandial insulin responses in hyperinsulinemic subjects, *Diabetes Care* 27: 1281-1285, June 2004.

(Les références 7 à 12 ont été trouvées et résumées
par Valérie Dufour, diététicienne.)

4

Le quand manger

« Nous sommes faits de quand nous mangeons. »

F. Halberg

Un ancien texte de la Bible nous présente que les animaux connaissent bien ce qu'ils ont à faire, à quelle période construire leur nid ou migrer par exemple : « Même la cigogne connaît le moment de sa migration ; tourterelle, hirondelle et grive savent quand il faut revenir. Mais mon peuple ne connaît rien aux règles que J'ai établies. » (Jérémie 8.7) Je me souviens qu'au Maroc, nous savions que l'hiver était là parce que les cigognes arrivaient d'Alsace où elles avaient passé l'été. Au XVIIIe siècle Linné, un botaniste bien connu, avait établi une horloge de flore, car il pouvait déterminer l'heure qu'il était selon l'ouverture ou la fermeture de certaines fleurs. L'être humain serait-il soumis lui aussi à des rythmes précis ? C'est ce que la chronobiologie, science « nouvelle » des temps de la vie, nous enseigne. Pour le Professeur Alain Reinberg, médecin français spécialisé dans ce domaine, « l'activité rythmique est une propriété fondamentale de la matière vivante ». Comme il le dit si bien, l'étude des rythmes biologiques permet de répondre à la troisième grande question ! ! !

— ***Que voulez-vous dire par là, docteur ?***

— Il n'y a pas si longtemps (car les autopsies étaient interdites et on localisait un peu n'importe où le foie par exemple), l'anatomie, l'histologie ont précisé l'endroit OÙ se situe tel et tel organe. Plus tard la physiologie répondait au COMMENT : comment nous fonctionnons, comment marchent nos organes. Le QUAND est la troisième grande question qu'Alain Reinberg nous conseille de nous poser.

En effet, tout est rythmé dans notre corps ; par exemple, les sécrétions hormonales vont connaître des variations, des maxima et des minima, mais aussi chaque cellule, chaque organe de notre corps. Le foie ne produit pas à la même heure protide ou glucide.

— ***Je ne comprends pas très bien Dr Colmant pourquoi vous me parlez de tout ce qui ne se voit pas, moi ce qui m'intéresse c'est mon apparence, ma graisse, mon gros ventre…***

— Je n'ai absolument pas perdu de vue votre objectif, au contraire, sachez que vivre selon les rythmes de votre corps va vous changer la vie… et le poids ! Relisez la citation du début de ce chapitre. C'est comme si, nous dit Alain Reinberg, la calorie n'était pas la même selon l'heure à laquelle on la mange… En effet, des études ont été faites à la NASA par celui que l'on a appelé « le père de la chronobiologie » : F. Halberg. Le repas du soir trop riche serait la plaie de notre siècle. Alain Reinberg précisait devant un public universitaire à Paris que « nos repas sont pris quand l'insuline est au plus haut… nous nous activons quand le cortisol est au plus bas. Nos rythmes biologiques sont désarticulés par rapport à nos rythmes sociaux ».

— ***En clair, docteur vous pouvez m'expliquer ?***

— Insuline, insuline… Vous avez entendu, on parle de vous là, vous les « hyperresponders » hypersécrétants d'insuline.

— ***Ah oui, l'insuline, cette hormone qui fabrique de la graisse… mais je ne comprends pas bien ce que les rythmes biologiques ont à voir là dedans.***

— Vous allez tout de suite comprendre si je vous dis que le maximum d'activité de cette hormone a été trouvé en fin de matinée et cela, même si nous sommes à jeun. En effet, vous savez maintenant que le sucre ou certaines nourritures peuvent déclencher la sécrétion d'insuline et ce serait donc normal qu'elle soit au maximum si on avait pris tout cela le matin… mais à jeun ? ? ? Savez-vous quand votre ventre crie famine ? N'est-ce pas au creux de 11h heure solaire ? (Rajoutez 1 ou 2 heures selon la saison « heure d'hiver ou heure d'été » en France.)

— ***Oui c'est vrai, c'est là où je craque souvent. Donc si j'ai bien compris, l'insuline est haute vers 11 heures donc c'est normal que je mange pour éviter l'hypoglycémie provoquée par l'insuline.***

— Donc vous avez tout faux… et vous grossissez !

— ***Alors là je ne comprends plus rien.***

— Vous avez raison, il faut plus d'explication et après le chronobiologiste, c'est le physiologiste et gastro-entérologue J.-J. Bernier qui peut vous répondre. Quand vous mangez le matin au lever, savez-vous quand ce repas sera digéré ? J.-J. Bernier ose dire que les endocrinologues n'y connaissent rien parce qu'ils croient que l'on met 2 ou 3 heures au maximum pour digérer un repas ! Mais, dit-il, les graisses surnagent et même si l'on sent une sensation de creux, la digestion n'est pas terminée surtout si on a consommé des lipides (graisses).

En fait la physiologie de la digestion nous dit qu'il faut 5 heures au minimum pour digérer un repas complètement et qu'il n'est pas bon de manger pendant ce temps. Laissez votre estomac travailler. Pour ne pas avoir faim, n'oubliez pas que le repas du matin doit être le meilleur repas de la journée. Par exemple : un fruit entier (pas le jus), du vrai pain complet (3, 4, 5 tranches à votre faim !), un peu de purée d'amandes ou de noisettes à étaler au couteau constituent un excellent coupe-faim et, en plus, on se régale... Des études ont montré que quelques amandes pouvaient rallonger d'une demi-heure le temps de digestion. Ne pas avoir faim... Ne plus avoir faim... L'obsession vaincue... quel bonheur !

— ***Moi je n'aime pas la noisette.***

— Essayez la purée d'amandes blanches à tartiner recouverte d'une bonne confiture 100 % fruits sans saccharose ajouté.

— ***Et alors par rapport à l'insuline... ?***

— Un bon repas pris le matin a besoin de temps pour la digestion. Quand les produits de la digestion passent dans le sang pour nous apporter de l'énergie, le glucose doit par exemple aller au cerveau pour qu'il fonctionne et que notre intelligence soit plus claire ; il va aussi freiner le centre de la satiété comme nous en parlions au chapitre précédent. Il doit aussi pénétrer dans le muscle et c'est ce qu'il fera grâce à l'insuline associée au chrome, facteur de tolérance au sucre qui se trouve dans les céréales complètes (non raffinées) ou dans du pain complet. Et c'est à ce moment que l'on a, bien sûr, besoin du maximum d'insuline. Pas au moment du repas… mais quand la digestion est terminée et que les produits de la digestion passent alors dans le sang.

Quand au contraire, nous n'avons pas mangé le matin et que nous mangeons à l'heure du creux de 11 heures, l'insuline à son maximum d'activité a déjà fait une belle hypoglycémie, et ce n'est pas en mangeant à ce moment-là que vous réglerez le problème car cela prend plusieurs heures avant que la digestion se fasse, vous comprenez ? Alors dans ce cas, on est mal, on est en hypo et la seule chose que l'on puisse faire… c'est de prendre du sucre, ce sucre qui, passant directement dans le sang, va seul calmer l'hypoglycémie dans l'urgence.

— ***Comme pour un diabétique à qui l'on doit donner du sucre s'il est en hypoglycémie ?***

— Oui et vous comprenez pourquoi vous ne pouvez pas faire autrement que de manger… Mais vous vous rappelez aussi ce que fait le sucre chez vous. Il relance l'insuline et l'hypoglycémie, et le besoin du sucre à nouveau et c'est le cycle infernal. Conclusion : pour maigrir, mangez en respectant vos rythmes biologiques. C'est ce que l'on impose aux cosmonautes pour qu'ils soient « au top ». Pourquoi pas vous ?

Nos grands-parents faisaient des repas riches mais ils ne grignotaient pas, et ils étaient bien dans leur peau et énergiques. « 6 h tapante, midi tapante, 6h tapante » : combien de fois ai-je entendu mon grand-père prononcer cette phrase ! L'époque où l'on mangeait à heure tapante, régulière, c'était aussi l'époque du dicton : « Mange comme un roi le matin, comme un prince le midi, comme un mendiant le soir ». À cette époque les maladies de civilisation n'avaient pas flambé comme maintenant. Si on voyait un médecin pour une crise cardiaque ce n'était pas à la quarantaine mais en fin de vie. Savez-vous que le syndrome « X » est le problème du siècle : c'est un syndrome lié à l'hyperinsulinisme et qui regroupe l'obésité, l'hypertension artérielle, les triglycérides élevés et les problèmes cardiovasculaires.

Notre époque est celle des prises alimentaires multiples (4 à 6 en France et jusqu'à 20 aux États-Unis) : hypoglycémie – sucrerie – hyperinsulinisme – hypoglycémie – coca – hyperinsulinisme – hypoglycémie – barre chocolatée – hyperinsulinisme – hypoglycémie – soda – hyperinsulinisme – hypoglycémie – café sucré – hyperinsulinisme – hypoglycémie – pizza – hyperinsulinisme – hypoglycémie – glace – hyperinsulinisme – hypoglycémie – et c'est comme ça à l'infini... À chaque coup de fouet, fouette cocher, fouette la fabrication d'insuline et fouette la fabrication de GRAISSES !

Au secours, mais oui au secours, nous vivons dans un monde de « ouf » comme disent nos jeunes en verlan. C'est le cas de le dire, un monde à l'envers qui mange quand il ne le faut pas, sans tenir compte des rythmes inscrits dans ses chromosomes car c'est là que tout démarre. Tout est inscrit. Et si le soleil décidait comme nous de faire n'importe quoi, de se lever quand il veut, que diriez-vous ? Vous diriez qu'il ne tient pas compte de la vie de la planète, n'est-ce pas ?

Des dictons bien sages nous font comprendre que d'autres avant nous, avant même les travaux de J.-J. Bernier ou de F. Halberg, avaient compris... compris par exemple que bien manger le matin suppose d'avoir mangé « léger » le soir pour être en appétit au lever. Un dicton arabe énonce : « Si tu as un ami, invite-le à midi. Si tu as un ennemi, invite-le le soir. » Serions-nous devenus les ennemis de notre corps ? De même, d'autres médecines disent que la vésicule biliaire se remplit avec un maximum à minuit : il ne faut donc pas la vider en mangeant trop le soir, surtout gras, car la bile est l'élément qui permet la digestion des graisses en transformant les gros lobules graisseux en micelles. Vider la vésicule biliaire de sa bile le soir serait donc marcher à contre courant puisqu'elle veut se remplir à ce moment-là. Sans compter que manger gras le soir, c'est vraiment risquer de « tartiner » ses artères de ce gras, qui aura alors tout loisir de s'y déposer pendant la nuit.

Alléger en matières grasses (lisez supprimer, ce sera encore mieux) le repas du soir, ce n'est pas avoir faim toute la nuit si l'on s'en réfère à d'autres cultures, à d'autres époques, dont les repas du soir pouvaient être les suivants :

- l'harira arabe avec des lentilles
- le minestrone italien
- les châtaignes et la compote de pommes de Corse
- les soupes bien lourdes où l'on faisait tremper le pain en France.

Mes patients me disent : « Moi, Docteur, le soir je mange léger : une petite salade, une petite tranche de jambon ou un petit œuf, un petit yaourt ou un petit bout de fromage… » Et voilà la vésicule qui se vide car ce « petit » repas n'entraîne pas une « petite » chasse vésiculaire mais une grande.

Comment peut-on l'affirmer ? Il y a quelques années l'échographie biliaire n'existait pas et les radiologues utilisaient les radios de la vésicule pour objectiver un calcul quand les patients souffraient du côté droit sous les côtes. Un point de Murphy bien électif, quand on appuyait sur la zone de la vésicule, nous faisait donc prescrire une radio. Seulement voilà la vésicule est un organe non visible à la radio, et pour voir les calculs biliaires on injectait dans le bras du patient un produit dit de contraste qui s'éliminait par la vésicule biliaire. Certaines vésicules dites paresseuses éliminaient ce produit très lentement et les radiologues devaient attendre plusieurs heures pour voir s'il y avait ou non un calcul.

Il est alors apparu un produit pour faire une « chasse » vésiculaire rapide et ce produit contenait huile d'olive, œuf et rhum. C'est pourquoi il est clair que la « petite » salade à l'huile d'olive et le « petit » œuf du soir vont vider votre vésicule qui à ce moment, voudrait se remplir. Si vous la faites se vider, elle se vengera... Reconnaissez que ce réveil nocturne qui vient perturber votre nuit traduit souvent un repas trop copieux, ou plutôt trop gras, le soir. Combien de mes patients retrouvent un sommeil paisible en ne mangeant plus de matières grasses animales (viande, poisson, œuf, fromage) le soir. Si vous en consommez, gardez les produits ou sous-produits animaux pour la première partie de la journée. N'y touchez pas en fin de journée.

Il faut remarquer que ceux qui, selon l'expression consacrée, « font le régime » (type hypocalorique), « chutent » à partir de 17h. Ils ne « tiennent » plus, ils « craquent » et font un tour à la pâtisserie ou dévorent une tablette de chocolat (elle aussi bien grasse) avec l'excuse du « chocolat riche en magnésium qui me calme ». Ce qui vous calmera le plus c'est de MANGER BEAUCOUP ET COMPLET LE MATIN en utilisant à bon escient le pic insulinique de 11h du matin. Du coup, vous n'aurez plus envie de grignoter dans la journée et vous n'aurez plus faim après 17h. Faites-en l'expérience !

Et si malgré tout vous avez faim le soir, vous pouvez toujours manger un fruit avec du pain ou une galette de sarrasin à la confiture sans saccharose appelée aussi purée de fruits car préparée avec 100 % de fruits et sucres de fruits. Mâchez bien. Digérez vite car il n'y a pas de gras et dormez sans cauchemars. Beaucoup d'enfants éviteraient des nuits agitées ou même angoissantes si on ne leur donnait pas le même repas qu'à midi ou même le plus gros repas de la journée, le soir. Vous vous souvenez des repas de Zabeth ?

— ***Moi, je dors comme une masse.***

— Ce peut être aussi un symptôme de repas trop lourd. (Traduisez trop gras même s'il paraît petit dans l'assiette.) Le bon test pour savoir si vous êtes correct, c'est la langue rose et l'haleine fraîche au lever. Si vous avez mauvaise haleine le matin ou la bouche pâteuse (avec la langue blanche, chargée), commencez par alléger le repas du soir. La langue « saburrale », pouvant être qualifiée de langue sale, est parfois effarante même chez des jeunes enfants et notamment chez ceux qui sont intolérants au lait de vache et qui éliminent ainsi le poison. Notre corps sait sonner la cloche d'alarme pour nous prévenir de ce qui lui convient ou pas. Quand on dit « moi j'ai le foie fatigué » ou « j'ai mal au foie » c'est en fait la vésicule biliaire qui souffre. Les fameuses crises de foie ne correspondent pas à une réalité médicale. Alors pitié pour votre vésicule biliaire.

« De mon temps », les femmes de 40 ou 50 ans étaient opérées de la vésicule biliaire. Maintenant cela concerne aussi des jeunes femmes de 30 ans ou moins. POURQUOI ? Allons donc, retrouvons la vie, la vraie, pas celle qui se base sur la société, la télévision ou les invitations qui ne sont plus que le soir. Comme les cosmonautes, soyons d'avant-garde. Stop au n'importe quoi ! Vivons selon nos rythmes, ceux inscrits dans nos chromosomes.

Pour vous convaincre un peu plus qu'il y a « un temps pour tout », savez-vous que le maximum de sécrétion du cortisol, l'hormone de la forme, de l'énergie, de l'anti-stress, est le matin à 8 h, selon les résultats d'une étude menée avant l'instauration du changement horaire (néfaste). Dans la nuit, le maximum de sécrétion hypophysaire ne paraît donc pas anormal comme s'en étonnaient il y a plus de 20 ans les chercheurs au Congrès international de la chronobiologie à Montpellier. C'est justement l'ACTH, une hormone hypophysaire, qui stimule les surrénales pour qu'elles produisent le cortisol. Il est alors normal que l'hypophyse travaille la nuit pour faire travailler les surrénales le matin au maximum. Et savez-vous qu'à 10 h du matin, c'est le maximum du taux de potassium dans le sang...

— ***Et alors ?***

— Eh bien, le potassium sert à l'activité musculaire et ce potassium au maximum était tout simplement pour une activité intense dans la matinée. Que cet imparfait est triste... mais il se réfère à ce temps où l'homme travaillait la terre et s'activait le matin. Quelle logique !

— ***Allons nous sommes au XXIe siècle, « il faut être de son temps ».***

— Le problème c'est que l'homme s'adapte certes, mais à quel prix... au prix de « maladies de civilisation », de fatigues, de dépression, de boulimies. C'est ce que nous apprennent les chronobiologistes.

N'avez-vous pas entendu parler des dépressions du personnel navigant aérien et cela bien avant les angoisses liées aux possibilités de détournements d'avions ? On a rattaché cet « épuisement » physique et psychique aux changements de fuseaux horaires. Il faut en effet quelques heures pour pouvoir changer de rythme de sommeil. La température a son minimum vers 4 heures du matin et son maximum en fin de journée. Elle va mettre une semaine pour s'adapter mais le cortisol, lui, mettra un mois... Et quand on est adapté, il y a de nouveau changement de fuseau horaire... ce sont ces variations qui sont destructrices.

Le professeur Reinberg conseillait des repos réguliers au pays d'origine pour que justement les rythmes ne se désorganisent pas ; mais voilà, les aviateurs préfèrent voler un mois et se reposer un mois… et c'est la catastrophe : on fait varier sans arrêt le temps du maximum du cortisol des surrénales, ce temps qui est inscrit dans nos chromosomes.

Une vieille histoire (1960) est pourtant confirmée par des études plus récentes (été 2003) qui nous disent clairement que dans le système nerveux nous possédons bien une « horloge » biologique qui règle nos rythmes biologiques; son dérèglement entraînera beaucoup de problèmes chez nos civilisés qui n'en tiennent pas compte.

En 1960 Janet Harker, une Australienne, a trouvé par ses recherches la présence, dans le cervelet des cafards, de cellules qui régulaient leurs horaires de promenade ! Les cafards d'Australie sortent le matin alors que ceux de Nouvelle-Zélande sortent le soir. En branchant le cervelet d'un cafard de Nouvelle-Zélande dans l'abdomen d'un cafard d'Australie à qui elle avait enlevé le cervelet, le cafard d'Australie se mit à sortir le soir. « L'horloge du cafard de Nouvelle-Zélande » lui avait intimé l'ordre de sortir le soir par une substance passant dans le sang. Un jour, elle fit l'expérience de laisser le cervelet du cafard d'Australie en place et de lui rajouter dans l'abdomen celui du cafard de Nouvelle-Zélande. Deux horloges, deux ordres différents : « Sors le matin » lui disait l'horloge de son propre cerveau ! « Sors le soir » lui disait l'horloge du cafard de Nouvelle-Zélande dans son abdomen ! Dans mes conférences, je demande : que se passe-t-il ? Et les réponses fusent : il sort à midi ; il sort matin et soir ; il ne sort plus… et tout à coup quelqu'un dit : il meurt ! C'est presque cela. En effet, le cafard a développé des tumeurs cancéreuses dans l'abdomen et il en est mort.

L'homme en vivant à contre-courant de ses rythmes biologiques propres, ne va-t-il pas en subir les conséquences ?

Si on vous coupe un bras ou un pouce, sans tenir compte de la nécessité d'une intégrité de votre anatomie, ce sera terrible pour votre vie de tous les jours, n'est-ce pas? Mais si on ne tient pas compte de votre « anatomie temporelle » comme l'appelle Reinberg, alors là aussi ce sera terrible pour votre vie... et notamment pour votre poids. Ainsi ce que je souhaite pour vous, c'est que vous fassiez la fête à midi, comme à Noël par exemple !

— ***Quoi ???***

— Vous savez, quand nous avons tellement bien mangé avec un gros repas de midi et que nous disons : « Ce soir je n'ai pas faim, je ne mange pas ou juste un fruit... » Faites le régime... le soir. Et si vous commencez, apprenez au moins à alléger le repas du soir pour avoir faim le matin et ainsi retrouver la physiologie de votre corps.

Soyez chronobiologiquement vôtre. Les thérapeutes savent bien que lorsque l'on donne le même traitement le matin ou le soir, il sera plus actif à certaines heures, permettant ainsi de réduire les doses et les effets secondaires. De nombreuses expériences peuvent nous inciter à suivre ce conseil : par exemple, le pyrèthre tue les mouches avec un maximum d'intensité à midi ; le maximum de sécrétion de la vitamine K, vitamine qui permet la coagulation, est au huitième jour de la vie qui est aussi le jour de la circoncision ordonnée par leur Dieu aux Israélites ; détail pratique, on souffre moins dans la nuit : devons-nous prendre nos rendez-vous dentaires tôt le matin ou tard le soir ? Peu de dentistes travaillent la nuit ; par contre, voilà un détail plus facile à mettre en pratique : le maximum d'activité d'un anesthésique est à 15 h ; le Dr Vermeuilh, pédiatre, lui, défend les enfants en signalant qu'il y a des rythmes de cortisol de 45 minutes et que les cours à l'école ne devraient pas dépasser ce temps. Pour respecter les lois de la chronobiologie, en Allemagne mais aussi en Angleterre, les vacances scolaires sont plus courtes l'été et le temps de travail est surtout le matin, l'après-midi étant principalement consacré aux activités sportives et artistiques.

Ce n'est pas ce qui se passe en France et l'épuisement de nos jeunes peut être lié à cette concentration de travail ne respectant pas les rythmes biologiques (185 jours de repos par an). La vacance était donnée pour que les enfants d'agriculteurs n'aillent pas à l'école et puissent aider leurs parents l'été pendant les lourds travaux des champs : moissons, cueillette des fruits, récoltes. On en a fait les « grandes vacances » qui ne servent plus à travailler physiquement mais à paresser alors que c'est le maximum annuel du cortisol, le minimum étant l'hiver, temps où l'homme devrait être au repos comme la terre et la nature. Le cortisol a également un rythme de sept jours corroborant ainsi, et même chez les animaux, un certain rythme que l'on a qualifié de « religieux » : six jours d'activité et le repos du septième jour. Pendant la révolution française, l'essai de briser ce rythme avec l'instauration de la « décade » (rythme de dix jours) n'a pas pu être poursuivi. Les essais dans le même sens de certains pays totalitaires ont également échoué.

Aujourd'hui, on ne respecte plus ce repos hebdomadaire et cela empêche nos surrénales de retrouver leur plein fonctionnement tous les sept jours. Il s'ensuit fatigues, dépressions, stress, **allergies**, car le cortisol est l'hormone qui permet l'adaptation au stress mais aussi à toutes les agressions quelles qu'elles soient.

Alors c'est promis, vous allez vous occuper de vous et de vos rythmes ?

Informations additionnelles

INFLUENCE DE L'HEURE DE LA PRISE ALIMENTAIRE SUR L'APPORT CALORIQUE JOURNALIER[1]

La prise alimentaire est influencée par les rythmes circadiens et diurnes.

La satiété apportée par une prise alimentaire diminue au fur et à mesure que la journée avance :

- l'**effet rassasiant** de la nourriture est **maximum le matin** ;
- au cours du repas du soir, les gens sont moins vite rassasiés par leur prise alimentaire et sont plus vulnérables à la surconsommation.

Du fait de cette satiété moindre au fil de la journée, les prises alimentaires seront d'autant plus rapprochées que l'apport de nourriture se fait tard.

L'apport calorique sur une journée est lié à la répartition des repas :

- plus la portion consommée le matin sera importante, plus faible sera l'apport calorique sur la journée ;
- plus la part consommée le soir sera importante, plus l'apport calorique journalier sera élevé.

La même corrélation existe concernant l'apport de protéines et de graisses :

- un apport important de protéines et de graisses le matin conduit à une consommation moindre de ces nutriments au cours de la journée ;
- et inversement.

Lien entre ces recherches et l'épidémie d'obésité

Dans les siècles précédents, l'arrivée de la nuit marquait la fin de la plupart des activités ainsi que des prises alimentaires.

Actuellement, la vie nocturne s'est amplifiée à tel point que les gens restent actifs et continuent leurs prises alimentaires jusque tard dans la soirée, au moment où les mécanismes de satiété sont les plus faibles.

COMMENT SE DIGÈRE UN REPAS[2]

Quelques résultats d'étude montrent que la **digestion** des boissons et des aliments est **beaucoup plus longue** que l'on ne le croit en général. (On entend ci-après par digestion : le temps écoulé depuis la bouche jusqu'à l'absorption intestinale)

1. La *digestion des boissons*: du plus rapide au plus lent
   - eau légèrement salée
   - eau pure, boissons sucrées
   - lait écrémé
   - bière
   - lait entier

Note : La sensation d'être rapidement désaltéré en consommant de l'eau est liée au message transmis au cerveau par les fibres nerveuses : « eau arrivée », libérant des réserves d'eau stockée sachant qu'elles vont être remplacées.

2. La *digestion des repas*
   - L'eau du repas (issue des légumes, sauces, etc.) et les substances solubles (sel, sucre, etc.) passent dans l'intestin en 3 heures.
   - le temps total de digestion d'un repas est de **6 à 8 heures** : soit 5 à 7 heures dans l'estomac et 30 minutes à 1 heure pour le passage intestinal.

3. *Besoin et distribution de calories*

– L'estomac régule la distribution des calories alimentaires : 4 – 7 calories par minute.

  Il n'est donc **pas utile de fractionner les repas**.

– Les besoins caloriques sont fonction de l'activité :

– pour le sommeil : 1 cal/min

– pour la marche : 3 cal/min

– pour le ménage : 5 cal/min

– pour un travail de force : 6 – 10 cal/min

– Il apparaît, au regard de ces résultats, que l'alimentation habituelle des Français a deux défauts :

– pas assez de calories le matin pour faire face aux activités ;

– trop de calories le soir où la dépense est minimale.

  Recommandation : manger plus le matin en prenant les calories sur le repas du soir.

ÉTUDES SUR LE GRIGNOTAGE

– **Dr Ann Kelley, Madison, Wisconsin**

Rats nourris pendant deux semaines avec des aliments riches en graisses et en sucres → changements au niveau cérébral semblables à ceux produits par la morphine ou l'héroïne.

« Une exposition à des aliments au goût agréable provoque une modification des gènes : **on peut devenir accro à des aliments.** »

– **Études de John Hoebel**

Dépendance vis-à-vis des aliments sucrés pour certaines personnes. Leur sevrage s'apparente alors avec les symptômes les moins sévères du sevrage aux drogues.

STATISTIQUES EN FRANCE

1. **J.-P. Poulain, « Évolution récente des pratiques alimentaires », La Lettre de l'Institut Danone 57:3-9, 2001**

   – 1995 : 23 % des Français avaient + de 6 prises alimentaires par jour (jusqu'à 15)

   – 1997 : 40,2 % idem

   Seul 1 Français sur 5 ne prend rien entre les 3 repas.

2. **A. Couvreur, « La consommation hors repas en France », Conférence Nestlé, Paris, 15 juin 2000**

   Pourcentage des personnes qui grignotent (barres chocolatées, sodas, chips, etc.)

   – chez les 18-24 ans, en 1988 : 62 %... en 1997 : 79 % ;

   – chez les 25-39 ans, en 1988 : 56 %... en 1997 : 64 %.

3. **S. de Jacquelot, « Sucres, graisses et... cigarettes : les jeunes se nourrissent mal », Le Quotidien du Médecin 6089:28, 1997**

   – 21 % des jeunes prennent du coca au déjeuner

   – 2 jeunes sur 5 grignotent dans la matinée

   – l'aliment le plus souvent grignoté est le chocolat.

4. En **Guadeloupe** : 7 à 10 % des adultes sont diabétiques (trop de sucre)

5. En **Martinique** : 20 % des ados sont en surpoids ou obèses

   – Il y a recul de la cuisine traditionnelle

   – Il y a hausse des aliments sucrés et des laitages

6. Au **Languedoc** : les enfants ne prennent pas de petit déjeuner

   – à la récré : barres de chocolat, pain au chocolat

   – au déjeuner : frites, pizza, quiches

   – boissons : sodas

En résumé

Il y a une forte progression du grignotage sous forme de produits sucrés (viennoiseries, sodas, barres) ou gras (chips, feuilletés).

Ces aliments sont à index glycémique (IG) élevé :

→ Sucre sanguin élevé

→ Sécrétion d'insuline plus qu'il ne le faut.

Jennie Brand Miller a calculé l'index insulinémique (II) du yaourt nature et de la barre de chocolat :

– Yaourt nature : IG 62 ; II 115

– Barre de chocolat : IG 80 ; II 122

→ sucre sanguin en dessous de la normale

→ faim

→ besoin de snacks

Plus on consomme de ces produits, moins on consomme de fruits, de légumes, de céréales complètes, sources de micronutriments protecteurs. Les carences principales qui s'installent sont celles en vitamine B1, en zinc, en fer, en magnésium, en cuivre.

CITATIONS

Ces citations signées Christine Flament-Hennebique, ancienne assistante du Professeur Trémolières, nutritionniste, sont puissantes et directes :

— « Il faut absolument manger le matin. Faire l'impasse du petit déjeuner est une énorme erreur. L'organisme en état de manque après 12 heures de jeûne met aussitôt en route ses mécanismes de fabrication et de stockage des graisses de réserve. »

— « Pour réagir à ses privations continuelles, le système de mise en réserve de l'organisme devient anormalement actif. »

— « Moins on lui donne à dépenser, plus l'organisme stocke. »

Une étude finlandaise[3] parue en 2003 a établi que de sauter le petit déjeuner était un désordre alimentaire fortement associé à des comportements dangereux pour la santé comme l'usage du tabac, de l'alcool et de la marijuana. L'équipe du Dr Anna Keski-Rahkonen, directrice de cette étude faite à l'Université d'Helsinki, a découvert que les individus qui sautent systématiquement le petit déjeuner avaient tendance à fumer plus, boire plus, faire moins d'exercice, grignoter plus et être plus gros que ceux qui mangeaient le matin. Amanda Wynne de la British Dietetic Association a dit : « Le petit déjeuner est le repas le plus important de la journée. Il réapprovisionne les niveaux d'énergie du corps le matin. »

SCHÉMA DE CHRONOLOGIE IDÉALE DES PRISES ALIMENTAIRES AU COURS D'UNE JOURNÉE[4]

Au lever : 2 grands verres d'eau

Petit déjeuner TRÈS COPIEUX

Dans la matinée : 2 grands verres d'eau

Déjeuner COPIEUX

Dans l'après-midi : 2 grands verres d'eau

Dîner LÉGER (sans graisse et sans produit ou sous-produit d'origine animale)

Dans la soirée : 2 grands verres d'eau

Les repas seront naturellement espacés de 5 heures.

Références

1. de Castro John M., The Time of Day of Food Intake Influences Overall Intake in Humans, *Journal of Nutrition* 134:104-111, 2004.

2. Bernier J.J., Comment se digère un repas, *Recherche et Santé*, vol. 9, sept-oct-nov 1983.

3. Keski-Rahkonen A. et al., Breakfast skipping and health-compromising behaviors in adolescents and adults, *Eur J Clin Nutr* 57(7): 824-853. Jul 2003.

4. Graeber R.C., Gatty R., Halberg F., Levine H., *Human Eating Behavior: Preferences, Consumption Patterns, and Biorythms*, United States Army Natick Research and Development Command, June 1978.

5

Le meilleur carburant

« Donne-nous aujourd'hui notre pain quotidien. »
Jésus, *La Bible, Matthieu 6.11*

— ***Vraiment, mais pas trop quand même... je ne veux pas grossir!***

— Cela pourrait être le thème d'un dessin humoristique, n'est-ce pas? Et on pourrait y inclure tous ces gens que Jésus a rassasiés en multipliant les pains au point qu'il en restait plusieurs corbeilles! Le pain, ce jour-là, n'a pas été limité comme dans cette émission de télévision présentant une clinique pour enfants obèses où le pain devait être pesé puis 50 g enlevés parce qu'il y en avait trop, quitte à laisser la place à une cuillerée de confiture équivalente en calories mais... déclenchant l'hypoglycémie! De plus, il s'agissait de pain blanc dans ce cas! Non, ce n'était pas « de mon temps », de ce temps où l'on disait que pour maigrir il ne fallait pas toucher aux 3 « P » fatidiques. Le « pas de pâtes, pas de pain, pas de pommes de terre » faisait partie de tous les régimes sérieux. Aviez-vous des boutons ? – « Pas de pâtes, pas de pain, pas de pommes de terre ». Aviez-vous des ballonnements ? – « Pas de pâtes, pas de pain, pas de pommes de terre ».

Cette histoire-là à la télé, c'est du récent. On pèse encore le pain… et cela malgré ce que dit l'épidémiologie, cette science qui étudie le comportement de tel ou tel peuple en relation avec les maladies de civilisation ou de société qu'il développe. Auparavant, la même science étudiait les épidémies de peste, par exemple, qui se développaient à cause du manque d'hygiène. Vous avez tous lu dans votre magazine préféré que le régime crétois avait protégé ce peuple de nombreuses maladies. Le Professeur Renaud est à l'origine de cette vogue et ses travaux ont fait flamber les pubs sur l'huile d'olive dont ces peuples se servent. On a aussi beaucoup parlé des acides gras oméga-3 protecteurs. Les Crétois consomment du pourpier, mais le Professeur Renaud a travaillé sur le colza et nous en reparlerons au chapitre sur les graisses. Par contre, lequel d'entre vous a retenu que la base alimentaire de ce peuple était les céréales et les légumes ?

— ***Base alimentaire, ça veut dire quoi ?***

— Tout simplement que la majeure partie de leur alimentation, de ce qu'ils mettent dans leur corps, sont les céréales et les légumes.

— ***Les céréales ? Celles que l'on trouve dans les boîtes pour le petit déjeuner des enfants ?***

— Nous voilà en pleine pub à la télé… Au XXIe siècle, on ne sait plus ce qu'est une céréale ! Les céréales, ce sont ces grains cultivés dans les champs, vous voyez de quoi je veux parler ? Vous savez, ce que l'on donne aux poules, aux chevaux, aux petits oiseaux aussi… Eh bien, figurez-vous que des êtres humains en mangent aussi et sans plus grossir que les poules, les chevaux ou les oiseaux d'ailleurs, et en ayant la même énergie qu'eux ! Car les oiseaux en migration ou les chevaux de course n'ont pas intérêt à être en hypoglycémie, n'est-ce pas !

— ***Alors parlez-nous de ces céréales pour ne pas être en hypoglycémie non plus.***

— Il existe des céréales contenant du *gluten*, une protéine parfois mal assimilée par certains et dont nous aurons l'occasion de reparler. Ce sont : le *blé*, le *seigle*, l'*orge*, l'*avoine*. Vous risquez aussi d'entendre parler, notamment en magasin diététique, de catégories particulières de blé : l'*épeautre*, un blé ancien qui contient peu de gluten selon la qualité ; le *kamut*, une autre sorte de blé qui n'est pas hybride (c'est-à-dire deux catégories mélangées) et qui contient, malgré ce qui se dit parfois, du gluten. Par contre, beaucoup tolèrent bien ces céréales. Il se peut que la qualité de la culture fasse que le gluten soit différent et donc que ces céréales soient mieux tolérées que le blé par les personnes intolérantes au gluten.

D'autres céréales, des graminées comme le blé, ne contiennent cependant *pas de gluten*. Elles sont le salut de certains d'entre nous. Ce sont : le *maïs*, le *riz*, le *millet*, le *sarrasin*. Celui-ci est une polygonacée sans gluten très courante chez les Bretons et les peuples de l'Est, les Russes notamment. Elle est riche en rutine, un élément protecteur des veines qui fortifie les parois, empêchant qu'elles ne se fragilisent. Le *quinoa* présente aussi un réel intérêt.

— ***Qu'est-ce que cela ?***

— Cultivé dans la Cordillère des Andes en Amérique du Sud, c'est une base de l'alimentation de ces peuples très résistants. Ce n'est pas à proprement parler une céréale bien qu'il en ait l'aspect. Le quinoa est issu de plantes de la famille des épinards ! L'*amarante* qui vient également de ces pays peut être très intéressante car particulièrement riche en protéines, tout comme le quinoa d'ailleurs.

— ***Attendez ! À quoi cela sert-il de nous parler de tout cela dans un livre sur le poids ? Vous savez bien que c'est interdit, défendu, le pain, le riz, les pâtes... Pour nous l'hyperprotéiné est de mise, non ?***

— J'ai en effet appris en tant que médecin, mais aussi en tant que patiente, combien on parlait peu de ces aliments calomniés que sont les céréales comme le blé et le riz, entre autres. Pourtant, ils furent et sont encore, la base alimentaire des peuples forts, endurants, exempts de maladies de civilisation comme les maladies cardiovasculaires et l'obésité. Croyez-vous que l'Éthiopien qui a gagné au marathon des jeux Olympiques de l'an 2000 était nourri de viandes et de sachets protéinés ? Regardez ses compatriotes courir sur de longues distances en brousse. D'où vient leur endurance ? Quant au marathon féminin, c'était je m'en souviens, et cela m'avait frappée, une petite Japonaise bien musclée. On sait que la base alimentaire des Japonais est végétale. (Ils ne mangent pas plus de 100 g de poisson par jour.)

Pour les Orientaux, la bonne association c'est le riz et le soja. Le riz et les lentilles des Malgaches leur permettent de faire le tour de l'île à pied en portant les bagages des Occidentaux épuisés. Le maïs et haricots rouges des Américains du Sud, le couscous et pois chiches des Arabes, le millet et arachides des Africains, non seulement leur ont fait des muscles, mais leur permettent un exercice soutenu : ils courent eux ; ils escaladent eux ! Quant aux Russes et aux Bretons, on connaît également leur force et leur endurance légendaire… Or leur céréale de base est (était ?) le sarrasin aussi appelé kasha.

— ***Parlez-nous français !***

— Eh bien voici des chiffres parlants qui évoquent la consommation de pain en France :

- En 1900… 500 g par personne par jour
- En 1940… 300 g par personne par jour
- En 1975… 150 g par personne par jour

J'ai le souvenir du début d'un livre d'un ancien inspecteur d'école de ma mère, *Mes deux écoles*, où Mr Bled raconte qu'il allait chercher le pain pour sa famille quand il était petit, soit 2 kg par jour ! Et pourtant, on ne parlait pas d'épidémie d'obésité à l'époque !

— ***Mais avec les sachets protéinés et 0 g de pain, ça marche !***

— Oui, enlever des calories pour maigrir ça marche… mais jusqu'à quand ? Moins 30 kg, moins 40 kg… Plus 40 kg, plus 50 kg… Comment nos muscles, notre cerveau, notre hypothalamus tiendront-ils le coup longtemps ? On l'a vu précédemment, « ce n'est pas une vie ».

« Donne-nous aujourd'hui notre pain quotidien ». Ce n'est pas seulement une phrase d'une prière bien connue des chrétiens, c'est une nécessité vitale. Les sportifs qui suivent le fameux « régime scandinave » dans lequel on leur fait manger beaucoup de glucides (pain, pâtes, riz) en sont convaincus. Ils savent par expérience qu'en faisant la charge en céréales complètes, ils peuvent aller « plus loin ».

Et nous aussi, pour respecter les rythmes biologiques, pour « tenir » sans grignoter ou être obsédé par la nourriture toute la journée, pour « aller plus loin », ne pas être fatigué, dépressif ou énervé, il nous faut notre « carburant » glucidique. Prêts pour la révolution ? Tous ensemble réclamons : « Du pain, du pain, du pain… »

— ***Mais moi le pain me fait grossir, me ballonne, me fait gonfler.***

— Je répondrai certes à cette objection : quel pain mangez-vous ? Est-ce du pain blanc raffiné où le seul amidon restant sera quand même déclencheur d'hyperinsulinisme, ou du pain complet, pas du pain blanc avec du son rajouté, non, du vrai pain complet dit « biologique » ?

— ***Un pain « complet » c'est quoi ?***

— Prenez votre dictionnaire. Complet signifie « à quoi rien ne manque ». Voilà ce que veut dire le mot complet. En 1975 un médecin, le Dr David Reuben, écrivait un livre qui fit fureur aux États-Unis, *Le régime sauveur,* en anglais *The Save Your Life Diet,* où il présentait le grain de blé comme une merveille de la nature. Déjà en 1934, le Dr Lenglet vantait la « couche merveilleuse » du grain, celle qui est située entre le gros son et l'amidon, encore appelée « amande » du grain. En effet dans cette couche, il y a toute une série d'oligoéléments dont on sait maintenant les bienfaits : magnésium, zinc, chrome, etc. Il y a même du calcium !

— ***Il y a du calcium dans le grain de blé !***

— Et oui ! Tout le calcium de la création n'est pas contenu dans les seuls breuvages blancs… Le grain possède aussi un germe, véritable petite pharmacie, avec de la vitamine E, de la vitamine C, du carotène ou vitamine A, du sélénium, des antioxydants naturels beaucoup moins chers qu'en comprimés dont c'est la grande mode. Ils sont là avec l'acide linoléique et linolénique, les acides gras essentiels indispensables aux membranes cellulaires. Ce sont des éléments précieux, essentiels à la vie mais qui s'oxydent facilement à l'air comme tous les acides gras polyinsaturés. La nature les cache dans le germe du grain à l'abri du soleil, de la lumière et de l'oxygène de l'air, et les accompagne d'antioxydants qui les empêchent de s'oxyder, et ainsi ils peuvent prévenir les maladies de civilisation comme les maladies cérébrales vasculaires et les cancers. Nous y consacrerons un chapitre.

Dans la couche merveilleuse du grain de blé, il y a un autre élément indispensable : qui n'a pas sur son ordonnance un médicament à radical « MAG » ? En France, on est sensible au fait que la ration alimentaire quotidienne est déficitaire en magnésium et selon le Dr Durlach, président de l'association pour la Recherche sur le magnésium, elle l'est de 50 %. On sait que ce magnésium est indispensable à la vie car il participe à de très nombreuses réactions enzymatiques dans le corps. Saviez-vous que le pain complet contient 6 fois plus de magnésium que le pain raffiné ?

— *Tous les pains complets ?*

— Si je vous dis que je parle des pains biologiques, fermerez-vous ce livre en pensant que je suis « snob » et que je cherche la petite bête ? Comme vous je me suis vraiment posé des questions sur cette « mode » et je me suis aussi demandé si cela valait le coup de payer un pain beaucoup plus cher pour un peu de « son » en plus. Justement, il n'y a pas qu'un peu de son en plus mais, c'est le Département de l'agriculture aux États-Unis qui le précise, le raffinage des céréales enlève 15 vitamines et 13 minéraux.

— ***Oui, on a compris : complet, il y a tout, rien ne manque, mais pourquoi absolument biologique ?***

Biologique vient tout simplement de bio qui veut dire vie. Ces oligoéléments tels que le calcium (ca++), magnésium (mg+), manganèse (mn+), cuivre (cu+) ont une charge électrique ; ce ne sont pas des éléments inertes et pour qu'ils fonctionnent bien, il leur faut rester un ion + (ou –). Or s'ils sont liés à des insecticides (ceux que l'on met sur les céréales pour les cultiver et les conserver), ces derniers chélateront les oligoéléments.

— ***Ché...quoi ?***

— Chélater cela veut dire attacher, lier donc, et empêcher d'agir. Par exemple, le pesticide se lie au magnésium pour former un complexe indisponible pour l'humain. La thèse du Dr Meunier sur l'amétallose enzymatique en parle remarquablement et j'y reviens plus loin.

— ***Bon, bon ça va. Sans pesticides, on a compris.***

— Mais aussi les grains doivent être broyés par des meules en pierre.

— ***Allons, encore une histoire de rétrogrades, naturo, écolo... Il faut être de son temps !***

— Certains ont rattaché la flambée de maladies de civilisation qui touchent notre époque au raffinage des céréales. Kolmann (ça ressemble à mon nom mais 50 ans avant moi) a fait la relation entre l'avènement du moulin hongrois et ces maladies. Ce moulin électrique à meules en fer, arrachant la couche merveilleuse mais aussi désionisant, déchargeant les oligoéléments, serait selon lui, responsable de bien des malheurs. Plus près de nous, le livre de Burkitt-Trowell, *Refined Food and Diseases*, en français *Aliments raffinés et maladies*, montre comment les peuples d'Ouganda (Afrique) sont protégés des maladies des Occidentaux par leurs aliments intégraux qu'ils broient encore en les écrasant au mortier et au pilon, respectant ainsi les oligoéléments. Ce n'est pas forcément la seule cause mais cette hypothèse a révolutionné le monde civilisé, car en effet, ces deux médecins anglais battaient en brèche toutes les idées prônées jusqu'ici comme quoi le pain et les pâtes (vous vous souvenez des 3 P fatidiques) faisaient grossir.

Pensez-y et voyez si cela ne tombe pas sous le coup du bon sens : vous admirez la force et la beauté du cheval qui mange de l'orge et de l'avoine, et vous voulez en manger la viande pour acquérir cette même force... Nos cuisses sont loin pourtant d'avoir le fuselage de ces belles bêtes ou de certains peuples végétariens ! ! ! Commencez-vous, après ces quelques réflexions, à changer d'avis par rapport aux idées reçues si bien enfoncées dans nos pauvres petites têtes ? Allez-vous chercher et manger du bon pain complet biologique dont la farine a été obtenue sur une meule en pierre qui écrase le grain sans en abîmer les ions ? Tenez, pensez aussi aux Romains qui ont fait leurs fameuses voies « romaines » avec une ration de 1 kilogramme de grains rôtis par jour et par personne.

— ***Et est-ce que c'est important que ce soit au levain ou bien c'est pareil à la levure ? Parce que moi je fais mon pain à la maison, c'est plus économique. Les pains bio pour toute une famille, surtout si on en mange beaucoup, c'est coûteux !***

— Sur le plan de la satiété, vous vous sentirez certainement rassasié, mais ce sera mieux au levain. Je vous signale qu'il existe actuellement des sachets de levain bio comme pour la levure et c'est bien pratique. Il existe même depuis peu des sachets de levain de sarrasin pour faire des pains sans gluten. Ça aussi c'est bien pratique ! Donc plus de raison de s'en priver. Encore moins cher est la fabrication de son levain (voir la recette dans le livre de Danièle Starenkyj, *Le bonheur du végétarisme*, pages 158 et 159) car en effet, je vous conseille vivement le levain pour rendre pleinement disponibles les oligoéléments, et notamment le calcium.

— ***Et pourquoi ?***

— Vous entendrez dire que le pain complet décalcifie. Si les règles de fabrication d'un bon pain artisanal sont respectées comme elles l'ont toujours été par nos ancêtres, c'est faux. La montée lente des pains au levain permet l'action des enzymes ou phytases qui dégradent et rendent soluble l'acide phytique, ce qui libère ainsi pleinement le calcium mais aussi le zinc, le fer, le magnésium. Par contre, l'acide phytique joue un rôle utile en empêchant l'absorption intestinale du cadmium et du plomb, des métaux toxiques (voir le livre de Danièle Starenkyj, *Mon petit docteur*, pages 104 à 107).

Pour rester mince, je m'oblige à manger 4 ou 5 tranches de pain complet le matin : j'évite ainsi l'hyperinsulinisme, l'hypoglycémie, les fringales, les grignotages, la fatigue, l'angoisse, la dépression ; et ce d'autant plus que je grille mon pain légèrement rassis. Griller son pain le rend plus digeste et plus savoureux encore. Alors on se régale, règle essentielle pour maigrir ! Et puis, avec du pain un peu grillé, on est obligé de mastiquer, ce qui freine l'hypothalamus.

— ***Peut-être pour vous, mais j'ai essayé votre truc : moi, au contraire, je meurs de faim. Il me faudrait un pain entier pour être rassasié et puis du coup après, je dors, je somnole et je suis KO pour travailler ; et puis je ballonne, l'estomac gonfle au-dessus du nombril et j'ai des gaz.***

— J'ai compris, je vous crois. Ne vous inquiétez pas, dans ce cas vous faites partie des gens de la deuxième liste.

— ***Quoi ?***

— Vous vous souvenez de toutes les céréales citées au début de ce chapitre ? Celles de la première liste étaient annotées comme contenant une protéine, le gluten. Pour quelques-uns d'entre vous, c'est le gluten que vous ne digérez pas bien. On y reviendra. Mais des gaufres pour maigrir... cela vous tente ? Oui des gaufres, pas avec 100 gr de beurre et de sucre, mais quand même bonnes avec 50 gr de noisettes ou 3 cuillerées à soupe de graines de lin, du sarrasin, du millet. C'est tout simple, et si vous faites reposer le tout pendant 5 heures au moins, cela peut devenir une autre sorte de bon pain du matin. Les Indiens d'Amérique faisaient du pain de maïs et Jésus fit la multiplication des pains avec des pains d'orge. Les Orientaux font des gâteaux de farine de riz. Il existe 10 céréales ou grains apparentés dans la nature. Ce serait dommage de n'en rester qu'au blé, surtout s'il ne vous convient pas.

ATTENTION : PAIN N'ÉGALE PAS OBLIGATOIREMENT BLÉ.

Céréales entières, pains, farines complètes, gâteaux de farine complète, gaufres, avec ou sans gluten, peu importe, mais céréales, et céréales qui se mâchent : voilà ce qu'il vous faut.

— ***Allons bon, encore un truc à vous ! Moi mes céréales, je les mets dans du lait le matin. C'est bon pour les enfants, c'est dit à la télé.***

— Oui, mais les enfants remangent à 10 heures et ça, même si ce n'est pas dit à la télé, ce n'est pas physiologiquement bon, vous redit le Dr J.-J. Bernier. La digestion met 5 heures et pendant que le « petit » déjeuner du matin (que je vous ai conseillé gros) se digère en devenant le chyme liquide de votre estomac, ce dernier n'a pas envie du tout – à ce stade de la digestion où, je vous le rappelle, les graisses peuvent surnager – de voir arriver des aliments non digérés. Pour ne pas avoir faim pendant tout le temps de la digestion, il ne faut pas manger mou, prédigéré. Bouillies, semoules, c'est pour les tout-petits qui doivent manger souvent... justement pour ce qui n'est pas dans notre programme : doubler de poids en 1 an !

Je retiens

Elle a dit (deuxième chapitre) : trop d'*insuline* = fabrication de graisse.

Elle a dit (deuxième chapitre) : trop d'*insuline* = hypoglycémies, boulimies.

Elle redit encore : un aliment prédigéré, mou, trop concentré en sucre, déclenche l'*insuline* en excès. Au contraire, du pain mastiqué dilue la concentration en sucre et non seulement ne fouette pas la sécrétion d'insuline de façon anormale mais, en plus, la mastication, par des circuits nerveux, freine l'hypothalamus. Ce sera la même chose avec des crêpes ou des gaufres mastiquées. Les mêmes flocons d'avoine pris dans du lait de vache ou de soja risquent de vous déclencher une faim quelques heures après leur absorption, alors que confectionnés en croquettes ou en galettes au four, ils vous font tenir plus longtemps.

C'était le cas chez une de mes patientes qui me disait qu'elle « déclenchait » si elle se faisait de la bouillie (appelée gruau en Amérique) avec des flocons d'avoine, mais que cela ne se produisait pas si elle les préparait en galettes. Toujours mince après 16 ans de son nouveau régime, elle arrivait à contrôler ses boulimies en mastiquant ses céréales complètes. Pourtant à même aliment même quantité de glucides, non ? Vous vous souvenez de l'index glycémique et plus encore, de ce j'ai préféré appeler l'index insulinique... ?

Quand on n'est pas rassasié par du bon pain complet et que l'on présente des troubles négatifs (faim, gonflement, gaz), or cela arrive de plus en plus fréquemment, je suis obligée d'en tenir compte pour certains de mes patients qui vont devoir non pas arrêter le pain, mais apprendre que le pain de blé n'est pas le seul pain au monde. On peut en faire à d'autres céréales comme vous l'indiquent les recettes de ce livre. Attention cependant aux délicieux pains sans gluten vendus en diététique : ils ne sont pas complets, et parfois faits avec du sucre, et risquent de déclencher l'hyperinsulinisme. S'ils existent dans le commerce et sont remboursés par la Sécurité sociale, c'est parce qu'ils sont destinés à des malades allergiques au gluten et souffrant de maladie cœliaque ET CE N'EST PAS VOTRE CAS. On détaillera le problème du gluten plus loin.

Alors voilà, vous pouvez fabriquer votre pain et votre pâte à pizza avec d'autres céréales que le blé mais un impératif demeure : cela doit non seulement vous convenir sur le plan satiété mais aussi gustatif. Oui, c'est un impératif : je maigris si je n'ai pas faim et si je me régale ! On se souvient de la célèbre phrase de Marie-Antoinette qui lui aurait valu en partie d'être décapitée parce qu'elle disait du peuple mourant de faim : mais s'ils ne peuvent manger du pain, qu'ils mangent de la brioche ! J'espère ne pas être décapitée en vous disant : si vous n'aimez pas mes recettes de pain, mangez des gaufres ! Plus simples à préparer, en reposant la nuit, elles seront délicieuses et cuiront pendant que vous prenez votre douche. Faciles à emporter, elles constituent un petit déjeuner complet si on y incorpore des noix ou des graines. Elles sont aussi propres à consommer dans le métro, le train, le car ou la voiture, pour ceux qui ont un long trajet le matin pour aller travailler car elles ne font pas de miettes. Ajoutez-y quelques raisins secs pour notre petit goût sucré et le tour est joué !

On peut aussi rajouter aux pains comme aux gaufres, des légumineuses (autrefois appelées féculents et formellement interdites aux diabétiques et aux obèses parce que contenant beaucoup de glucides). Les légumineuses sont maintenant qualifiées de glucides ultra- lents parce que assimilées lentement, progressivement, sans à-coups glycémique ou insulinique et évitant les hypoglycémies. Le pain d'Ézéchiel mentionné dans la Bible et fabriqué avec quatre sortes de céréales (froment, orge, millet, épeautre) et deux sortes de légumineuses (fèves, lentilles) a ravivé l'intérêt des nutritionnistes et des consommateurs. Mais il est très difficile d'effacer de très longues années d'erreurs diététiques venant pourtant de « haut ». J'ai fait de nombreuses expériences avec mes patients au sujet de la satiété apportée par ces aliments complets que sont les céréales et les légumineuses. Il reste que je passe plus de temps à obliger mes patients à en manger qu'à leur interdire de manger des sucreries.

— ***Bon, votre chapitre en somme c'est : remplissez-vous de pain, pâtes, riz, gaufres ou crêpes tous complets, pour ne pas avoir faim d'autre chose.***

— Exactement ! Ceux qui ont peur du pain tombent souvent quelques heures plus tard sur du sucre ou du chocolat ou des biscuits qu'ils prendront entre deux portes et qui seront plus insulinosécréteurs que le pain complet. Vous serez surpris de découvrir qu'en mangeant du pain complet, vous n'êtes plus gourmand et sans volonté comme vous étiez persuadé de l'être quand vous étiez tout simplement hypoglycémique.

Saviez-vous par ailleurs que la distension de l'estomac donne, via des circuits nerveux, une impression de satiété en freinant l'hypothalamus ? C'est un peu le principe de l'anneau à l'estomac qui diminue la capacité de ce dernier et donc la sensation de faim. Mais ces malades peuvent être en hypoglycémie quand même et à certains patients, j'ai fait enlever l'anneau pour qu'ils puissent être bien remplis justement par des aliments durs et nourrissants. Si l'estomac a été fabriqué pour contenir un volume d'environ 1,5 litre, ce n'est pas pour qu'on l'ampute de moitié. Non.

Saviez-vous ce que leur Dieu a donné aux Israélites dans le désert à la sortie d'Égypte ? Un omer de manne par homme et par jour. Un omer de ce fameux pain du ciel représentait 3,6 litres par jour. De quoi bien se remplir la panse, mais sans gras, sans calories inutiles, sans éléments insulinosécréteurs.

Se remplir, ne plus avoir faim : quel bonheur ! Mais également se régaler, car pains, gaufres, croquants, galettes, c'est un bonheur pour le pauvre obèse habitué des régimes pesés parfois au gramme près de glucides. Je me rappelle d'une de mes patientes qui avait perdu 10 kg le premier mois sur mes conseils. (Non, ne rêvez pas, il n'y a que deux patients pour qui j'ai vu ce résultat et je vous expliquerai qu'il y avait beaucoup d'œdème chez eux.) Auparavant au régime hypocalorique et même pesé, elle rencontrait des gens qui lui disaient en constatant qu'elle avait beaucoup maigri : « Tu es folle de faire un régime si sévère ». Ce à quoi elle répondait : « Mais je n'ai jamais autant mangé de ma vie ! »

L'énergie débordante est la récompense de ceux qui savent faire la charge en glucose avec une insuline adaptée (ni trop ni pas assez) et le chrome, facteur de tolérance au sucre, cet oligoélément qui existe dans tous les glucides tels que la nature les présente.

Alors les muscles veulent et peuvent travailler, et l'on brûle les graisses grâce aux sucres lents. C'est ce que dit aussi le Docteur Haas, médecin de sportifs de haut niveau dans son livre *Manger pour gagner*. Par des conseils très proches des miens, il a permis à Marina Navratilova, championne de tennis russe, de maigrir… enfin ! Cela n'avait pas été possible avec de nombreux régimes restrictifs, encore plus difficiles à tenir pour une sportive. Marina Navratilova ne tarit pas d'éloges pour son régime riche en aliments complets, non raffinés, absolument naturels.

Il se peut que vous pensiez que ce que je dis est vraiment trop simple, pas assez scientifique, trop loin des préoccupations habituelles des nutritionnistes. Pourtant, je ne suis pas la seule à parler ainsi. Déjà en 1998, le John's Hopkins Hospital très connu aux États-Unis publiait son programme de prévention des maladies sous l'acronyme « Prevents ». Il s'agissait d'avoir une **base végétale de l'alimentation**, riche en fibres, de manger moins gras, de varier son alimentation, de faire de l'exercice, de consommer des céréales à grains entiers, d'éviter le tabac et les aliments fumés, marinés de vinaigre et la saumure.

Alors à vos fours, prêt, partez… pour une vie pleine et épanouie… et, bien sûr, en restant mince. Allez plus loin, plus mince, plus fort, en adoptant cette base alimentaire que nous continuerons à préciser dans le chapitre suivant.

6

Et les protéines quand même!

— ***Docteur, vous avez consacré un chapitre aux glucides et au pain mais il n'y a pas de protéines dans cette fameuse base alimentaire. On ne peut pas vivre et maigrir sans protéines, quand même!***

— Vous avez tout à fait raison, les protéines sont indispensables à la vie. Sans elles, pas de croissance pour un enfant, sans elles, pas de fabrication de cellules qui se renouvellent sans cesse, à part celles du système nerveux. Par exemple, les globules rouges se refont tous les dix jours. Sans les protéines, pas d'hormones, pas d'enzymes, pas d'anticorps qui sont également des protéines.

— ***Vous voyez bien, il aurait fallu en parler en premier avant même les céréales.***

— Oui, il faudrait faire cela si…

— ***Si quoi?***

— … s'il n'y avait pas déjà des protéines dans le chapitre précédent.

— ***Comment ça ?***

— Vous savez, je suis médecin spécialiste en nutrition, et moi aussi pendant des années, je ne pouvais concevoir les protéines que dans les viandes, les poissons, les œufs, les fromages et les laitages mais, pour ces derniers, c'était un peu flou dans ma tête, car pour nous PROTÉINES = VIANDE presque exclusivement. Combien de mes patients me disent qu'ils vont manger comme je dis pour voir s'ils maigrissent avec un tel régime, mais déclarent que pour leur mari, par exemple, ce ne sera pas possible car lui, il est maçon et il lui faut de la viande. Au fait, saviez-vous que la nourriture de base des maçons d'Italie du Nord, réputés pour être les plus forts, était la polenta, de la semoule de maïs ? Ce grain d'or était aussi la base de l'alimentation des Incas.

— ***Vous avez l'air de dire qu'il y aurait des protéines dans les céréales aussi ?***

— Oui, de 10 à 13 g pour 100 g selon les céréales.

— ***Ce n'est pas beaucoup. La viande ça c'est du muscle !***

— À votre avis, combien y a-t-il de pourcentage de protéines pour 100g de viande ? J'ai souvent posé cette question à mes patients dans mes cours de diététique ; mais si on me l'avait posée il y a 30 ans, jeune médecin frais émoulu des bancs de la faculté, j'aurais répondu comme mes patients, et je suis sûre que bien des médecins répondraient encore aujourd'hui de la même façon.

— ***Et qu'est-ce qu'ils ont répondu ?***

— Que diriez-vous, vous?

— ***Moi je dirais beaucoup: 80 à 90 % si la viande est maigre, soit 80 g pour 100g.***

— Eh bien NON. Prenez une table de diététique. *Documenta Geigy*, par exemple, vous donne 18 g pour 100 g de beefsteak; 22 g pour 100 g de dinde; pour le poisson, c'est une moyenne de 18 g pour 100 g; et les œufs donnent 13 g pour 100 g (il faut deux œufs pour faire 100 g). Ces protéines animales étant par ailleurs, ne l'oublions pas, une source de cholestérol et de graisses saturées comme on le verra au chapitre suivant, mais aussi d'acide urique et d'urée. Ces produits de dégradation des acides aminés diminuent avec le nouveau mode de vie que je vous propose, mais au début de l'amaigrissement l'acide urique peut augmenter, et c'est normal. En effet, les dépôts d'acide urique dans les articulations, par exemple, s'éliminent dans le sang et ainsi dans un premier temps, le taux d'acide urique ou uricémie peut être un peu plus élevé. Les dernières décennies de notre civilisation avec leurs excès hyperprotéinés ont vu flamber pas mal de maladies de civilisation: maladies cardio-vasculaires, cancers, rhumatismes, allergies...

— ***Oui, mais si on mange 150 g d'aliments protidiques midi et soir comme dans les régimes, cela fait 54 g de protéines. C'est le minimum dont on a besoin, non?***

— Certes vous avez bien étudié et il faut, nous disait-on en cours, 1 g de protéine par kilogramme de poids. L'Organisation mondiale de la santé précise d'ailleurs que pour les peuples des pays en voie de développement qui ont des moyens très réduits, il suffirait de 0,5 g de protéines par kilogramme de poids pour que les besoins soient couverts (un peu moins de 0,5 g/kg pour les femmes et un peu plus pour les hommes).

— ***Vous voyez bien qu'il faut quand même des protéines.***

— Oui, mais si vous mangiez vraiment « votre pain quotidien » et suffisamment du carburant mentionné au chapitre précédent, vous auriez aussi des protéines et sans le cholestérol. Le pain, le bon, celui conseillé, complet et biologique, possède environ 13 g de protéines pour 100 g.

— ***Eh bien, ce n'est pas beaucoup à côté des protéines animales !***

— Oui, mais alors que 100 à 150 g de viande ou de poisson par jour serait l'idéal – c'est ce que consomment les Japonais qui ont peu de maladies cardiovasculaires – le minimum conseillé en pain et céréales complètes, soit 350 g par jour, apporte environ 45 g de protéines sans les graisses saturées. Vous voyez que l'on peut manger beaucoup plus en étant rassasié et en diminuant automatiquement les mauvais sucres et les mauvaises graisses.

— ***Ce n'est pas beaucoup de protéines quand même, et en plus dans nos régimes protéinés, il y a tous les yaourts à 0 % et les fromages blancs pleins de protéines et sans graisses. Et puis d'abord j'ai lu dans un magazine connu que les protéines animales étaient bonnes et pas les autres car les protéines dont vous parlez, comme celles des céréales et du pain, n'ont pas tous les acides aminés essentiels.***

— Vous auriez raison si nous nous arrêtions là; mais la nature a d'autres cordes à son arc. Un texte ancien que l'on trouve dans le livre des commencements, *La Genèse*, déclare: « Vous mangerez toute herbe porteuse de semence et tout arbre fruitier porteur de semence: ce sera votre nourriture. » Est-ce un mythe ou est-ce possible? L'étude des fossiles de matières fécales par l'anthropologue Vaunght Briant a révélé que des hommes consommaient bien ce genre de nourriture totalement végétale au début de l'humanité, mais on continue à répandre l'idée de l'homme préhistorique mangeur de viande! Aujourd'hui, de nombreux chercheurs et médecins proposent des repas qu'ils appellent « alternatifs ». On peut nommer le docteur Lecerf de l'Institut Pasteur à Lille où le restaurant propose certains jours, des végétaux à la place des repas avec protéines animales. Le professeur Joyeux à l'hôpital de Montpellier et Joël De Rosnay au Centre des Sciences et de l'Industrie (CSI) à Paris ont tous les deux fait la même expérience pour les restaurants des professionnels, et cela a été très apprécié.

Faisons un petit cours de biologie pour comprendre pourquoi avec ces repas alternatifs, nos muscles ne seront pas perdants. Il est important, et je dirais même capital, de connaître les avantages et les inconvénients des deux catégories de protéines, soit les animales et les végétales.

Tout d'abord répondons à la question fondamentale ici: qu'est-ce qu'une protéine? Il est habituel de comparer les protéines, aliments bâtisseurs, à des matériaux qui permettent de fabriquer une construction. L'assemblage de briques constitue des édifices aux formes différentes. Pour ma part, pour mieux comprendre les acides aminés essentiels, je préfère avoir recours aux colliers de coquillages. En revenant de Polynésie où je faisais des conférences, j'avais une valise pleine de colliers de coquillages généreusement offerts par mes nouveaux amis là-bas. Chacun était vraiment différent, pourtant tous utilisaient les mêmes sortes de coquillages. Ce qui faisait la différence, c'était leur assemblage. Les acides aminés essentiels sont des éléments de protéines. Si la protéine est un collier, les acides aminés essentiels seraient les différents coquillages retrouvés dans les différents colliers. Le corps ne peut pas fabriquer ces acides aminés ; il faut les obtenir par l'alimentation, et c'est pour cela qu'on les appelle essentiels. Pour les multiples protéines dans les aliments comme dans notre corps, c'est également l'assemblage des acides aminés qui fait la différence. Par exemple pour l'œil, il faut une protéine qui permette la vision ; pour le muscle, de l'actinomyosine, une protéine permettant la contraction du muscle. Les mêmes acides aminés sont employés mais ils sont positionnés de façon différente. Or ces acides aminés, très exactement les mêmes, se retrouvent dans les protéines animales **comme** dans les protéines végétales.

— ***Mais les docteurs disent qu'ils ne sont pas tous dans les protéines végétales ou qu'il n'y en a pas assez.***

— Et ils ont raison mais la viande n'est pas parfaite non plus au niveau des acides aminés essentiels. Saviez-vous que la valeur biologique maximum, si l'on prend comme valeur de référence le chiffre 100, ce serait l'œuf : cela veut dire que l'œuf se rapproche le plus des proportions idéales en acides aminés essentiels ; par contre, il contient 300 mg de cholestérol par œuf. On ne va pas vivre qu'avec des œufs ! Aïe, la crise de foie ou plutôt aïe, ma vésicule !

— ***Donc les protéines végétales n'ont pas tous les acides aminés essentiels !***

— S'il est exact que les céréales sont pauvres par exemple en lysine, un acide aminé essentiel pour le système nerveux, il y a une solution bien connue, utilisée par des civilisations simples mais dont la santé donne bien des leçons aux civilisés. Des associations cardiovasculaires ont souligné combien ces civilisations étaient protégées par leur alimentation composée de protéines végétales. Par exemple dans la Cordillère des Andes en Amérique du Sud, pas de problèmes cardiovasculaires malgré l'altitude qui augmente le nombre de globules rouges parce qu'il y a moins d'oxygène. Cette polyglobulie peut favoriser les thromboses (artères qui se bouchent). Leur protection, disent les épidémiologistes, vient de leur consommation de protéines végétales. Nous en parlions au chapitre précédent. Les habitants d'Amérique du Sud associent depuis toujours le maïs aux haricots rouges; les Orientaux le riz au soja ou le riz aux graines de sésame; les Africains le millet ou le riz aux cacahuètes; les Malgaches le riz aux lentilles; les Arabes le couscous aux pois chiches. Si ces légumes secs ou légumineuses contiennent des glucides ultra lents, ils sont également riches en protéines: jusqu'à 30 %, soit 22 à 30 grammes pour 100 grammes.

D'ailleurs en abuser conduirait à augmenter les purines (acide urique) et… les rhumatismes. Un Africain vous dit: « Tu manges en légumes secs cuits ce que peut contenir le creux de ta main en grains crus. » Un Arabe ne mange pas des pois chiches au couscous mais du couscous aux pois chiches. En Chine, l'Association Médicale Chinoise prodigue des conseils alimentaires qui permettent même aux gens les plus pauvres du pays d'avoir suffisamment de calcium et de protéines grâce à une consommation avisée de riz ou millet et de graines de sésame ou de soja vert, ce dernier n'étant pas la base de l'alimentation mais seulement un complément. Petit détail qui vous a peut-être surpris : sésame et cacahuètes font partie de la famille des légumineuses et ne sont pas des oléagineux comme les noix ou les amandes.

— ***Bien, cela veut dire que les légumineuses apportent assez d'acides aminés essentiels.***

— Non, car eux sont pauvres en méthionine, un autre acide aminé vraiment essentiel. C'est dommage que ces peuples aux cultures ancestrales ne puissent faire quelques cours sur la complémentation aux civilisés, voire aux médecins. Ils savent, sans en connaître la théorie, comment faire de beaux enfants et des adultes solides.

— ***La complémentation ?***

— Le professeur Bour, nutritionniste bien connu il y a 30-40 ans, avait très bien expliqué la complémentation par la fameuse histoire des petits drapeaux. Elle a été reprise dans le livre *La malbouffe* de Joël et Stella De Rosnay. Ainsi, si l'on vous donne trois morceaux de tissu de couleur et de taille différentes en vous demandant de faire des petits drapeaux français avec ces matériaux, combien pourriez-vous en faire ?

— ***Ben... ben... un petit drapeau en fonction de la taille du tissu bleu qui est le plus petit.***

— Et tout ce tissu blanc et rouge alors ?

— ***Je ne peux pas les utiliser. Je suis limité par la quantité de tissu bleu. La meilleure couturière***

du monde ne vous fera jamais qu'un seul drapeau.

— En effet, vous avez raison et vous venez par là de comprendre la notion de « facteur limitant ». S'il n'y a pas tous les acides aminés nécessaires, notre organisme ne peut pas fabriquer ses protéines. Et c'est ce qui a longtemps fait croire au corps médical que les protéines végétales étaient moins bonnes que les protéines animales. Car bien entendu, il y a du vrai dans cette affirmation médicale. Les céréales (blé, maïs, riz, etc.) sont riches en méthionine et pauvres en lysine ; donc ça ne fera pas beaucoup de bonnes protéines si elles sont consommées exclusivement.

— ***Je ne comprends pas bien où vous voulez en venir car là vous dites que les protéines végétales sont moins bonnes !***

— C'est sûr qu'un enfant nourri exclusivement de céréales n'ira pas loin ; seulement, voilà que dans les légumineuses il y a au contraire beaucoup de lysine et peu de méthionine. C'est pourquoi l'association de ces deux végétaux, au même repas ou au cours des repas de la journée, a constitué de tout temps une source de protéines équilibrées : le blé, riche en méthionine et pauvre en lysine, procure avec les pois chiches pauvres en méthionine et riches en lysine, plus de protéines que dans un gros beefsteak. Ces enseignements, par le biais de plusieurs livres sur le sujet, révolutionnent régulièrement la nutrition depuis les années 1970. Certains ont suivi… mais si peu ! Et comme dit la chanson de Jacques Dutronc : « J'y pense et puis j'oublie. C'est la vie, c'est la vie. » Pourtant ce n'est pas la vie d'oublier cette donnée capitale pour la vie de milliers d'enfants affamés du monde entier, pour leur maigreur, pour leurs carences.

Quelques rations de céréales avec légumineuses sauveraient tant de vies. Vous vous rappelez le début de la chanson : « Cent millions de petits Chinois, et moi et moi et moi ». Vous ne savez peut-être pas que c'est ce qu'a essayé de faire passer l'association « Terre des hommes » dans sa campagne contre la faim en 1975. Dommage que cette année clé qui aurait pu faire changer tant de choses pour eux comme pour vous, soit restée comme un ballon d'air frais vite éclaté. Où en est-on 35 ans après ? Le bétail d'un quart de la planète mange les céréales et les légumineuses qui nourriraient les trois-quarts restants. En effet, les céréales avec légumineuses que mange le bétail pour fournir quelques kilos de viande, pourraient nourrir, si elles étaient directement apportées aux populations, bien plus d'individus. Quel gaspillage !

— ***Oui, on a compris ; mais les protéines végétales c'est moins bon au goût.***

— Si vous prenez un morceau de viande et que vous le faites bouillir sans sel dans de l'eau, quel goût cela aura-t-il ? Ce sera fade. Tout comme peuvent l'être des céréales et des légumes secs mal cuisinés. Personne ne vous demande de manger tous les jours comme un ascète. Dans la tête des gens, manger des végétaux, c'est manger de la salade… Mais vous aimez les pâtés, faisons des pâtés ; vous aimez les saucisses, faisons des saucisses ; vous aimez les steaks, amusons-nous à en faire ; vous aimez les farcis, pourquoi s'en priver, vous serez surpris ! Faites-vous quelques recettes comme celles à la fin de ce livre, mais écoutez avant ces histoires vraies et croustillantes…

Une dame avait un fils végétarien qui ne voulait plus manger sa cuisine carnée. Elle eut l'idée, pour lui faire plaisir le jour de son anniversaire, de téléphoner à des amis à lui, végétariens, pour se faire expliquer une recette qu'il mangerait volontiers. On lui donna la recette d'un pâté végétal en croûte qu'elle s'empressa de préparer. Cela sentait bon quand le fils rentra à la maison, à tel point qu'il ne pouvait croire qu'il s'agissait d'un pâté végétal et refusa d'en manger, pensant que sa mère y avait mis de la viande. C'est triste pour l'excellente cuisinière mais cela vous permet d'avoir la preuve que l'on peut faire des merveilles culinaires, adaptées au goût de chacun. N'oubliez pas que c'est souvent les herbes qui relèvent une préparation et que les acides aminés sont bien les mêmes. Une préparation de lait de soja maison à partir des graines de soja entières (voir *Le bonheur du végétarisme*, « Une vache dans votre cuisine », p.179-197) donne des odeurs de poulet dans la pièce.

Une autre petite histoire : Nous avions invité à déjeuner une cousine de mon mari. Elle était avec moi dans la cuisine alors que je m'occupais des derniers préparatifs du repas. Enceinte et gourmande, elle ne put résister en apercevant une boîte en fer que je venais de sortir du frigo, et qui avait perdu son étiquette, précisons-le. Elle s'exclama : « Oh, de la mousse de foie gras ! Tu es un amour ! » Elle commença à picorer un petit bout et encore et encore en me disant : « J'ai honte mais c'est terrible, je ne peux pas résister. C'est la grossesse. » Je la rassurai et lui dis qu'elle pouvait finir la petite boîte parce que j'en avais une autre pour la table. Quand une boîte identique arriva sur la table, avec cette fois-ci son étiquette, elle la prit et déclara avec une moue dégoûtée : « Berk… du pâté végétal ». En parallèle à cette histoire, ma belle-mère avait fait manger à une de mes filles de deux ans qui ne voulait pas manger de viande, du pâté de porc en lui faisant croire que c'était du pâté végétal…

Je vous propose de suivre le conseil que je donne à mes patientes à qui je fais des cours de cuisine : au départ, ne pas dire ce qu'il y a dans la préparation. Laissez vos enfants et votre mari les apprécier avant. Je fais la même chose avec mes patients : je les laisse goûter puis ils jouent à deviner ce qu'il peut bien y avoir comme ingrédients. Je vous encourage fortement à faire les quelques recettes proposées, à les réussir et à vous régaler. Rappelez-vous que l'aspect, la couleur, l'odeur, la consistance d'une préparation comptent autant que son goût. Vous hésitez encore ? Ne faites pas la mauvaise tête, goûtez. Vous allez bien dans des restaurants exotiques ou à l'étranger. N'avez-vous pas rêvé sur les pastillas aux pigeons et aux amandes des Marocains ? Ne vous êtes-vous pas régalé des galettes bretonnes au blé noir (sarrasin), ou avec des tortillas au maïs accommodées de haricots rouges au Mexique ? Pensez que vous allez maigrir en mangeant, en étant rassasié, enfin…

— ***Alors c'est vrai, on peut manger des repas avec ce genre d'aliments dont je rêve, même pour maigrir ! J'en ai été tellement privé avec mes régimes hyperprotéinés animaux !***

— Oui, mais en alternance avec vos repas habituels. Nos grands-parents ne parlaient pas de végétarisme mais ils alternaient la consommation de protéines animales et végétales. Le soir, traditionnellement, on mangeait des soupes nourrissantes, peu grasses, végétales mais protéinées, comme nous l'avons vu au chapitre précédent.

Le *Livre blanc de la diététique* écrit sous la direction du Professeur Dupin avec le concours de nombreux nutritionnistes du XXe siècle a été appelé « la bible du comportement alimentaire » et c'est bien dans ce livre que l'on rappelle qu'il faut « revenir aux protéines végétales longtemps boudées par nos contemporains ». J'y pense et puis j'oublie ? Quel dommage que tous ces excellents conseils n'arrivent pas à faire une révolution en profondeur chez nos contemporains civilisés littéralement obsédés par la protéine animale. Ce n'est d'ailleurs même plus 1 g de protéine par kilo de poids que l'on consomme mais quasiment le double. Les protéines sont présentées comme une panacée pour les gros, mais aussi pour les sportifs dans les salles de sport et tous nos jeunes pensent qu'ils vont se faire du muscle comme de beaux étalons... mangeurs d'avoine et d'orge, on s'en souvient? Selon le Professeur Moneret-Vautrin, les protéines extraites, liquides, concentrées, sont un risque énorme d'**allergies** pour les années à venir. C'est en effet aux protéines que l'on allergise et cela d'autant plus qu'elles sont extraites, liquides et concentrées. Où allons-nous!?

— ***Mais pourtant on m'a dit que les régimes mal équilibrés faisaient perdre du muscle et qu'il faut beaucoup de protéines pour perdre de la masse grasse et non du muscle.***

— Un champion de culturisme américain déclarait en 1985 dans un journal de sport qu'il était « végétalien ». Il ne consommait strictement aucune protéine animale et ne prenait aucun complément alimentaire. Évidemment depuis, il n'est plus le seul à faire du muscle avec des protéines végétales exclusivement.

— ***Alors c'est possible?***

— Oui, c'est possible de faire des repas sains et équilibrés avec des végétaux. Ils seront beaucoup plus copieux que les repas contenant des protéines animales. En effet, les sources de protéines animales que sont notamment les viandes, œufs, produits laitiers, poissons, ont des graisses saturées et du cholestérol et doivent donc être restreintes. Si je ne limite jamais les tranches de pain à mes patients, par contre s'ils mangent des produits animaux, je leur demande de ne manger que les produits suivants et de les limiter, au choix, à:

- 150 g par jour si viandes blanches (poulet, dinde) ou
- 100 g par jour si viandes grasses (agneau, mouton sans le gras) ou
- 200 g par jour si poissons
- 3 œufs par semaine
- 30 g par jour si fromage de brebis ou
- 50 g par jour si fromage de chèvre (il est moins gras que le fromage de brebis) ou
- 1 ou 2 yaourts maigres s'il n'y a pas eu d'autres sources animales.

Je limite aussi les légumineuses qui contiennent des purines à 50 g pesées crues. Cela suffit. Quant aux oléagineux, ils donnent très bon goût aux préparations mais ils ont toujours été interdits dans les régimes amaigrissants et pour cause : 7000 calories au kilo, 700 calories au 100 g. Il faut en mettre de petites quantités pour le goût, parce que cela coupe l'appétit et aussi parce qu'elles contiennent d'excellentes graisses protectrices cardiovasculaires, ce qui n'est pas le cas des graisses saturées qui accompagnent les protéines animales.

— ***Moi je ne supporte pas les légumineuses. Je ballonne, je gonfle.***

— Moi aussi.

— ***Alors vous mangez souvent des protéines animales pour avoir les muscles, le tonus et la force que vous avez à 60 ans !***

— Non, pourquoi ?

— ***Eh bien pour la lysine comme vous l'avez expliqué, sinon il n'y a pas une bonne complémentation.***

— Heureusement que le Créateur est généreux et qu'il y a d'autres solutions pour ceux qui ne peuvent pas du tout consommer de légumineuses. Mais puisque l'on parle de légumineuses disons que les gaz ne sont pas forcément un signe d'intolérance alimentaire mais parfois de mauvaise cuisson. Il est important de faire tremper les légumineuses toute une nuit, de les rincer abondamment puis de les cuire jusqu'à tendreté parfaite dans de l'eau claire. Par contre si même préparées comme cela les légumineuses vous ballonnent (ventre de femme enceinte de 5 mois !), si vous bloquez votre amaigrissement, alors vous trouverez votre source de lysine dans :

- la levure alimentaire qui contient 48 % de protéines ;
- l'amarante, une plante peu connue qui contient 14,6 % de protéines mais aussi 214 mg de calcium pour 100 g et BEAUCOUP DE LYSINE ;
- ou tout simplement faites comme moi plaisir à votre marchand de légumes dont le petit garçon disait quand il me voyait arriver : « C'est Élisabeth, elle va prendre plein de légumes et tu vas avoir des sous ». 350 g de carottes apportent autant de lysine que 50 g de légumes secs et les légumes, on le verra, c'est bien pour de nombreuses raisons.

— ***Oui, mais riz avec légumes c'est régime-régime !***

— Vous pouvez relever le goût avec des condiments comme le safran et du poivre d'âne comme on appelle en Provence la sarriette, car le curry utilisé habituellement contient du poivre qui peut augmenter la faim. Complétez votre riz avec quelques noisettes ou des pistaches légèrement grillées. Vous aurez un si bon goût que ce jour-là, la viande ne vous manquera pas.

Alors prêt pour l'alternance ? Vous verrez que c'est mieux qu'en politique. C'est si bien que beaucoup de mes patients finissent par manger plusieurs fois d'affilée dans la semaine la solution végétarienne tant elle les comble au niveau de la satiété, du plaisir et de l'économie... La solution viande devient alors plus occasionnelle pour la plus grande joie de leurs artères qui se portent mieux avec un cholestérol normalisé. De toutes façons actuellement ce qui se passe au niveau des médias commence sérieusement à affoler les consommateurs qui justement cherchent des alternatives, et pas seulement pour maigrir : vaches folles, listériose, grippe aviaire, poissons au mercure ou pollués par les marées noires, etc... « *Mais qu'allons-nous donc manger* » titrait une édition spéciale du journal l'Express du début du millénaire...

— ***Mais cela fait tout changer. Mon mari et mes enfants ne voudront pas.***

— C'est pour eux que je vous conseille des recettes qui ressemblent à des pâtés, des farcis, des steaks. Lorsque j'ai connu cette façon alternative de se nourrir et de perdre du poids, j'étais attirée par tout ce qui pouvait ressembler à ce que j'avais l'habitude de manger. Mais actuellement je me régale plus encore dans la simplicité d'une céréale bien cuite avec de bons petits légumes biologiques, ou encore avec des desserts à base de fruits secs et de noix.

Je pense que les nombreux régimes privatifs auxquels nous avons été soumis, nous les gros pendant des années, nous rendent obsédés par la nourriture. Or l'organisme une fois comblé ne réclame plus autant de sucres et de graisses. Au bout d'un certain temps, les quantités sont même tout naturellement diminuées. Je propose l'inverse de ce qui est fait dans les régimes amaigrissants. Je donne aux patients la possibilité de manger à volonté, du pain et des légumes et des céréales (mais pas des graisses). Le patient va ainsi freiner son hypothalamus, régulariser les anomalies, équilibrer son corps. Au fur et à mesure qu'il maigrira, il aura de moins en moins besoin de manger et réduira de lui-même les quantités.

Les régimes classiques, au contraire, frustrent le patient et quand il arrête, il se jette sur tout ce qui lui était interdit ou limité et... il reprend tous les kilos perdus. Cela est bien connu.

Alors, prêt pour MANGER?

LE NOUVEAU VISAGE DE L'EXCÈS DE PROTÉINES

On parle maintenant, même en Europe, d'obésité mondiale aux proportions alarmantes. On déclare, par exemple, que le poids des conscrits allemands augmente de presque 400 g par année, alors que leur taille moyenne diminue. On retrouve les mêmes chiffres en Autriche, en Norvège, et en Angleterre. On affirme que cette prévalence à la hausse de l'obésité coïncide avec une popularité croissante des menus riches en protéines animales. En Allemagne, on consomme 100 kg de viande par an. Les enfants mangent environ 3 fois plus de protéines que recommandées. Les bébés de 6 à 12 mois reçoivent jusqu'à 5 g/kg de poids en protéines. Or ces protéines sont non seulement animales, mais également assaisonnées avec un acide aminé déclaré toxique pour les cellules neuronales: le glutamate monosodique (MSG). Cet arôme déclaré «naturel» se cache derrière plus de 25 différents noms et peut même se retrouver dans le café servi dans les comptoirs de restauration rapide. Il cause **obésité**, **voracité** et **petite taille** chez les rats dont les mères en ont consommé pendant la gestation et au cours de l'allaitement. Les mâles y sont plus sensibles que les femelles. Qu'il soit injecté ou pris oralement, le glutamate monosodique, à des doses à peine plus élevées que celles que l'on retrouve dans l'alimentation humaine de style américain, présente un fort potentiel de destruction de la régulation hypothalamique de l'appétit et provoque la voracité. C'est ainsi que plusieurs chercheurs déclarant qu'il se trouve à la base de la propension mondiale à l'obésité, suggèrent de reconsidérer les taux quotidiens recommandés d'acides aminés et de protéines, et « de s'abstenir des régimes populaires riches en protéines, et, particulièrement, d'y ajouter les aromatisants à base de MSG »[1, 2].

Références

1. Hermanussen M., Tresguerres J. A., Does high glutamate intake cause obesity? *J Pediatr Endocrinol Metab* 16 (7): 965-968, septembre 2003.

2. Hermanussen M., Garcia A.P., Sunder M., Voigt M., Salazar V., Tresguerres J.A., Obesity, voracity, and short stature: the impact of glutamate on the regulation of appetite, *Eur J Clin Nutr* 60(1): 25-31, janvier 2006.

7

Alors les graisses dans tout ça?

C'EST peut-être le thème qui paraît principal dans un livre sur l'obésité et pourtant en parler devient presque superflu si l'on considère les chapitres précédents.

Je m'explique : lorsque l'on mange correctement la fameuse base alimentaire idéale, c'est-à-dire suffisamment de glucides lents sous forme de céréales complètes accompagnées de beaucoup de légumes et d'un peu de légumineuses, il y a bien peu de graisses. Et ce qui contient des graisses devient alors secondaire, un complément, et les calories lipidiques sont forcément moindres. Les graisses donnent du goût, mais en aucun cas elles ne doivent dominer. Par contre, si vous faites un régime « classique », vous êtes obligé de vous centrer sur la calorie puisque tout ce qui compose la base alimentaire du civilisé est riche en graisses. On comprend que les produits à 0 % prennent alors de l'importance dans ce type de régime.

— ***Et dans votre base alimentaire Dr Colmant, est-ce que tous ces glucides ne finissent pas par donner des graisses aussi ?***

— Certes sous forme blanche, raffinée, on a vu que les céréales peuvent déclencher l'insuline en excès et que cette hormone met en marche la lipogenèse, ce qui conduit à la fabrication des graisses. Par contre si elles sont complètes, non raffinées et biologiques, les fibres, les vitamines et les oligoéléments qu'elles contiennent éviteront l'hyperinsulinisme. Il n'y aura donc pas de fabrication abusive de graisses.

— ***C'est intéressant, d'accord, mais il y a aussi des graisses dans ces aliments. Vous avez dit, je m'en souviens, qu'il y a un germe de céréale avec des acides gras essentiels, donc des graisses, des calories aussi.***

— Il y a une différence, que peu de personnes connaissent, entre un aliment animal et un aliment végétal entier. Mes recherches m'ont amenée à lire le livre du Dr Zane Kime *Sunlight Can Save Your Life* et une de ses idées singulières, à savoir que l'huile est un aliment « raffiné », devrait selon moi être enseignée à la faculté car de nombreux ouvrages et articles sur les graisses manquent de clarté. Saviez-vous combien d'épis de maïs il nous faudrait consommer pour obtenir l'équivalent de deux cuillères à soupe d'huile de maïs, ce qui est la quantité à ne pas dépasser par jour pour vous qui voulez maigrir ? Allez, dites un chiffre !

— ***...4, ...6...***

— Vous êtes loin du compte : **24** ! Oui 24 épis de maïs donneront deux cuillères à soupe d'huile, soit 20 g, soit 180 calories. Ainsi, il est facile de comprendre que de bonnes quantités de céréales complètes, avec leur germe et leurs fibres, ne vont pas vous apporter des quantités aussi énormes de graisses ni de calories.

— ***Mais si vous avez parlé des acides gras « essentiels », c'est donc que c'est important les graisses ?***

— Oui, c'est important… mais à petites doses, la qualité primant sur la quantité.

— ***Expliquez-nous.***

— Les lipides ou graisses servent à « capitonner » notre corps. Être assis sur une chaise dure n'est pas agréable pour une personne trop osseuse, trop maigre. Ils servent aussi de combustible quand il fait froid et protègent par exemple les Esquimaux des grandes variations de température.

— ***Et pourquoi ces Esquimaux n'ont-ils pas de maladies cardiovasculaires en mangeant si gras ?***

— Attention ! Dans un rapport de l'expédition Hoygaard de 1936 dans l'Est du Groenland, la santé des Esquimaux n'est pas peinte sous les meilleures couleurs. Le Dr Ralph Bircher rapporte : « Ces hommes paraissent sains, rieurs, en bonne forme physique et intelligents pendant leur jeunesse, c'est-à-dire jusqu'à 25 ans ; dès l'âge de 35 ans ils ont perdu leur vigueur, leur énergie, leur adresse, ils deviennent mous, empâtés, et sévèrement artérioscléreux, séniles et meurent de la grippe ou d'un accident de chasse. L'âge moyen ne dépasse pas 27 ½ ans. Comparez avec la jeunesse, les performances, la puissance des Hunzas, même âgés ! Ceci démontre que l'alimentation des Hunzas, essentiellement faite de céréales complètes accompagnées de feuilles vertes en abondance, profite à la nature humaine. » Les Esquimaux utilisent leurs graisses comme combustible et ils consomment certaines graisses riches en oméga 3 que l'on pense être protectrices vis-à-vis des maladies cardiovasculaires. Vous en avez sans doute déjà entendu parler dans les journaux.

— ***Un peu, pas bien, en fait, je n'ai pas trop compris.***

— Quelques rappels de base. Il existe trois constituants de la matière vivante : les *protides*, ces aliments bâtisseurs dont il existe de nombreuses variétés en fonction des combinaisons d'acides aminés ; les *glucides*, ces carburants pour la vie qui peuvent être d'assimilation lente ou rapide selon la grandeur des molécules ; les *lipides* ou graisses que l'on trouve aussi sous plusieurs formes.

— ***Oui, il y en a qui sont dures et d'autres liquides.***

— En effet à température ambiante, on distingue : les graisses solides, le gras de la viande ; les graisses liquides, les huiles ; et pour ceux qui vont un peu plus loin, on a les *graisses saturées*, surtout dans les graisses animales (viandes, fromages, œufs) et les *graisses insaturées*, surtout dans les graisses végétales.

Voici une illustration qui n'est qu'une anecdote, pour vous permettre d'avancer dans la compréhension de ces données peut-être difficiles : une maman amène ses deux petits enfants à la crèche. Ils ont deux ans et trois ans et elle les tient par la main. Elle porte aussi un bébé sur son dos et elle est enceinte. Sa voisine lui demande si elle peut amener ses deux enfants à l'école. Pensez-vous qu'il serait raisonnable qu'elle accepte ? Non, elle est saturée : elle n'a pas de main libre ! Ainsi les *graisses saturées* n'ont pas de « bras libre ». En médecine on dit qu'elles n'ont pas de double liaison.

Ces graisses sont solides à la température ambiante. Ce sont elles qui élèvent le taux du cholestérol dans le sang. On les retrouve en abondance dans tous les produits animaux. Il existe quelques exceptions à cette règle : les huiles végétales de palme et palmiste, de coco (coprah), de cacao et de coton, liquides à la température de la pièce, sont également riches en acides gras saturés mais elles ne contiennent pas de cholestérol et, contrairement aux graisses animales saturées, elles ont un bas point de fusion et fondent aux alentours de 10 degrés centigrades comme les huiles insaturées. Par contre, il ne faut pas en abuser pour autant.

Une étude datée de 1938 avait révélé que les pompiers de Minneapolis aux États-Unis faisaient plus d'infarctus du myocarde que le reste de la population et l'on avait rattaché cela au fait qu'ils avaient davantage de stress. Un peu plus tard en 1950, on découvre que les Bantous d'Afrique qui vivent d'un régime où les graisses ne représentent que 10 % des calories (contre 42 % en France et 45 % aux Etats-Unis) ont un taux de mortalité par crise cardiaque de presque zéro ! Des autopsies pratiquées sur 42 Bantous décédés accidentellement ont été incapables de déceler la plus petite trace d'athérosclérose. Leur taux habituel de cholestérol varie entre 90 et 120 mg %. Ne subissent-ils absolument pas de stress ?

C'est à cette époque que débutent de nombreuses autres études qui démontreront que les graisses animales et le cholestérol produisent des dépôts dans les artères, ceux-ci pouvant être aggravés par le tabagisme. C'est au point que l'on ne voit plus l'entrée des petits vaisseaux tant ils sont envahis par des lobules graisseux brillants ! Dans une artère en bon état, lisse, les « ouvertures nourricières de l'artère » se voient nettement. L'envahissement des artères par le cholestérol et le calcium durcit et fragilise leurs parois. Cela constitue un point d'appel pour les thrombocytes ou plaquettes qui s'y agglomèrent et forment un thrombus (caillot, bouchon) conduisant à une thrombose. C'est un peu comme quand une tuyauterie se bouche. Si ça se bouche au niveau du cœur, c'est un infarctus ; si c'est une petite zone qui se nécrose (qui s'abîme, se détruit parce qu'elle n'est plus irriguée), c'est un infarctus dont on se sortira, car seule une petite zone est comme de la farce, d'où le nom d'infarctus ; si c'est en haut que la coronaire se bouche, le cœur tout entier n'est plus irrigué et c'est la crise cardiaque qui ne pardonne pas ; si cette thrombose survient au niveau cérébral, bouchant une artère du cerveau, c'est l'hémiplégie (plus ou moins la paralysie, voire la perte de la parole ou aphasie) ; si c'est au niveau des jambes, c'est l'artérite qui fait qu'au bout de quelques mètres on ne peut plus avancer à cause de la survenue d'une douleur violente.

Ce n'est certes pas une petite affaire que de consommer trop de produits animaux riches en cholestérol. Et sachons-le bien : trop de graisses animales égalent toujours trop de cholestérol.

Les *graisses insaturées* contrairement aux graisses saturées peuvent encore attraper quelque chose par leur double liaison et à cet égard elles deviennent dangereuses dans **certaines conditions**.

— *???*

— Laissez-moi vous raconter une histoire vraie. Il y a une trentaine d'années, ceux qui ont les cheveux blancs s'en souviennent peut-être, on nous donnait des affiches publicitaires pour mettre dans les salles d'attente des cabinets médicaux où l'on pouvait lire: « Mangez de l'huile de maïs, de pépins de raisin et de germe de blé ». Ces pubs ont cependant disparu assez vite. Elles étaient nées à la suite d'études faites sur des groupes de végétaliens, ces individus qui ne mangent pas de produits ni sous-produits animaux et qui avaient 50 % de moins de maladies de civilisation. On avait alors raisonné que cela devait être dû au fait qu'ils consommaient surtout des graisses végétales poly-insaturées et peu de graisses saturées.

Les graisses végétales contiennent des acides gras essentiels, les acides linoléique et linolénique, qui sont les constituants des membranes de toutes nos cellules. Elles sont donc très importantes. Mais cela peut aussi devenir dangereux. En effet, le Créateur a placé ces graisses DANS le germe des grains (maïs, blé) ou DANS les protéagineux (soja) ou DANS les fruits oléagineux (noix, amande, etc.)

— ***Et est-ce que cela fait une différence que ces graisses soient dans la graine ou dans une bouteille d'huile?***

— Oui, une différence capitale. Ce n'est pas un hasard si dans la nature les graisses poly-insaturées indispensables à la vie sont dans un grain ou protégées par une coque et donc à l'abri de la chaleur, de la lumière, de l'oxygène. Vous vous rappelez que ce type de graisse a des « petits bras libres » pour attraper quelque chose et ce quelque chose qu'il attrape, c'est l'oxygène et cela produit de l'oxydation. De plus pour faire de l'huile, ces graisses végétales sont chauffées pour favoriser l'extraction: plus la graine est dure, plus l'extraction par première pression à froid est difficile. Imaginez la difficulté pour extraire à froid de l'huile d'un pépin de raisin ou d'un grain de maïs! Le fait de chauffer ces bonnes graisses ne les laisse pas intactes : présentes dans la nature sous la forme *cis* elles deviennent *trans.* Imaginez ça : je suis bouclée (comme la forme *cis*) et ma sœur a les cheveux raides (comme la forme *trans*). Si on me raidissait les cheveux comme elle, je ne serais plus tout à fait moi...

De même, on a modifié l'identité, l'allure et la fonction, le rôle de ces graisses en les transformant. Ce qui était une merveille de la nature est devenu un risque de maladies. En voulant lutter contre les graisses saturées, on a poussé à l'usage des graisses poly-insaturées, ce qui a amené non pas la baisse supputée des maladies cardio-vasculaires mais en fait **une augmentation des cancers**. On a invoqué le problème des radicaux libres qui provoquent le rancissement, et également le problème de la conformation chimique différente des huiles pour lesquelles le raffinage, les traitements chimiques et l'hydrogénation (qui durcit les huiles pour en faire des margarines) ont entraîné le passage de la forme *cis* normale (les molécules de l'acide gras sont coudées et disposées en angle ou en forme de fer à cheval), à la forme *trans* (les molécules sont dans le prolongement l'une de l'autre, en ligne).

Les graisses poly-insaturées ne peuvent pas être sorties de leur contexte sans danger. Toujours naturellement associées à des anti-oxydants (sélénium, carotène, vitamine E, vitamine C), les acides gras essentiels (acides linoléique et linolénique) sont indispensables... *mais en petite quantité,* d'où l'intérêt, et il est important de le souligner, d'utiliser des aliments intégraux qui contiennent ce qu'on appelle la vitamine F : c'est-à-dire les oléagineux (graines et noix diverses) consommés par les pays n'ayant pas nos maladies de civilisation et revenant à l'honneur dans divers pays qui tiennent compte des récentes études épidémiologiques. Les graisses situées à l'intérieur des graines (de tournesol, de sésame, de citrouille, de lin) ou des noix (de Cajou, de Grenoble, du Brésil, pistaches, noisettes, amandes) sont étonnamment protégées de l'oxygène et de la lumière par leurs coques épaisses et leur peau brune. Ces aliments sains sont aussi libres de radicaux libres cancérigènes. Leur membrane cellulaire est composée d'acides gras *cis* qui opposent une barrière au passage des produits cancérigènes qui risquent d'altérer le noyau de la cellule et ses chromosomes.

La nature est ainsi faite que lorsque l'on respecte ses lois, elle est protectrice; mais si l'on va à contre-courant de son protocole, on ne manquera pas d'en subir les conséquences. Un auteur pour lequel j'ai énormément de respect a dit: « La santé dépend de l'observation de lois immuables. La maladie est la conséquence de la violation de ces mêmes lois. » (E. G. White)

— ***Quelle histoire! Mais souvent on voit sur les bouteilles du commerce qu'il y a des anti-oxydants.***

— Oui, on sait que l'oxydation est dangereuse et on rajoute alors des anti-oxydants aux huiles qui ont été raffinées. Je le répète: dans la nature, les graisses non raffinées sont DANS les fruits oléagineux, DANS le germe des céréales, DANS les graines, DANS les légumineuses comme le soja ou les cacahuètes. Ces graisses non raffinées sont toujours accompagnées d'anti-oxydants naturels: vitamines A, C, E, sélénium qui accompagnent ou escortent « tout naturellement » les acides gras essentiels, ces constituants si importants de notre corps. L'industrie alimentaire s'est permise de se débarrasser des fibres, des vitamines, des minéraux puis de rajouter des anti-oxydants chimiques.

— ***Et les oméga 3?***

— C'est le nom que l'on a donné aux graisses des poissons des mers froides : sardine, maquereau, hareng, thon. Ces graisses ont été appelées oméga 3 par rapport aux trois doubles liaisons des acides gras poly-insaturés. Certaines études dans les années 1970 et 1980 leur ont prêté un effet cardioprotecteur car on croyait que ces huiles pouvaient diminuer la concentration des graisses dans le sang. Aujourd'hui, on considère que leur effet est neutre : les huiles marines n'élèvent ni n'abaissent le cholestérol sanguin. On affirme que les mérites vantés des oméga 3 sont non prouvés mais qu'ils ont donné lieu à une formidable publicité et commercialisation de gélules et autres compléments riches en oméga 3. Par contre on ne parle pas d'un effet secondaire sérieux des huiles de poisson : elles augmentent la fréquence des hémorragies.

Le précurseur métabolique de cette famille d'acides gras poly-insaturés est l'acide linolénique dont les sources ne sont pas seulement animales (saumon, etc.) mais aussi végétales. Il se retrouve dans les graines de lin (le Dr Kousmine les a employées avec succès dans de nombreuses maladies de civilisation) ; dans le pourpier que les Crétois consomment régulièrement; dans le colza débarrassé de l'acide érucique; dans la caméline, une brassicacée comme la moutarde; dans les noix; dans le soja; dans le blé.

— ***C'est bien compliqué ces histoires de graisses !***

— C'est juste. Plus simplement, souvenez-vous que la base alimentaire : céréales complètes plus légumes avec un peu de légumineuses et d'oléagineux, serait idéale pour tous. C'est la base alimentaire des peuples en forme qui ont peu de maladies de civilisation et en particulier peu de maladies cardiovasculaires. Il est donc souhaitable de mettre en garde contre l'abus des graisses quelles qu'elles soient. Les 30 % de lipides sont un véritable maximum. Aux États-Unis, on souhaiterait ne pas dépasser les 22 %. Certains pays protégés comme le Japon sont à 15 % : ils ne consomment pas de laitages, ne consomment presque pas de viandes rouges mais mangent du poisson en petite quantité. Dans la plupart des pays n'ayant pas accédé au mode de vie des pays industrialisés, les lipides dans la ration alimentaire sont de l'ordre de 10 à 15 % alors qu'aux États-Unis ils sont de l'ordre de 45 %. En France, les calories apportées par les graisses sont de l'ordre de 40 % et l'on voudrait tendre vers 30 % ce qui serait encore le double des Japonais. Les études de Renaud, chercheur à l'INSERM de Lyon, spécialiste des lipides, ont démontré que si l'apport d'acide linoléique est supérieur à 15 %, il y a augmentation de l'agrégation plaquettaire et du risque de thrombose.

Renaud a par ailleurs souligné l'intérêt de l'huile d'olive ou de l'huile de colza sans acide érucique qui sont riches en acides gras mono-insaturés *cis* et peu riches en acides gras poly-insaturés. Par contre les huiles de maïs et de soja ne sont pas conseillées: elles ne sont pas de première pression à froid et comportent des gras *trans*. L'huile d'arachide risque de multiplier les réactions de type allergique chez les sujets allergiques à la cacahuète. Il faut aussi mettre de côté toutes les graisses hydrogénées qui sont riches en gras *trans* cancérigènes.

Pour rester pratique et accessible, permettez-moi de vous conseiller dans un premier temps un repas du soir très pauvre en gras. En mangeant trop gras le soir, le système digestif est sollicité toute la nuit et le MIC ne peut commencer son travail.

— ***Qu'est-ce que c'est encore que ce micmac ?***

— Non MIC tout court. Le MIC est une sorte d'onde de nettoyage de notre intestin qui ne peut commencer que lorsque l'estomac est vide. Or un repas gras le soir est le gage d'un estomac plein toute la nuit et pour le plus grand nombre fonctionnant 23 h ou même 24 h sur 24. Nos produits toxiques sont alors mal éliminés. Manger gras le soir, c'est selon les individus :

- être réveillé par sa vésicule biliaire entre minuit et 2 h du matin ;
- avoir des boutons ;
- favoriser pour les asthmatiques la survenue d'une crise ;
- augmenter les risques d'infarctus ;
- avoir une langue chargée, blanche, le matin avec une mauvaise haleine ;
- faire de l'insomnie.

Réduisons notre consommation de gras le soir : c'est bon pour un sommeil réparateur, la récupération physique au cours de la nuit et la pleine forme au lever.

LA PENSÉE DU JOUR À METTRE EN PRATIQUE :

Je mange le soir plus de produits végétaux complets, intégraux, à quoi rien ne manque.

Corollaire : mon estomac est bien rempli et aura moins besoin de recourir aux produits et sous-produits animaux que je diminue. J'aurais donc moins de calories, de graisses, de cholestérol le soir... ET JE MAIGRIS encore davantage.

Entre parenthèses

Adopter un régime pauvre en graisses ne vous permettra pas seulement de maigrir mais aussi de diminuer considérablement vos risques de cancers. Dans un article intitulé « Perdre du poids peut-il prévenir le cancer? », Wolin et Colditz ont répondu: « Nous concluons que perdre du poids pourrait prévenir une grande partie des cancers courants[1]. » Le Women's Health Initiative Dietary Modification Randomized Controlled Trial, un essai contrôlé d'intervention, a étudié pendant plus de huit ans les effets sur l'incidence de divers cancers féminins, de **la diminution de l'apport de graisses totales à 20% de l'apport calorique** en augmentant la consommation de fruits et légumes d'au moins 5 fois par jour et de céréales d'au moins 6 fois par jour. Ces modifications du mode d'alimentation étudiées chez près de 40 000 femmes de 50 à 79 ans ont permis d'établir qu'un régime pauvre en graisses pouvait réduire leur risque d'avoir le cancer des ovaires de 40% tout en diminuant les risques d'avoir un cancer de l'endomètre et du sein. En effet, les tests sanguins ont révélé chez les femmes qui avaient adopté le régime pauvre en graisses, une réduction de 15 % de l'oestradiol, une forme active d'œstrogène qui est cancérigène[2].

Références

1. Wolin K.Y., Colditz G.A., Can weight loss prevent cancer? *Br J Cancer* 99(7): 995-999, Oct 7, 2008.

2. Prentice R.L., et al., Low-fat dietary pattern and cancer incidence in the Women's Health Initiative Dietary Modification Randomized Controlled Trial, *J Natl Cancer Inst* 100 (4): 284, Feb 20, 2008.

8

Mettez de la couleur dans votre vie!

« Ce qui importe ce n'est pas d'ajouter des années à la vie mais de la vie aux années. »

Dr Alexis Carrel

« Aucun mode d'activité humaine, pas même la Médecine, n'a autant d'importance pour la Santé que l'Agriculture. »

Professeur Delbet, Académie des Sciences, 1934

DANS tous les régimes amaigrissants on vous dit: « Et des légumes, vous en mangez ? » De la fameuse affirmation « la ligne = haricots verts », au Programme National Nutrition Santé (PNNS), les conseils se multiplient de consommer au moins 5 à 6 légumes et fruits par jour. De grandes affiches éditées par la Sécurité Sociale tentent de convaincre les Français d'insister sur ces aliments, et cela d'autant plus que l'on vient de découvrir (scientifiquement s'il vous plaît) qu'ils étaient protecteurs des maladies cardiovasculaires et des cancers, les deux maladies tueuses de ce troisième millénaire.

Répétons-le : le carotène (provitamine A) des légumes vert foncé et orange rouge, la vitamine C de ces fruits et légumes, s'ils sont mangés crus, sont des éléments anti-radicaux libres. On découvre aussi certaines substances anticancéreuses : le *sulforaphane et les dithiolthiones* contenus dans le brocoli font de cet aliment, mais aussi de tous les crucifères (chou-fleur, chou de Bruxelles, chou vert, chou rouge, etc.), de puissants préventifs du cancer, et les graines germées de brocoli sont une forme plus protectrice encore, car ces substances bloquent les dommages des carcinogènes sur l'ADN ; les *allylsulfides (composés sulfurés)* de l'ail et de l'oignon éliminent les carcinogènes du corps ; les *phénosténols* de la betterave et des épinards sont importants ; le *lycopène* de la tomate abaisse de 45 % le risque de cancer de la prostate chez les hommes qui en consomment dix fois par semaine (vive la sauce tomate !). Le kiwi a aussi été déclaré anticancéreux. Il faut également se rappeler que les fruits et les légumes sont riches en myoinositol qui est important pour prévenir chez les diabétiques les neuropathies, et en acide folique qui est anti-anémique.

En fait les épidémiologistes et les scientifiques en général recommandent tous une plus grande consommation de fruits et de légumes. Leurs conclusions découlent de centaines de rapports d'experts faisant suite à différentes études notamment sur les Crétois et sur bien d'autres groupes comme les végétariens adventistes du septième jour en Californie. Ces derniers étudiés depuis 1955 ont 50 % de moins de maladies de civilisation que leurs compatriotes californiens ayant un autre mode de vie et d'alimentation. L'Organisation mondiale de la santé recommande d'atteindre un but de 400 g de fruits et légumes par jour, en plus des pommes de terre, avec au moins 30 g de légumineuses, noix et graines.

Néanmoins ces végétaux protègent non seulement contre le cancer et la crise cardiaque mais aussi contre les cataractes grâce au carotène ; contre les anémies grâce à la vitamine C qui maximise l'absorption du fer dans les intestins ; contre la xérophtalmie et le scorbut grâce au carotène et à la vitamine C. De nombreux fruits et légumes sont riches en fibres et en potassium. Les fibres aident au contrôle du diabète et des taux de cholestérol élevés, et protègent contre les diverticules et d'autres désordres digestifs. Le potassium peut aider à la prévention et au contrôle de l'hypertension et donc aide à réduire les risques subséquents d'accident vasculaire cérébral et de maladie cardiaque. Les légumes et les fruits contiennent très peu de graisses et sont faibles en calories, les avocats et les fruits secs exceptés. Les régimes riches en fruits et légumes protègent donc de l'obésité et ainsi du risque de maladie cardiovasculaire mais également des cancers associés à l'embonpoint et l'obésité.

Les experts disent « oui, oui, oui les légumes et les fruits frais ». « Non, non, non » disent les enfants et les civilisés. Mais pourquoi nos enfants n'aiment-ils plus croquer à pleines dents dans les fruits ni manger des légumes ? D'ailleurs, il faut avouer que leurs parents n'aiment plus ça non plus... En effet, aujourd'hui, bien des fruits et des légumes ont tous à peu près le même goût, pour ne pas dire qu'ils n'ont pas de goût. Ils sont fades et sans saveur, et généralement, trop gorgés d'eau, ils sont pauvres en minéraux et oligoéléments. Or c'est leur richesse en vitamines et en minéraux qui leur donne leur goût et leur véritable valeur nutritionnelle.

Les travaux du Professeur Joyeux ont confirmé l'intérêt d'aliments biologiques sur la quantité en vitamines et en oligoéléments. En 1973 un comité d'experts, à la demande de l'Organisation mondiale de la santé, présentait un rapport intitulé « Les oligoéléments en nutrition humaine » (no 532). Une de ses conclusions se lit ainsi : « Diverses innovations dans les techniques agricoles peuvent influer sur la teneur des aliments en oligoéléments. Ainsi il peut arriver que la composition de certains constituants de base de l'alimentation se trouve modifiée par :

- l'introduction de nouvelles variétés de plantes ;
- l'utilisation de produits chimiques en agriculture (ceux-ci peuvent avoir des effets similaires à ceux de l'œstradiol et sont appelés xéno-œstrogènes. Ils peuvent stimuler l'expression des gènes œstrogénodépendants.) ;
- l'adoption de nouvelles méthodes d'alimentation des animaux de ferme ;
- l'application d'autres découvertes scientifiques visant à accroître la production alimentaire et les rendements. »

Les conséquences sur la santé sont énormes. Le Dr Burlingame de l'Organisation des Nations Unies pour l'alimentation et l'agriculture a expliqué : « Nombre de ceux qui souffrent d'un excédent pondéral sont affaiblis par **un troisième type de malnutrition** : le manque de vitamines et de minéraux, à savoir la carence en oligoéléments. On pensait autrefois que si les régimes alimentaires étaient suffisamment énergétiques, les micronutriments suivraient. Mais les gens mangent de plus en plus de nourriture bon marché qui remplit l'estomac sans fournir à l'organisme les oligoéléments dont il a besoin. »

— ***À quoi ça sert les oligoéléments ?***

— Laissez-moi vous présenter une métaphore. Devant votre porte, une magnifique voiture vous attend. Elle vous est offerte et vous rêvez déjà aux voyages que vous pourrez effectuer confortablement. Tout a été prévu : l'essence, l'huile... Elle a été vérifiée et il y a même un chauffeur. Seulement voilà impossible de partir ! Malgré sa carrosserie rutilante, son plein d'essence, impossible d'aller plus loin. Que manque-t-il ? Il manque la clé de contact. C'est l'image de nos civilisés :

- des protéines en excès (la carrosserie) ;
- des glucides rapides qui avant étaient lents (le réservoir d'essence) ;
- des lipides indispensables comme les fameux oméga 3 tant vantés (sans eux on peut couler une bielle comme dans les voitures où un petit manque d'huile dans le circuit moteur peut provoquer une catastrophe). Mais il manque la clé de contact, il manque les éléments traces indispensables à toutes les réactions chimiques. Il manque les éléments qui permettent un bon métabolisme protidique, glucidique et lipidique.

Au début du XXe siècle, il y a eu la découverte des vitamines et des minéraux et l'industrie pharmaceutique s'en est emparée pour en faire des médicaments. En ce début de XXIe siècle, on parle de la révolution des phytonutriments mais les chercheurs insistent sur le fait qu'il n'existe qu'une seule façon de les obtenir et d'en jouir : il faut **manger** fruits, légumes, légumineuses et céréales tels que la nature les fait pousser, et il faut en manger beaucoup. Les phytonutriments donnent à l'aliment végétal son odeur, sa couleur, sa texture et ils nous apportent une protection, tout comme à la plante, contre les divers éléments capables de désorganiser notre organisme et de le rendre malade. Les phytonutriments sont affublés de noms qui peuvent nous paraître étranges (lignames, sulfures allyliques, indoles et isothiocyanates, flavonoïdes, isoflavones, acide phytique, caroténoïdes, polyphénols, saponines) mais leurs actions de neutralisation des radicaux libres, d'évacuation des déchets chimiques toxiques et de régulation des hormones en font des substances indispensables dans la lutte contre les maladies de civilisation. Une consommation élevée de fruits et légumes est une condition sine qua non de la santé pour tous. Récemment plusieurs articles ont confirmé les effets protecteurs d'une consommation élevée de fruits et légumes sur la survenue de l'ostéoporose[1].

Parlons d'un oligoélément spécifique, le magnésium. « Il n'est aucun organe, ni aucune fonction qui ne peuvent pâtir d'un déficit magnésique. Il exerce un rôle physiologique s'extériorisant différemment comme tout trouble ionique, selon le terrain auquel il s'attaque », a déclaré le Dr Durlach. Le magnésium diminue l'excitabilité neuromusculaire. Il participe à tous les grands métabolismes :

- glucidique, lipidique, protidique
- équilibre acido-basique
- phénomènes d'oxydo-réduction
- synthèse de certaines hormones
- maintien du potassium dans la cellule
- stimulant des défenses immunitaires
- anti-infectieux
- anticancéreux
- protecteur contre toutes sortes d'agressions : antistress, anti-hypoxique, anti-allergique, anti-inflammatoire, radio protecteur, régulateur thermique
- action identique à celle de la vitamine D sur le métabolisme du phosphore et du calcium.

La carence ou le déficit en magnésium entraîne ce que l'on appelle couramment la spasmophilie ou médicalement, la dystonie neuro-végétative avec les symptômes suivants : serrement de gorge, sensation de « boule » ou d'« os » dans la gorge, précordialgies, palpitations, angoisse, tremblements, crampes, fourmillements, vertiges, sueurs, bouffées de chaleur, boulimie ou grignotages, insomnie, syndrome prémenstruel, diarrhée ou constipation par spasmes.

Les Anglo-Saxons parlent d'éléments traces. Les Français parlent d'oligoéléments. « Oligo » tout comme « trace » signifie peu, mais rien ne se fait sans eux. L'exemple du magnésium est parlant à cet égard. Selon le Dr Durlach, président de la Société internationale pour le Développement des Recherches sur le Magnésium, la ration française est déficitaire de 50 % de cet élément capital, et les consultations où les médecins prescrivent un traitement à radical « Mag », comme le fait voir le paragraphe précédent, sont innombrables. Il y a par exemple 6 fois plus de magnésium dans du pain complet dit biologique (où la culture, le broyage et la conservation favorisent la présence en quantité de ce minéral) que dans du pain blanc raffiné. De même, le sel de mer gris en contient plus que le sel de table usuel. Le raffinage est donc une des causes de ce déficit.

Une autre cause est le mode de culture, car les engrais de synthèse et les nitrates utilisés dans l'agriculture font chuter le taux de magnésium du sol. « Le mieux serait de prévenir sa carence : agronomes et nutritionnistes doivent s'y employer. Mais il faut aujourd'hui encore que le médecin en reconnaisse les conséquences néfastes pour les pallier spécifiquement par l'apport magnésique », a insisté le Dr Durlach.

Je vous entends déjà dire : « Mais puisqu'il en faut peu de ces oligoéléments… » Certes, mais le magnésium, avec le calcium, est celui dont on aura le plus besoin de façon pondérale, c'est-à-dire en quantité, et il faut par ailleurs que ce magnésium soit efficace. Si l'on vous donnait une clé de contact dont une petite dent soit abîmée, cela ne fonctionnerait pas, n'est-ce pas ? Le propre d'un oligoélément est d'être un ion ayant une charge électrique, par exemple Mg +, et c'est ainsi qu'il aura une action catalytique, c'est-à-dire de stimulation de diverses réactions chimiques dans nos cellules. Les oligoéléments sont souvent des co-enzymes : ils ont besoin d'être présents AVEC les enzymes. Vous connaissez les enzymes gloutons de nos lessives qui enlèvent les tâches. Dans notre corps aussi, il existe des enzymes permettant divers métabolismes et le magnésium Mg + sera un co-enzyme nécessaire pour ce type de réactions. On retrouve cet oligoélément après la réaction, tout comme une clé de contact après avoir utilisé une voiture. Par contre, cette catalyse ne peut avoir lieu si l'ion n'est pas chargé électriquement. C'est pourtant ce qui peut arriver à notre époque où nombreux sont les produits chimiques de l'alimentation : des pesticides aux conservateurs des aliments. Ces produits chimiques chélatent (lient, attachent) les oligoéléments et les empêchent d'agir. La thèse du Dr Meunier sur l'amétallose enzymatique est passionnante à cet égard. Il parle d'une vie amputée et cela peut être la nôtre… la vôtre… Moi qui perds si fréquemment ma clé de voiture, je fais en sorte de ne pas risquer de manquer d'oligoéléments ++.

— ***Et où les trouvez-vous ?***

— On a déjà vu que le grain de blé était riche en oligoéléments. Ainsi obtenir et consommer des aliments non raffinés n'offre pas seulement l'avantage des fibres qui sont certes utiles, mais aussi de toute cette couche merveilleuse qui offre 10 à 12 vitamines (B1, B2, B12, A, E, F, etc.) et 15 à 20 minéraux (magnésium, calcium, phosphore, fer, manganèse, zinc, chrome, cuivre, etc.) Hélas, peu de gens mesurent les pertes subies par la farine blanche par rapport à la farine complète : 10 % des protéines végétales ; 85 % des vitamines PP (antipellagreuse ou vitamine B3) et E ; 60 % de la vitamine B2 ; 80 % de la vitamine B1 ; 77 % du manganèse ; 66 % du magnésium ; 60 % du zinc ; 60 % du calcium ; 70 % du cuivre ; 55 % du fer ; 55 % du phosphore ; 35 % des lipides ; 95 % des glucides indigestibles ou fibres. Toutes les céréales sont riches en vitamines, notamment du groupe B, et en minéraux. Parlons ici du zinc que le raffinage élimine à plus de 50 %.

— ***Le zinc ça sert à quoi ?***

— Au fonctionnement hypophysaire, une petite glande appelée chef d'orchestre de tout le système glandulaire. C'est également un oligo-élément pour les hommes, qui permet un bon fonctionnement des testicules et évite la stérilité. Le zinc est au centre de la molécule d'insuline, cette hormone qui doit être présente ni trop ni trop peu. Le **zinc** est encore un **antiallergique**. Depuis que les femmes allaitent moins, les enfants sont facilement carencés en zinc car la consommation précoce et fréquente du colostrum, qui est riche en zinc, permet à l'intestin de mieux fixer le zinc pour l'avenir. La maladie cœliaque se développe sur une carence en zinc. Le maïs à éclater (popcorn) est dépourvu de gluten et riche en zinc !

— ***Bon d'accord pour le zinc. Et le fer alors ? Ma grand-mère me disait de manger du foie de veau pour en avoir.***

— Il y a du fer dans le foie, c'est vrai, mais on oublie que le foie est un « filtre » et que tout passe par cette usine... « Tout » cela veut dire aussi les antibiotiques, les hormones, les médicaments, les produits chimiques. Avec la pollution actuelle et le mode d'élevage des animaux, ce n'est pas ce que je conseillerais pour un apport en fer. Dans la viande bien rouge, saignante, il y a du fer ça c'est sûr. Mais il existe une interdiction biblique millénaire contre la consommation du sang et depuis la vache folle, je ne la conseillerais pas non plus ! Dans le sang, il y a du fer dit héminique puisque le fer est au centre de l'hémoglobine, cette substance qui donne au sang sa couleur rouge et qui transporte l'oxygène dans tout le corps. Il est vrai que ce fer est mieux absorbé que le fer non héminique contenu dans les lentilles et les légumes vert foncé et orange ou certains fruits qui en sont très riches comme l'abricot. On appelle d'ailleurs ce fruit, particulièrement sous sa forme séchée, le foie du végétarien.

— ***Oui mais s'il est moins bien absorbé, à quoi ça sert ?***

— Il y a des facteurs qui favorisent son absorption : certains glucides dont les oses et les diholoses, les citrates, la vitamine C. Donc si vous mangez beaucoup de fruits et de légumes crus en même temps que les céréales complètes bien cuites, vous augmentez l'absorption du fer. Beaucoup de fruits et de légumes crus et biologiques, c'est du fer, de bons globules rouges et la santé !

— ***Oui, mais c'est un fer cher.***

— Vous pouvez assurer votre apport en vitamines et oligoéléments par votre jardinage.

— ***Moi je vis au troisième étage d'un HLM, alors...***

— Vous pouvez fort bien avoir un potager même si vous habitez en plein Paris dans 20 m² au 6e étage sans ascenseur ! J'en ai offert un à ma fille étudiante et elle en est ravie : c'est un bocal avec un bouchon grille... pour faire germer des graines. Les graines de radis et roquette donneront un bon goût à vos salades et les enrichiront en multipliant leur quantité de vitamines et de minéraux et cela, à peu de frais. Le persil et le basilic peuvent aussi pousser dans une petite jardinière (pour plus de détails, *Le bonheur du végétarisme*, « Un jardin dans votre cuisine »). Il ne faut pas oublier les algues qui sont riches en oligoéléments.

Le calcium, le magnésium, le fer, le zinc sont les costauds de la bande mais il ne faut pas ignorer le **manganèse**, ce grand classique parmi les oligoéléments notamment comme **antiallergique** ; le phosphore, excellent pour le cerveau, est abondant dans les poissons mais ceux-ci sont pollués au mercure par les bateaux poubelles... heureusement qu'il y a du phosphore dans les dattes et les fruits secs ; le sélénium est anticancéreux ; le cuivre est anti-infectieux ; le chrome est un facteur de tolérance au sucre ; l'iode est indispensable à la thyroïde.

— ***Ah ça, je connais ! Il y en a dans le poisson.***

— Mais aussi dans les algues dont les Japonais sont friands. Encore faut-il qu'elles soient récoltées dans des fosses très profondes pour ne pas avoir subi la pollution des mers. Sinon on peut se tourner vers les ananas et autres fruits et légumes venant des îles riches en iode. Certaines régions ont des eaux et des sols pauvres en iode et elles étaient, avant l'ajout d'iode au sel de cuisine, des régions d'« endémie goitreuse » où les thyroïdes étaient grosses par manque de ce précieux oligoélément.

Le **soufre** ne doit pas être oublié car on lui découvre un rôle de plus en plus important dans les **allergies** et notamment les problèmes cutanés et l'asthme. Il est abondant dans toutes les variétés de choux, les navets, radis, raves, les oignons, aulx et poireaux.

— ***Et le plomb c'est bon ?***

— Non, le mercure et le plomb sont des métaux lourds dangereux apportés, entre autres, par les anciens amalgames dentaires (les fameux plombages au mercure que l'on accuse actuellement d'augmenter l'incidence des réactions adverses aux aliments) et les tuyauteries de mauvaise qualité qui sont en plomb et qui l'éliminent dans l'eau. L'usage immodéré par notre civilisation d'aluminium pour envelopper, pour cuisiner, est aussi nocif, et l'on a trouvé dans les cerveaux des malades décédés de la maladie d'Alzheimer une forte concentration d'aluminium.

Ni trop ni trop peu. C'est une règle importante en médecine. On s'aperçoit que des excès en vitamines, par le biais de suppléments, concentrés et pilules, ont entraîné des troubles rénaux. On sait que les minéraux sont en compétition entre eux et qu'il est difficile de donner de façon thérapeutique un élément sans en déséquilibrer un autre. On ne peut encore imiter l'équilibre biologique, avouent les scientifiques Durlach et Jensen. « Certaines corrections dépassent leur but. » Mais rassurez-vous, les fruits et les légumes bien cultivés et bien cuisinés dans de bons récipients ne seront jamais trop riches, ou trop pauvres, en vitamines et oligoéléments. N'exagérez pas non plus les graines germées car elles peuvent avoir un effet « dopant » et empêcher de bien dormir. Par contre les clémentines riches en brome vous donneront un sommeil paisible...

Alors mettez de la couleur dans vos assiettes !

Quelques informations glanées dans les notes de cours du Dr Colmant

- La vitamine D alimentaire est liposoluble. Si le corps en est surchargé, elle n'est pas éliminée et elle se fixe sous forme de cristaux. Les suppléments de vitamine D peuvent provoquer l'*obésité*. Les sources naturelles et inoffensives de la vitamine D sont: le soleil, les graines de soja (20,43 mg/100 g), les patates douces (4,60 mg/100 g). À comparer à l'huile de foie de morue: 21,96 mg/100 g.
- La vitamine B_{12} en excès (sous forme d'enrichissement abusif des aliments) peut favoriser la survenue d'un cancer. La prise de LSD et d'héroïne mais aussi d'alcool peut entraîner une *anémie* de Biermer, maladie acquise caractérisée par l'absence de sécrétion de facteur intrinsèque gastrique qui provoque une malabsorption de la vitamine B_{12} au niveau de l'intestin.
- Pris en excès (en comprimés), le calcium fait *grossir.*
- La carence en fer entraîne des *insomnies.* La surcharge en fer (suppléments) provoque un *vieillissement précoce.*
- Les habitudes alimentaires des Occidentaux les rendent obèses mais pourraient aussi les rendre moins vifs sur le plan intellectuel. La carence en vitamine K, cette vitamine présente dans les légumes verts (épinards, chou, brocoli), les fines herbes fraîches, la peau du concombre, précipite l'apparition de la *déficience cognitive avec l'âge.* La vitamine K se concentre dans les régions du cerveau riches en myéline.

Références

1. Starenkyj D., *La ménopause : une autre approche...*, « L'ostéoporose, c'est du luxe ! », Orion.

9

Mes résultats avec ma patientèle

— ***Eh bien moi, j'ai fait tout ce que vous avez dit et ce n'est pas génial comme résultat !***

— C'est parce que vous faites partie de l'un des deux extrêmes rencontrés dans ma pratique. La majeure partie de mes clients perd entre trois et quatre kilos par mois peu importe leur âge. C'est ce qui est en général souhaité des régimes hypocaloriques classiques et frustrants. À un extrême, j'ai le cas de cette patiente, cas que je n'avais pas compris à l'époque. Cette dame avait eu une perte de poids tellement spectaculaire, que quand elle se promenait dans la rue tout le monde s'inquiétait qu'elle soit tombée entre les mains d'un « obésitologue ». En effet, les préparations miracles de ces individus consistent en sachets souvent dits homéopathiques, mais qui en fait contiennent des produits dangereux pour ceux qui n'en ont pas besoin : extraits thyroïdiens, diurétiques, anorexigènes et calmants.

On lui disait d'arrêter les traitements de « cette femme » (moi en l'occurrence) sous le prétexte que j'allais la tuer. Ma patiente répondait qu'il n'y avait pas de traitement, qu'elle ne suivait que des prescriptions diététiques. Mais les gens continuaient: « Dix kilos en un mois! Ce n'est pas possible! Elle vous affame! » et ma publicité ambulante répondait: « Vous parlez! Je n'ai jamais autant mangé de ma vie! Je me régale et je n'ai jamais faim! » Il faut dire qu'auparavant, elle était au régime pesé où même la betterave rouge lui était interdite… et en plus, elle ne maigrissait pas! Par contre en quatre mois avec moi, elle avait perdu 30 kilos.

Que s'était-il passé?

Je ne l'ai compris que bien après. Cette malade n'était pas que grasse. Elle était bouffie, les jambes très gonflées. Lorsqu'elle a mangé selon les propositions que je faisais, elle a dégonflé de manière stupéfiante. Une de ces propositions qui est valable pour tous, c'est que l'on mange des oléagineux à un repas, par exemple un petit déjeuner avec de la purée d'amande sur du pain, ou l'on prend du fromage blanc ou un yaourt avec du pain aussi, mais jamais les deux ensemble. Elle, saturée à cause de ses précédents régimes, et se régalant avec la purée d'amande, n'a plus du tout touché aux laitages… Ce cas m'a fait comprendre quelque chose de nouveau dont les chapitres suivants vont rendre compte. Pourquoi avait-elle tant maigri et si vite? En fait, elle avait certes perdu de la graisse mais elle avait surtout perdu cet œdème, ce gonflement qui la défigurait. Effectivement, perdre dix kilos de graisse en un mois, cela n'aurait pas été sérieux. Elle avait une intolérance au lait et personne, moi compris, n'aurait pu imaginer que c'était la cause de son problème de poids. La suite de ce livre va vous l'expliquer.

Ainsi, ceux et celles qui n'ont pas perdu de poids avec les conseils donnés jusqu'à présent, en mangeant beaucoup de pain complet, font certainement partie de ces patients à l'autre extrême de ma patientèle. Leur échec m'a longtemps troublée d'autant plus que certains faisaient exactement la même chose que leur conjoint qui avait maigri alors qu'eux, pas du tout. Ces échecs cuisants et troublants pour moi ont poussé mes recherches plus loin, très loin. Je me rappelle un cas, celui de Barbara : son mari avait maigri et elle, elle avait pris un kilo !

Permettez-moi, pour mieux comprendre l'évolution dans ma façon d'appréhender l'obésité dans certains cas, de revenir à mon histoire, l'histoire de Zabeth. Je la recommence sous un autre angle. Pardonnez-moi de me répéter nécessairement. Mais vous verrez, c'est aussi différent. Peut-être que vous aussi, en enlevant strictement un aliment que votre corps ne tolère pas, vous croirez rêver…

10

Histoire d'une vie!

(Deuxième partie)

IL se trouve qu'il s'agit de ma vie… mais cela pourrait être des bribes de la vôtre. Pourquoi est-il si important que vous retrouviez des points communs avec moi ? Chaque vie n'est-elle pas unique ? Les motifs dessinés sur un tissu peuvent être différents les uns des autres par leur forme, leurs coloris. Deux vêtements peuvent être différents dans leur usage, et pourtant la trame du tissu qui les compose peut être faite de la même matière. L'observateur dira : « C'est du coton, du lin ou de la laine ». Alors on saura comment l'entretenir, quelle sera la bonne solution pour le garder en bon état.

J'ai été grosse, je ne le suis plus. J'étais fatiguée, dépressive, angoissée, constipée, etc… Ai-je trouvé encore d'autres solutions, non galvaudées, que celles dont ce livre vient de parler pour transformer ainsi ma vie ? Est-ce que ces solutions pourraient vous être utiles comme elles l'ont été pour moi et pour des centaines de mes patients en cabinet d'endocrinologie ? En d'autres termes, êtes-vous faits du même tissu que moi ?

Vous n'aurez pas forcément tous les points communs mais quelques-uns, ou d'autres différents mais rattachés à une cause commune, et le questionnaire à la fin de ce chapitre vous permettra de faire le point, votre point à vous. En tout cas au minimum, nous aurons eu en commun cette prise de poids obsédante et puis vous vibrez, vous aussi n'est-ce pas, à cette phrase de Cyril Connolly: « Dans chaque personne en surpoids, il y a un homme ou une femme mince qui demande à être libéré(e) ». Vous n'êtes pas encore libéré(e) et vous souhaitez l'être; alors continuons ensemble à chercher pourquoi ce poids, toujours ce poids qui fait la différence, celle qu'on ne supporte plus.

Suis-je la seule à avoir souffert du regard de commisération de l'autre, regard dans lequel on peut lire: « mais qu'est-ce qu'il a grossi! » ou « ce n'est pas brillant son régime ». Pire encore, qui n'a pas reçu comme une claque, une parole de ce style: « mais je ne comprends pas, tu veux maigrir, c'est facile pourtant » et on vous décoche cette flèche empoisonnée: « takapamanger », flèche qui vous atteint d'autant plus que justement vous êtes en plein régime de privation et bien sûr sans grands résultats. Quelle frustration alors!

Parfois c'est en pleine faille que l'on vous décoche ces mots doucereux et là, c'est la culpabilité qui vous assaille et vous vous avouez à vous-même: c'est vrai, je suis vraiment nul! Comme vous, j'ai vécu ces guérillas contre ces kilos sournois qui ont alourdi ma gracieuse silhouette de petite fille. Certains d'entre vous, au contraire, ont toujours été ronds, essuyant les moqueries des « gentilspetitscamaradesd'école », n'osant plus se déshabiller pour la gymnastique tant les quolibets sont destructeurs: « Ouh, ouh, la grosse... t'as vu le bide qu'il a celui-là... » et j'en passe pour ne pas être vulgaire. Pourtant vous savez bien ce dont je veux parler pour l'avoir vécu. L'obsession du poids commence très jeune dans ce cas. Comme me le disait tout meurtri encore, il n'y a pas longtemps, un garçon de neuf ans à mon avis très mignon : « À l'école, ils me disent que je ne suis pas beau »…

Le racisme touche aussi les GROS, ceux qui sont différents et ce, quelle que soit leur couleur de peau ! A-t-on idée de ne pas être comme les autres ! La race aryenne, dans ce cas la race mince, « cellequimangenimportequelle-sucrerieàlarécrésansprendreungramme », toise, méchante, méprisante, condescendante ou à moindre mal, protectrice, la race « ob », celle comme les souris de laboratoire, qui est qualifiée ainsi parce qu'elle grossit parfois avec la même nourriture que les autres, tout simplement parce qu'elle a une hérédité de gros… OU y aurait-il une autre raison ???

Alors qu'on plaint un alcoolique, un drogué, « les pauvres, ce n'est pas de leur faute » et qu'on y va du couplet : enfance difficile, père violent, faute des parents, etc., on n'a pas de circonstances atténuantes, pas de pitié pour les gros. Et comme personne n'est au courant de ce qui est dit dans ce livre, on vous balance un « takapamanger » plus facile à dire qu'à faire. C'est injuste, INJUSTE, pensez-vous et vous avez raison. Je plaide « non coupable ». Non, je le répète, vous n'êtes pas faible, sans volonté, plus nul que les autres, et quand vous tombez, c'est que vous ne pouvez pas faire autrement que de manger ! Ce n'est pas dans votre tête que vous n'êtes pas bien, mais dans votre sang comme vous l'avez vu au deuxième chapitre avec l'hypoglycémie.

— ***Oui mais moi justement, j'ai encore faim. Je suis toujours mal et j'en ai marre. Je n'ai pas maigri assez ; mon poids bloque, et pourtant j'ai appliqué les principes de la première partie.***

— Alors ce qui suit est votre planche de salut ! J'ai fait perdre beaucoup de poids, en mangeant beaucoup plus en calories, à une amie qui ne maigrissait pas à 400 calories avec thé et yaourts à 0 % sans sucre… Eh oui, elle était intolérante justement à ce peu qu'elle mangeait…

Qu'il est dur de supporter le regard des autres en faisant de l'hypocalorique à 1300 calories par jour, en étant obsédée par la nourriture, en serrant les poings et en retenant ses larmes, car de notre temps les rondeurs ne sont plus viables ! Ma grand-mère (mais c'est aussi celle d'Hélène) était grosse. Mon enfance a baigné dans la friture et le sucre mais celle de ma sœur aussi ! Et c'est là l'injustice, le drame des gros : notre mère, notre oncle ou notre grand-père maigres et secs ont participé aux mêmes agapes… sans déclencher les mêmes boulimies, les mêmes obsessions sucrées ou les mêmes prises de poids que nous ! Alors pourquoi nous ? Hélène, mon aînée, n'a jamais pris un pouce de graisse. Pourquoi ? Elle avait hérité de son père longiligne un poids ultra stable et elle n'a jamais été obsédée par les bonbons et les gâteaux dont nous gratifiait généreusement ma grosse grand-mère qui était tout pour moi et que j'aimais tendrement.

Cette grand-mère avait un bon coup de fourchette et sa joyeuse graisse ne l'agressait pas, car elle était en pleine forme au sens propre comme au figuré ! De son temps, on attribuait aux gens comme elle, le qualificatif de « bon vivant ». « Quelle belle femme ! », disait mon grand-père qui trouvait sa femme « bien en chair » vraiment attirante ! Ces dames ne se privaient donc surtout pas de manger, car manger bien gras, bien sucré, bien calorique, c'était presque « à la mode ». Leurs rondeurs devenaient des attributs féminins indispensables. Grosses fesses, poitrine ou cuisses faisaient d'elles de « belles plantes ». Comme le disaient souvent les hommes d'alors, ils n'aimaient pas « jouer aux osselets ». Ils n'auraient regardé nos mannequins actuels que pour s'en moquer.

Avez-vous remarqué combien les termes employés étaient positifs pour parler des grosses à l'époque ? De même, ne disait-on pas d'un homme dont le poids dépassait les normes qu'il était « costaud » ou qu'il avait « un ventre de propriétaire » ? Où sont passés ces joyeux et gros drilles ? Aujourd'hui, le gros a des yeux de chien battu, la paupière gonflée et tombante, et il doit encaisser les flèches pleuvant de partout et s'enfonçant chaque jour un peu plus : « takapamanger », « takapamanger », « takapamanger ».

Alors moi aussi, devant les autres, je ne mangeais pas… sauf « viandes-grillées-légumes bouillis-yaourts-sans-sucre-sachets-hyperprotéinés ». (Ils sont maintenant un peu plus goûteux qu'à l'époque, car autour des années 60 les yaourts 0 % étaient très « plâtre » et les boîtes de liquide hyperprotéiné avaient un goût très pharmaceutique.) Et puis au bout de quelques temps « régimeux » très stricts et sans résultats spectaculaires, Zabeth jetait un regard rapide autour d'elle pour voir si personne ne la regardait (et vous, vous ne le faites jamais ?) et hop, elle « engloutissait » une crème au chocolat entre deux portes ! (Avais-je prémédité mon forfait en proposant gentiment à ma mère de desservir pour la soulager ? Pas forcément, en tous cas pas consciemment du moins.)

Pourquoi, mais oui pourquoi ne pouvons-nous pas résister plus longtemps ? Cette même crème, ce même gâteau refusés à table (« non tu sais bien que je fais Le Régime ») finiront par être consommés, sans plaisir d'ailleurs, car même pas mâchés ni savourés. En effet, que diraient les autres, ceux devant qui on a clamé bien haut que ça y est, cette fois c'est bien parti, on va faire le régime et maintenant c'est bien terminé, T.E.R.M.I.N.É., on ne va plus toucher aux gâteaux et sucreries car on veut maigrir définitivement, D.É.F.I.N.I.T.I.V.E.M.E.N.T. Voyant la difficulté de leurs patients « à tenir », dans les nouveaux régimes hypocaloriques, les médecins laissent de petites doses de confiture, de biscuits… Trop aimables « messieurs et mesdames de l'autre côté de la barrière », mais vous ne savez pas, pour ne pas être passés par là, que pour nous c'est souvent la loi du tout ou rien.

Étais-je la seule à commencer sans pouvoir m'arrêter ? (Voyons un peu, cherchons dans votre enfance : pas de père ! C'est cela, vous vous sécurisez en mangeant. Pas d'amoureux ? C'est la peur du sexe et vous vous enrobez de graisses pour détourner l'attention. Manque d'amour ? Vous compensez par le sucre !) En France, boulimies = psychiatre. Il peut y avoir du vrai dans la relation au psychologique, mais combien de patients avec pourtant certains problèmes bien réels, n'ont plus été boulimiques ou grignoteurs en quelques semaines, voire quelques jours, alors que je n'avais pas travaillé sur le psychologique et que leur enfance, leur couple, leur travail étaient identiques. On comprendra pourquoi, rassurez-vous, et on s'en sortira. En attendant le refrain n'a pas changé, celui qu'on nous répète mais qu'on se répète aussi très vite : « takapamanger »... Taka... et on descend à la pâtisserie du coin... Je n'y arriverais jamais, ce n'est pas une vie !

— ***Eh ! Attendez, vous nous resservez le même couplet qu'au premier chapitre et vous avez donné la solution et ça n'a pas marché pour moi !***

— Et c'est pour cela qu'il y a sans doute une autre réponse à vos boulimies. Voulez-vous que nous trouvions des solutions ? Nous allons faire un détour qui va de prime abord vous paraître incongru, déplacé. Je vous vois déjà penser : « Mais où veut-elle en venir ? » N'avez-vous pas constaté, moi si, combien de nombreux patients ayant des problèmes de poids sont différents des gros d'avant ? Ils sont gonflés. Ils ont le visage, les seins, le ventre, les jambes, les chevilles gonflés et les doigts boudinés. Avant d'ouvrir avec une nouvelle clé le chemin de votre amaigrissement, pouvons-nous faire un tour chez Zabeth, petite écolière, trop souvent malade?

Combien d'angines m'empêchaient même d'avaler une miette tant mes amygdales étaient grosses… ce, avant l'horrible intervention dont j'ai autant souffert avant et pendant, qu'après… Le chloroforme de l'époque n'avait pas anesthésié la « boule de nerfs » que j'étais et le « tortionnaire » me les avait arrachées quand même. L'horreur… aussi pour me chouchouter un peu le chirurgien avait bien recommandé de m'acheter autant de glaces que j'en voulais. Bien que la gourmande que j'étais se faisait une joie de consommer les meilleures glaces de la ville, chacune d'elle ne me calmait l'inflammation que pendant son absorption et je n'arrivais même pas à les finir tant j'avais mal. Et après, la douleur recommençait de plus belle, voire pire… (POURQUOI?)

Après l'opération, je n'eus plus d'angines bien entendu mais par contre la barrière amygdales n'étant plus, la barrière de protection suivante pris la relève: d'énormes ganglions bosselaient mon cou, mes aines ou mes aisselles. Le pire c'était lorsque je me coupais ou m'égratignais en montant aux arbres, ou lorsque mon chien Cachou me mordait. Comme je l'ai appris après coup, les cockers noirs peuvent être très méchants. Une griffure de chat, et cela s'enflammait et même s'infectait très vite, traçant sur mon bras un trajet rouge très douloureux et provoquant sous mon bras d'énormes ganglions. Alors, on traitait par des pommades antibiotiques; cela guérissait… pour repartir de plus belle la fois suivante.

Infections à répétition, cela vous arrive ou vous est arrivé à vous: angines? Sinusites? Cystites? Rhinites? Otites? Et puis bien d'autres choses en « ite » qui traduisent l'état inflammatoire. (Cherchez, vous aussi, dans votre vie des problèmes de santé qui semblent n'avoir aucun rapport avec votre poids.) Pour moi, c'était aussi l'époque où mon grand frère se moquait de moi en m'imitant car j'avais toujours le nez bouché : « Baban, basse-boi le bouchoir qui est dans la cobode » pour « Maman, passe-moi le mouchoir qui est dans la commode ». Savez-vous que j'ai eu la grande chance de faire une acné monstrueuse... côté pile mais non côté face ! Elle ne se voyait pas, c'était ça la « chance » mais j'avais parfois du mal à m'asseoir sur de gros furoncles purulents.

— ***Mais Dr Colmant, vous êtes endocrinologue et vous savez bien que l'acné c'est hormonal, c'est la puberté !***

— Je connais des boutonneux de 15 ans qui m'ont gardé une reconnaissance infinie car s'ils ont fait comme tout le monde leur poussée hormonale, leur peau redevint bien nette grâce à la diététique et non grâce à la panoplie de traitements plus ou moins dangereux, sinon inefficaces, pour éviter l'adolescence fleurie. Certains ayant largement dépassé cet âge voient de disgracieux points noirs ou boutons sur le visage, des « clous » dans la tête, disparaître avec La solution mais réapparaître avec certains aliments clé.

On comprendrait à moins la fatigue et l'état dépressif de ma mère : non seulement j'étais une enfant difficile, caractérielle, (osons les mots) mais en plus j'étais toujours malade. Un changement radical de diététique de la mère et de la fille a changé radicalement la forme physique et psychique des deux... Je ne vous donne pas encore le secret. Continuons l'inventaire. Agitée la nuit, agitée le jour. On l'a lu plus haut. En positif, on disait : enfant vive, vivante en classe. Médicalement on qualifie maintenant ce genre d'enfants d'hyperactifs et plus tard, ils risqueront d'avoir une appellation plus psychiatrique, genre cyclothymique ou même maniaco-dépressif. Reingold et tant d'autres psychiatres américains qui ont observé la fréquence de la délinquance et de certains troubles comportementaux en lien avec la diététique concluraient : « Enfant avec des RAAA »… Quel rugissement de fauve ! Que veut dire ce sigle mystérieux ?

— ***Et dites donc Dr Colmant, moi je ne suis pas du tout comme vous ! Au contraire, je suis comme votre mère toujours fatiguée, dépressive, vaseuse, amorphe, « au radar ».***

— Rassurez-vous c'est comme ça que je suis devenue dans un deuxième temps et certains autres troubles caractériels comme l'anorexie ou la boulimie peuvent aussi être rattachés aux RAAA.

Les bulletins de la petite Zabeth étaient significatifs : « ne tient pas en place » ; « trop bavarde » ; « manque de concentration » ; « beaucoup de possibilités mais distraite » ; « fautes d'étourderie » ; puis « peut mieux faire ». C'est ainsi qu'un enfant peut passer de brillant à moyen, et même plus tard abandonner ses études de médecine, pour dépression et impossibilité totale de fixer son attention et de travailler. Mémoire zéro. Que s'est-il passé ? Est-ce l'accumulation des problèmes psychologiques qui a entraîné cela et en plus ces 20 kilos de trop ? Mais continuons la litanie des problèmes de santé que j'ai presque oubliés depuis le temps qu'ils ont disparus ! Tiens, j'allais en effet oublier les maux de ventre, les colites, comme maman qui passait ses étés avec nous à Châtel-Guyon.

— ***Mais vous nous avez raconté au premier chapitre la constipation. Ça fait mal !***

— Oui, mais il faut pouvoir expliquer pourquoi, malgré une régularisation du transit par le pain complet et les oléagineux, je souffrais encore de violentes douleurs abdominales : colite ! Encore une « ite »… retenez ! Combien j'aurais voulu lire ce livre et savoir quels aliments éviter pour ne

> pas avoir de troubles digestifs ni de « crises de foie » comme on les appelle alors que le foie ne fait pas de crises. Ah ! que n'aurais-je fait pour éviter ces terribles vomissements qui rendaient les voyages en voiture épiques... « Vite, vite, arrête-toi... Vite le sac... »

Vous pensez à juste titre que ce chapitre part dans tous les sens et vous ne voyez pas très bien où je veux en venir et qu'est-ce que cela vient faire dans un livre sur le poids. Ma vie aussi est partie dans tous les sens. Un puzzle pour lequel on n'aurait placé que quelques pièces de ci de là ne veut rien dire ; mais quand tous les éléments sont en place, tout à coup apparaît une image précise.

J'ai commencé à comprendre quelque chose à tout cela lorsque nous avons réalisé qu'une de nos filles présentait de nombreux problèmes liés au biberon de lait de vache. Chez elle, cela se traduisait par les yeux collés par le pus le matin, des diarrhées, des problèmes urinaires à répétition, avec envies fréquentes d'uriner qui deviendraient plus tard des cystites, allant par la suite jusqu'aux si nombreuses infections urinaires, eczéma, réveils nocturnes, grosses fièvres, maux de tête... Nous avons bien été obligés de rattacher tous ces troubles à la consommation de lait de vache, puisque le passage au lait de soja les vit disparaître. Par contre, la moindre prise de produits laitiers de vache déclenchait des poussées de fièvre et les divers problèmes sus-cités. Notre fille pendant un an n'avait pas pris un gramme de poids ni un centimètre de hauteur bien que face à son petit appétit et de peur qu'elle dépérisse, nous l'avions laissée manger la seule chose qu'elle voulait manger, du fromage. Je ne remercierai jamais assez le Dr Agatha Thrash de l'Alabama pour m'avoir lancée sur la piste des allergies alimentaires. Elle m'a ouvert les yeux. Cette diarrhée, nous savions qu'elle était liée au lait quand notre fille était bébé, mais ce pus au coin des yeux qui a failli provoquer une intervention chirurgicale conseillée par les médecins sur le canal lacrymal ; ces cystites à répétition qui auraient aussi réclamé une intervention sur l'appareil urinaire si l'on avait écouté le corps médical ; ces maux de tête, ces nombreux accès de fièvre, cette fatigue... le lait, vous dis-je, le lait... et cela fait très médecin des comédies de Molière. Et croyez-moi, mes amis, mes parents se sont bien chargés de se moquer de moi. (Vous vous rappelez vos classiques : « le poumon Madame, le poumon, vous dis-je » dans *Le médecin malgré lui*...) Ils se sont moqués certes, du moins au début. Moi aussi, je me rappelle avoir trouvé ahurissant ce phénomène d'allergie alimentaire et m'être dit, moi aussi, comme on le dit pour moi maintenant : « ce n'est pas possible, toute la médecine y passe, elle exagère ». Il m'a fallu expérimenter moi-même et constater des résultats étonnants, pour accepter cette idée qui peut paraître saugrenue : **Un aliment non toléré peut entraîner des réactions très diverses et son exclusion totale des repas peut tout changer dans les réactions physiques comme psychologiques.**

En tant que parents, nous en avons fait l'expérience au moment voulu. Ne pensant pas une seconde être directement concernés puisque nous n'avions ni diarrhée ni eczéma ni urticaire ni asthme, nous n'avions arrêté de consommer des laitages uniquement que par amour pour notre fille, pour ne pas la tenter, lui faire envie. Et alors, « miracolo », disparue ma sinusite tenace, terrible, et ces glaires qui collent à la gorge et déclenchent des quintes de toux ! Et alors, « miracolo », disparus ces rhumatismes qui avaient fait émigrer en Provence un Normand et sa femme qui aimaient pourtant tant la Normandie, ses prés verts et... ses crèmes et fromages onctueux ! Nous avions cru en toute bonne foi que le climat était responsable des douleurs à un genou de la jeune femme acrobatique que j'étais. C'était la faute du temps humide. Qui aurait imaginé que l'alimentation pouvait être en cause ? Je me suis souvenue que mes boulimies disparurent lorsque je me suis mise à manger certes des céréales complètes, mais surtout à arrêter bœuf et laitages, base de ma nourriture de « grosse au régime hyperprotidiquehypocalorique ». Je me suis rappelée l'affirmation de Mandell Marshall, pédiatre allergologue, il y a déjà 30 ans, que les compulsifs sont des allergiques à divers aliments, différents selon les individus d'ailleurs. Je l'avais classée dans un coin de mon cerveau au cas où un jour, je rencontrerais un boulimique par allergie... J'avais vraiment l'impression que ce serait tout à fait exceptionnel.

Continuons. Nouvel épisode du feuilleton : je me rappelais que mon état dépressif-agressif et angoissé ne disparut pas parce que j'étais amoureuse mais bien lorsque je remplaçai certains aliments par d'autres (beurre et yaourts par purée d'amande à tartiner le matin). Puis je me souvins que ma mère m'expliquait qu'en 1944, date de ma naissance, il était bien difficile de trouver un lait que je supporte. « Et ma fille, tu avais de l'eczéma », me dit-elle après 40 ans, « mais c'est normal, non, pour une petite fille qui n'a pas de père ? C'est psychosomatique ces maladies-là ! » Seulement voilà, aujourd'hui, nous savons en médecine, qu'il faut enlever lait et œuf à la mère pendant la grossesse si elle a déjà eu d'autres enfants ayant cet eczéma sur tout le corps, symptôme si pénible pour un petit bébé.

Pour une « mémé de 60 ans », je mets encore les jambes derrière la tête, fais l'arbre droit et même la danse russe ou le grand écart... mais que j'absorbe le moindre petit bout de fromage de vache ou de soja et la vieille mémé ne peut plus monter les escaliers ou se relever si elle est accroupie. Cela m'est arrivé à un mariage où l'on m'avait affirmé que des petits gâteaux, en réalité pur beurre, avaient été fait exprès pour la mariée justement allergique au lait ! Rassurez-vous mon poids n'a pas bougé, mais je n'ai pas apprécié la reprise d'une sinusite et d'écoulements désagréables dans l'arrière-gorge oubliés depuis 20 ans. Heureusement que je n'ai pas déclenché ces vertiges qui ont été si violents après la naissance de ma dernière. Ne me nourrissant que de yaourts de vache, j'avais dû rester couchée un mois tellement j'étais épuisée. La seule chose que je pouvais avaler, c'était yaourt sur yaourt et j'étais de pire en pire...

— ***Alors vous ne mangez plus de beurre donc plus de gâteaux. Pas étonnant que vous restiez mince ! C'est pire que nos régimes !***

— Qui vous a dit que je ne mangeais pas de bons gâteaux crémeux et sucrés et ce sans déclencher prise de poids et boulimies ? Vous essaierez les recettes.

Toutes ces histoires pour vous affirmer péremptoirement, non, tous ces problèmes ne sont pas psychosomatiques. Parfois on ne sait même pas qu'on a consommé un aliment... mais lorsque certains symptômes se répètent, on fait une enquête style « Sherlock Holmes » pour découvrir le pot aux roses : tel ou tel aliment caché dans un met où on ne le soupçonnait pas. Si vous êtes mince et sans aucun problème particulier, ne cherchez pas !

Ce qui m'a le plus marquée lors du 6e Congrès International sur les Allergies à Paris, c'est cette insistance sur le fait que de nombreux troubles catalogués comme *psycho*somatiques, et l'asthme était en tête d'affiche, étaient en fait *somato*psychiques.

Or cela change TOUT ! « Soma », c'est l'organique en premier : des troubles comme l'eczéma, l'asthme, des infections à répétition mais aussi des boulimies, par un autre mécanisme si peu connu des Français, peuvent être rattachés à des réactions hostiles aux aliments. **RAAA** = **R**éactions **A**dverses **A**ux **A**liments. Voilà la signification de ce rugissement de fauve qui devrait être bien mieux connu non seulement du public mais aussi des médecins.

« Psycho », c'est le psychisme et on ne peut pas ne pas voir du psy dans ces comportements compulsifs où on ne peut pas s'empêcher de manger ou de boire, ou chez ces maniaco-dépressifs aux crises parfois violentes et nécessitant des hospitalisations en services spécialisés, et même chez ces enfants hyperactifs qui ne tiennent pas en place. Mais…si c'était le corps qui hyperréagissait à un aliment? (S'agit-il d'allergie ou de pseudoallergie, nous verrons plus loin ce que cela signifie. En tout cas, il y a « réactions adverses aux aliments » comme on les catalogue maintenant.) Et… si les troubles psychiques étaient secondaires à ces réactions du « soma », du corps? Le point de départ deviendrait l'assiette et c'est plus vite géré que des années d'analyse ou de thérapie psy. Ne me faites pas dire ce que je ne veux pas dire : on peut avoir de vrais problèmes d'enfance et avoir besoin d'un soutien mais, même dans ces cas, le travail avec un spécialiste se fera mieux si le patient a l'esprit clair et non « embrumé », et a réglé ses problèmes d'intolérances alimentaires.

Comme tout se chevauche, le stress mais aussi les vrais problèmes psychologiques, – je ne nie pas en avoir ou que vous ne puissiez en avoir – vont faire flamber les RAAA. Alors on ne s'en sort plus ! C'est un cercle vicieux. Où casserons-nous le cercle : au niveau psy avec des années de psychothérapie et d'analyse… ou au niveau de l'assiette? Dans ce dernier cas, sept jours après, on peut constater de façon tangible d'étonnants résultats, encore plus surprenants 21 jours après ; un an après, on me dit « merci Dr Colmant » et dix ans après, « vous m'avez sauvé la vie » ! (Ces phrases, je ne les invente pas, elles proviennent de mes patients.)

J'aurais tant aimé qu'on sauve ma vie à moi aussi lorsque pendant ces années noires (25 ans), j'ai raté tant de choses, embêté tant de gens, gâché ma vie, mes études ; oui, je suis médecin mais en quatrième année de médecine, l'année de l'internat, j'étais en plein régime, je carburais aux yaourts de lait de vache à 0 % auxquels j'étais allergique (ou pseudoallergique si on ne retrouve pas d'IGE spécifiques dans le sang... Ne vous inquiétez pas, chers confrères allergologues, je connais la question). En tout cas RAAA. Ce sigle permet d'éviter d'écrire à chaque fois Réactions Adverses Aux Aliments dont il traduit les initiales, mais moi je trouve que c'est un rugissement très évocateur de ce que l'on peut ressentir en présence des RAAA.

Époque pénible que cette époque estudiantine où malgré mes 800 calories, calculées s'il vous plaît, je maigrissais peu, quelques kilos puis plus rien. Comme vous, je bloquais. Je plongeais à cette époque dans un marasme avec problèmes de dépression, problèmes de mémoire qui ont failli me faire arrêter complètement la médecine. En tout cas, finie la carrière universitaire. J'allais oublier de mentionner ces crises de colère violente, même sans régime draconien, juste dignes d'un caractériel, impossibles à dominer par la volonté. Combien de proches n'ont-ils pas été blessés voire détruits... Ceux qui me connaissent ont le droit de me trouver encore pénible (chaque caractère a ses limites) mais rien de comparable avec le fauve d'avant. « RAAA ! »

Si d'autres médecins norvégiens, américains, japonais, etc. n'avaient trouvé de relations entre certains aliments et les troubles caractériels, vous pourriez crier au fou mais attendez que nous soyons arrivés au bout ! En France, c'est l'avis de quelques énergumènes comme les nomment ceux qui au départ n'ont pas fait d'expérience. Ils changent d'avis après constatation des résultats, et nombreux sont les médecins qui m'envoient maintenant des patients après avoir été plus que circonspects. L'enseignant français d'immunologie, Jean Seignalet, a également expérimenté l'effet de l'alimentation sur de nombreuses maladies auto-immunes. Son livre au titre fort enviable, *L'alimentation, la troisième médecine*, parle de ses nombreuses expériences notamment sur les polyarthrites. Ouvrez votre télé, lisez vos journaux : on parle beaucoup de ce fléau mondial que sont les réactions adverses (hostiles) aux aliments. Les journaux médicaux commencent à aborder le problème de civilisation que sont les allergies alimentaires et leur relation avec notamment les problèmes respiratoires. J'ai donc fait un tour dans ce domaine. Et si j'avais raison ? Si votre poids, vos fringales, votre comportement et de nombreux symptômes, autres que tous ceux de Zabeth, de sa mère ou de ses filles décrits dans ce chapitre, dépendaient d'une réaction adverse à tel ou tel aliment (pas forcément les mêmes pour tous d'ailleurs) ?

Si l'on voit son adversaire en face, n'est-il pas plus facile de le vaincre ? On a déjà vu le sucre, y aurait-il d'autres méchants vous mettant dans tous vos états ? Attaqué depuis tant d'années en traître « par derrière », on a voulu faire de vous une personne sans volonté, faible, avec des problèmes psychiques, voire psychiatriques, incurable, paria, minable... NON ? Je plaide encore pour vous NON COUPABLE. Vous êtes agressé(e) par un élément ou un aliment et vous traînez toute une ribambelle de problèmes depuis des années. S'il n'y a sur le questionnaire joint à ce chapitre qu'une malheureuse petite croix ou deux, souvent c'est parce que vous n'avez pas bien fait le point, notamment du passé qu'on oublie mais dont les mères se rappellent elles ! Parfois chez les grands sportifs ou marcheurs, les symptômes n'y sont pas. Parfois peu de signes symptomatiques mais la clinique parlera : bouffi, poches sous les yeux, ventre gonflé. Tout cela trahit un état de réactions adverses aux aliments.

Nos grands-parents bons vivants étaient gras de suralimentation style Obélix d'Astérix. Nos gros actuels sont parfois gras, certes, de certaines orgies de nourriture quand ils sont en boulimie ; gras d'excès de produits animaux, c'est d'accord... mais d'autres ne le sont pas tant que cela et disent ne pas manger beaucoup, et je les crois. Les uns comme les autres sous leur tablier de graisses ont le ventre ballonné, souvent sensible et gonflé en bas. (Pensez aux laitages ? Au soja ? À la levure ? J'ai fait perdre 25 kilos à un pizzaïolo dont le père était boulanger et qui réagissait à la levure de boulanger !) Gonflé(e) à l'estomac, au dessus du nombril ? Et si c'était le gluten, protéine de certaines céréales comme le blé ? Saviez-vous qu'au Moyen Âge les pains étaient faits en France au millet et au sarrasin, et que c'est bon et facile à faire ? Mais l'aliment coupable n'est pas forcément un « méchant » en soi, il est seulement « méchant » *pour vous*. Une patiente avait un problème avec le sel au céleri qui la faisait bloquer son amaigrissement !

— ***Oh la la ! Est-ce que l'on va s'en sortir ? Cela me paraît bien compliqué tout cela.***

— Attendez, vous verrez comme nous allons évoluer facilement. Là, on débroussaille encore...

Vous voulez en savoir plus ? J'ai excité votre curiosité ? Ou je vous ai affolé(e) ? Vous préférez manger beaucoup en satisfaisant votre appétit et vos papilles gustatives et maigrir... ou vous préférez vous serrer la ceinture en continuant à manger de tout sans trouver de solutions à votre poids et aux nombreux problèmes qui s'ajoutent les uns aux autres au fil des années ? Comme le slogan le dit, c'est votre choix. Moi, je sais que je n'avais pas le choix pour mes enfants comme pour moi, sinon c'était la mort, la vraie, ou végéter sans pouvoir vivre vraiment comme le disent beaucoup de patients.

J'ai malheureusement appris à connaître le problème de l'intolérance au gluten avec ma dernière fille. Je me serai bien passée de cette expérience douloureuse où un petit bébé de quelques mois, mon bébé, se tordait de douleur et hurlait tellement que les voisins me criaient, et sans plaisanter, « bourreau d'enfant ». Je me serais bien passée d'arrêter mon cabinet médical et d'arpenter jour et nuit la chambre en massant son ventre et d'aller de médecin en médecin pour trouver une solution aux diarrhées violentes et immédiates après toute prise alimentaire contenant de la farine qui entraînait également des vomissements. Pourquoi à l'époque pas un médecin ni même un pédiatre n'a évoqué la maladie cœliaque sous prétexte que ma fille était encore musclée ? Bien entendu comme j'étais médecin nutritionniste, je lui donnais beaucoup de riz pour éviter la diarrhée et j'ai fini moi-même par penser au blé en cause dans cette maladie.

Ces enfants ne tolèrent pas une molécule, le gluten que l'on trouve dans le blé, le seigle, l'orge et l'avoine notamment. Fréquente chez les Irlandais dont est originaire la famille paternelle de mes enfants, cette maladie cœliaque est de plus en plus fréquente à notre époque avec des formes larvées décrites chez des adultes. Une biopsie de l'intestin grêle (zone cœliaque de l'abdomen) montre une abrasion des villosités intestinales. Ces villosités chez un sujet normal sont destinées à augmenter la surface d'absorption des éléments digérés et nécessaires à la vie (protides, fer, calcium, etc.) La fabrication d'anticorps contre le gluten amènera la destruction des villosités. La conséquence sera un enfant chétif, anémié, dont la croissance se fait mal, un enfant triste, au teint de porcelaine et dont les yeux creusés et cernés vous bouleversent.

On comprend alors pourquoi nous avons été si stricts, comme le service spécialisé de Belgique que nous avions eu la chance de connaître nous l'avait appris, face à la polysensibilisation allergique que présentait notre fille. Nous avons fait attention à la miette près de pain de blé ou à la moindre trace de farine, et notre petite fille a découvert la joie de vivre. Elle a pris du poids. Elle a grandi et cessé de souffrir. Bien sûr nourrir son enfant avec cinq aliments seulement c'est une gageure que je ne souhaite à personne. En variant les recettes, pomme, carotte, riz, soja et jaune d'œuf lui ont permis de cicatriser son intestin et de pouvoir ensuite recommencer à consommer divers fruits et légumes, céréales sans gluten comme le maïs, le millet, le sarrasin, et des légumineuses.

Nous comprîmes l'importance au départ de faire très attention lorsque nous avons voulu utiliser le beau moulin à meule de pierre que nous venions de nous offrir pour faire du pain avec de la farine fraîchement moulue de blé. Nous n'avions pas les moyens d'acheter un nouveau moulin pour le « sans gluten » et le médecin belge ayant une grande expérience dans le domaine de la maladie cœliaque, nous avait expliqué qu'une trace infime de gluten pouvait redéclencher le processus. Je passai ainsi de longues heures à trier les grains au cas où un grain de blé se serait égaré dans le riz (très rare) ou dans le millet: à l'époque c'était fréquent, et encore plus dans les lentilles ou les pois chiches!

Le papa avait donc nettoyé le moulin, faisant tremper ce qui pouvait l'être, brossant tout avec une petite brosse de fer, passant l'air pulsé. Puis il fit de la farine de riz trié pour la bouillie de son bébé. J'étais en conférence quand le téléphone sonna dans cette salle: le bébé était en train de vomir jusqu'au sang la bouillie qui contenait des traces de farine de blé dont la poussière avait dû rester au fond de l'appareil. Dès lors nous fûmes bien convaincus de ce que l'on nous avait enseigné en Belgique, à savoir que notre fille ne vivrait que si nous étions très vigilants car elle était arrivée à un stade gravissime où la déshydratation pouvait entraîner la mort si elle recommençait diarrhée et vomissements. Nous avons joué le jeu, nous interdisant même d'amener des aliments contenant du gluten à la maison, demandant à nos visiteurs de bien vouloir mettre des chaussons achetés neufs exprès pour éviter que le bébé qui marchait à quatre pattes ne risque de récolter une miette collée aux chaussures et qu'elle aurait pu mettre à la bouche... Oui, jusque-là... mais elle a 25 ans maintenant, beaucoup d'énergie et d'intelligence puisqu'elle a réussi un double parcours universitaire.

— ***Cette histoire n'a aucun rapport avec nous. On comprend que cela vous touche, mais pourquoi en parler ?***

— Parce que vous n'avez probablement pas la maladie cœliaque. Maintenant des dosages d'anticorps dans le sang (anticorps antiendomysium, antigliadine, antitransglutaminase, antiréticuline) peuvent nous orienter vers cette maladie que confirmerait la biopsie.

— ***Bon alors ?***

— Alors j'ai lu tout ce qui se disait sur le gluten pour mieux aider mon enfant. J'ai lu par exemple qu'il y a déjà 25 ans, certains impliquaient le gluten dans certaines scléroses en plaques, certains diabètes, certains lymphomes (cancers de l'intestin) et même dans la schizophrénie (maladie psychiatrique grave). Je redoublais d'attention et triais d'autant plus mes grains à la recherche du grain de blé dangereux dans ce cas.

Je pensais à ce que disait Mandell Marshal pour les boulimiques et j'ai essayé pour certains patients de chercher une cause d'intolérances alimentaires, gluten compris. Je pensais à ces nombreux médecins comme je le citais plus haut qui accusaient cette molécule, indépendamment de la maladie cœliaque. Je ne suis pas la seule à avoir expérimenté chez mes patients le rôle de molécules mal digérées comme le gluten ou la caséine du lait. On retrouve alors des peptides dans les urines, peptides responsables de troubles comportementaux dont la **boulimie**.

Notre planète n'est plus celle de nos grands-parents. Notre agriculture non plus ! Nos aliments transformés non plus ! La nourriture et les traitements donnés aux animaux non plus ! Regardez ces super minettes aux jolies jambes longues, même elles, n'ont-elles pas ce petit « bidon » gonflé ? Nos grands-mères gardaient souvent la taille fine et le ventre plat malgré leur gros postérieur. Maintenant, regardez, ils ont même fait un petit ventre aux mannequins pour présenter les robes dans les magasins ! En effet, on trouve à notre époque de plus en plus de femmes et de jeunes filles qui sont non pas tant grosses mais « gonflées ». Ce terme a toujours fait rire mes confrères qui n'ont pas connu l'obésité dans leur vie personnelle. « Tu parles, me disaient-ils, elles ne mangent rien et un rien les fait grossir. » Et ils s'en amusaient. Ce bidon est inesthétique et incompréhensible… sauf si on accepte que les femmes, même avec une quantité de calories minimum, « gonflent ». Et si vous ne supportiez pas les aliments d'aujourd'hui ? Et si ce livre vous donnait **une solution jamais envisagée où la simple calorie serait dépassée** ?

Vous voulez prendre le prochain bac pour traverser au chapitre suivant ? Tenez-vous bien car je vais faire tomber à l'eau pas mal de préjugés et de faux principes et même des acquis chez plusieurs de mes confrères. Si je leur suis supérieure, ce n'est certes pas par des atouts positifs, mais sans doute justement par tout le négatif d'une vie que j'ai osé vous étaler, et par le fait que j'ai été une patiente grosse ou une grosse patiente.

Alors continuez la lecture avec moi. Vous n'avez pas besoin d'être gros pour me lire car ce livre peut et veut aider chacun à faire la découverte de la vie, une vie que l'on a peut-être trop oubliée, nous les civilisés…

QUESTIONNAIRE PERSONNEL

J'ai des	parents	grands-parents	oncle ou tante	enfants ?
gros	❑	❑	❑	❑
diabétiques	❑	❑	❑	❑
cardiaques	❑	❑	❑	❑
ayant du cholestérol	❑	❑	❑	❑
de la goutte	❑	❑	❑	❑
des calculs des reins	❑	❑	❑	❑
des calculs biliaires	❑	❑	❑	❑
de l'eczéma	❑	❑	❑	❑
de l'asthme	❑	❑	❑	❑
des problèmes allergiques	❑	❑	❑	❑
une sclérose en plaques	❑	❑	❑	❑
des problèmes psychiatriques (schizophrénie, …)	❑	❑	❑	❑

J'ai		dans le passé	actuellement ?
des problèmes cutanés :	acné	❑	❑
	urticaire	❑	❑
	eczéma	❑	❑
des démangeaisons :	à l'œil	❑	❑
	à l'anus	❑	❑
	génitales	❑	❑
	cutanées	❑	❑
des gonflements :	des yeux (poches)	❑	❑
	des doigts	❑	❑
	des jambes	❑	❑
des problèmes respiratoires et ORL à répétition :	angines	❑	❑
	rhino-pharyngites	❑	❑
	otites	❑	❑
	bronchites	❑	❑
	crises d'asthme	❑	❑

J'ai	**eu dans le passé**	**actuellement**	**?**
des problèmes urinaires à répétition :			
cystites	❑	❑	
brûlures en urinant	❑	❑	
envies fréquentes d'uriner	❑	❑	
albumine dans les urines	❑	❑	
des problèmes digestifs :			
douleurs abdominales	❑	❑	
ballonnements	❑	❑	
nausées	❑	❑	
renvois acides	❑	❑	
diarrhée	❑	❑	
constipation	❑	❑	
alternance de diarrhées	❑	❑	
et de constipations	❑	❑	
gaz	❑	❑	
des problèmes gynécologiques :			
gonflements ou douleurs des seins avant les règles	❑	❑	
règles douloureuses	❑	❑	
caillots pendant les règles	❑	❑	
autres :	❑	❑	
des problèmes articulaires :			
douleurs des articulations	❑	❑	
des gonflements	❑	❑	
des problèmes musculaires :			
crampes	❑	❑	
contractures	❑	❑	
des troubles de l'état général :			
fatigue	❑	❑	
chutes de cheveux	❑	❑	
somnolence après les repas	❑	❑	
maux de tête	❑	❑	
boulimie	❑	❑	
angoisse	❑	❑	
caractère dépressif	❑	❑	
caractère agressif	❑	❑	
caractère hyperactif (ne tient pas en place)	❑	❑	

11

Les réactions adverses aux aliments

« Quand on a raison 24 heures avant les autres, on passe pour avoir perdu la raison pendant 24 heures. »

Au début des premiers travaux sur les réactions allergiques, il y a des dizaines d'années, on a pu penser que certains chercheurs déraisonnaient lorsqu'ils disaient que des quantités infinitésimales de produits pouvaient entraîner des troubles très graves ; troubles qui pouvaient même aller jusqu'à la mort, notamment dans le cadre des allergies alimentaires ou trophallergies. Moi-même à la lecture d'un petit livre des médecins américains Agatha et Calvin Thrash, anatomo-pathologiste et spécialiste de médecine interne, *Food Allergies Made Simple*, je fus plus que surprise et même choquée de voir défiler les symptômes de diverses pathologies médicales et je me disais : « Mais vraiment, ils exagèrent, c'est toute la médecine ou presque qui y passe ». Je comprends donc les réactions de certains confrères à mon égard. Moi aussi, j'ai difficilement accepté que la présence d'une minuscule miette de pain ou de trace de lait puisse déclencher chez mes enfants des problèmes d'une telle importance.

Les premiers immunologistes eux-mêmes n'arrivaient pas à comprendre qu'avec le même aliment, certains patients présentaient tels symptômes et d'autres patients d'autres symptômes. Le terrain de réactivité allergique qu'avaient certains enfants, dont les parents étaient par exemple asthmatiques ou eczémateux, a été qualifié d'atopique par le professeur Coca. Saviez-vous ce que signifie ce mot ? Dupont & Dupont dans Tintin sauraient bien vous le dire : « Bizarre, bizarre ! ». Et oui, ce mot « atopique » signifie « bizarre ». Cela veut tout dire !

On peut dire que je suis bizarre. Moi-même, j'ai trouvé bizarres Agatha et Calvin Thrash, ces médecins de l'Alabama aux États-Unis. Pourtant, ils avaient raison et je conviens, suite à une expérimentation indubitable que j'ai faite avec succès depuis 20 ans sur moi-même et sur mes patients, que de très nombreux problèmes médicaux, physiques ou psychiques énumérés dans leur livre sont liés à des réactions adverses aux aliments. Même entre eux, les allergologues suspectent un confrère qui trouve des éléments nouveaux à rajouter à la longue liste de ce qui est répertorié comme vraiment allergique, et ils n'hésitent pas à le trouver...bizarre ! Un allergologue parisien très coté qui participait à un congrès que j'organisais avec d'autres allergologues à Montpellier, présentait la relation entre une allergie au lait chez un enfant et certaines albuminuries dites idiopathiques. (L'albumine est une substance qui ne devrait pas se trouver dans les urines, surtout à fortes doses ; idiopathique signifie « dont on n'a pas trouvé l'origine ».) Un participant lyonnais répliqua sur un ton cinglant et condescendant : « Ce n'est pas ce qu'on nous apprend à Lyon. L'information ne semble pas circuler entre Paris et Lyon ! »

Réponse calme de l'intervenant : « Ce sont pourtant des travaux américains bien connus de Sandberg que le professeur Lagrue et le docteur Jérôme Laurent ont repris avec des résultats éloquents ».

Mon expérience m'a confortée dans ce sens. J'ai reçu à mon cabinet une patiente, femme de notable extrêmement bien suivie médicalement, dont l'albumine était très élevée (entre 1 et 2 g/l alors que la normale est inférieure à 0,5 g/l, l'idéal étant zéro.) Cette patiente avait une maladie rénale grave, étiquetée, donc non idiopathique. Elle me tend une liste de deux pages de symptômes, et me dit : « Il paraît que vous pouvez m'aider ». Je ne me sentais pas à la hauteur dans ce cas. Mais tous les symptômes qu'elle présentait pouvaient me faire penser à une intolérance aux laitages depuis l'enfance. Malgré la maladie confirmée, je lui proposai, sans trop y croire, un test alimentaire strictement sans produits laitiers. Alors… imaginez ma stupéfaction lorsque, au bout d'un mois, elle revint me voir avec la plupart de ses problèmes résolus et une albumine presque normalisée.

Elle me dit : « Merci, c'est merveilleux ! Mais qu'est-ce que vous m'avez fait faire ! Pensez que tous les soirs, je devais manger au restaurant avec des collègues de travail. Tous les restaurateurs ont joué le jeu quand au préalable, au téléphone, ils m'indiquaient ce que je pouvais prendre dans leur carte et qui était sans laitages. Le plus dur c'est lorsque je ne connaissais pas à l'avance le restaurant : j'allais alors discrètement à la cuisine pour demander un poisson à l'huile d'olive cuit dans une poêle n'ayant pas déjà été utilisée avec du beurre. Vous voyez le tableau ? »

Les médecins face à une idée nouvelle, bizarre, dont ils n'ont pas connaissance, vont non seulement la refuser mais encore s'y opposer. Pourtant, en tenant compte des études et des expériences significatives issues de divers pays du monde, on pourrait améliorer, voire guérir, des maladies graves dites sans solutions.

Pourquoi y a-t-il tant de controverses entre des personnes dont on ne peut pas mettre en cause les qualités tant intellectuelles que professionnelles ? Parle-t-on des mêmes choses ? Pour mieux comprendre ces diverses positions, je pense qu'il faut connaître quelques éléments de cette science dont on parle de plus en plus, l'immunologie, science qui s'occupe du système de défense de l'organisme. Les allergies ont flambé ces dernières décennies. Par exemple, les cas d'asthme ont été multipliés par deux en dix ans. En 1992, lors du premier Congrès international sur les allergies à Paris, j'entendis parler de rencontres médicales sur le même sujet dans des pays comme le Japon ou la Russie. En 1995, cette maladie se hissait au 6e rang mondial. Elle est maintenant au 4e rang. Actuellement, depuis l'an 2000, il n'est pas un journal médical qui n'aborde ce problème, souvent présenté par les médias de façon quasi apocalyptique avec des titres tels que « l'épidémie d'allergie », « fléau mondial », « l'allergie nous menace tous ».

Le professeur F.-B. Michel préfaçait ainsi le livre de J.-P. Molkhou, *Les allergies alimentaires, problèmes actuels et futurs*: « On ne peut plus parler d'allergies alimentaires car certaines manifestations ne peuvent être rattachées à cette terminologie. » Les RAAA (réactions adverses aux aliments), en effet, ne sont pas des allergies mais des réactions histaminiques ou pseudo-allergies bien connues des allergologues de renom comme le professeur Moneret Vautrin dont le livre s'appelle justement *Immunopathologie de l'allergie alimentaire et fausses allergies alimentaires.*

On ne s'y retrouve plus dans la terminologie et c'est pour cela que personne n'est d'accord; car si on dit « c'est une allergie », cela correspond à quelque chose de bien précis au niveau de la définition comme au niveau des examens sanguins. Beaucoup d'allergologues quand ils ont en consultation certains de mes patients n'ayant pas d'anticorps IGE spécifiques au lait de vache, lèvent les bras au ciel et disent: « Mais vous n'êtes pas allergiques ! » Trop content, le patient se jette sur ses yaourts chéris... et souffre à nouveau des mêmes symptômes. Son corps va lui permettre de reconnaître qui a malheureusement raison. Je dis malheureusement, car bon nombre d'entre nous seraient trop contents de ne pas « réagir de façon disproportionnée à une substance anodine ». C'est là la définition acceptée médicalement du phénomène « allergique ».

Pourquoi ces RAAA font-elles peur comme un lion qui rugit et pourquoi augmentent-elles ? Pourquoi titre-t-on que l'allergie nous menace tous ? Que se passe-t-il actuellement ? Combien de personnes qui toléraient très bien le lait auparavant réagissent maintenant à une simple goutte ? « Problème d'environnement » s'accordent à dire la plupart des spécialistes du problème. Certains parlent de « la planète allergie ». Si ce court mot « allergie » est utilisé de façon globale pour désigner des états différents, c'est parce que ce terme est bien compris du public. Et ce mot, trop souvent galvaudé il est vrai, fait parfois bondir ceux qui connaissent à fond le problème.

Essayons de mieux comprendre les choses. Que se passe-t-il dans une allergie ? Dans toutes les réactions, vont entrer en jeu :

- le système immunitaire,
- les antigènes AG (c'est-à-dire les substances qui nous agressent),
- les anticorps AC (la réaction du corps contre les AG par la formation d'immunoglobulines ou IGE spécifiques que l'on retrouve dans le sang)
- et la réaction AG contre AC qui induit la réaction histaminique qui, elle, produit alors les symptômes que vous ressentez.

La recherche sanguine détecte les anticorps IGE (immunoglobulines). Dans le cas d'une allergie aux protéines du lait, ce seront des anticorps spécifiques aux protéines de lait. On peut aussi utiliser pour diagnostiquer une allergie des prick-tests cutanés positifs à une substance. Parfois, les allergologues vous diront que les anticorps sont indétectables dans le sang. Les anticorps sont-ils alors au travail sur les mastocytes, ces cellules du tissu conjonctif capables de libérer de l'histamine, qui se localisent dans les zones fragiles de votre corps? Il est important de savoir que ces zones fragiles peuvent varier d'un individu à un autre, soit pour des raisons familiales (héréditaires), soit pour des raisons accidentelles.

Dans ma famille, ce sont les intestins; dans celle de mon mari, ce sont les reins; pour vous, ce sera peut-être le cœur ou les poumons. Quant aux localisations accidentelles, elles découlent d'un accident ou des suites d'une maladie infectieuse. On peut toujours avoir mal au ventre ou présenter des démangeaisons au niveau d'une cicatrice dès que l'on fait une réaction à un aliment. En effet, les mastocytes se situent particulièrement dans les endroits les plus agressés du corps et il est facile de comprendre que ce ne seront pas les mêmes endroits pour tout le monde. Avez-vous eu une fracture ou un choc à la tête? La douleur se localisera particulièrement dans cette zone. On vous dira à juste titre: «Ce sont les suites de votre accident». En fait, selon la consommation ou non d'aliments allergisants, la douleur sera plus ou moins forte, plus ou moins atténuée. J'en ai fait personnellement l'expérience pour mon dos et pour mon genou. Mon dos endommagé par des chutes ne me fait plus souffrir; mais il suffit que je consomme du soja, pour ressentir des douleurs type «coups de hache» dans la zone lombo-sacrée. C'est la même chose pour mon genou, lui aussi blessé accidentellement; il ne me fait plus souffrir si je ne consomme pas d'allergènes alors qu'on m'avait affirmé que j'en souffrirai beaucoup toute ma vie.

En présence d'un allergène (AG), le corps fabrique des anticorps et ces derniers se fixent sur les mastocytes, des cellules du tissu conjonctif. Ils ne sont donc pas détectables dans le sang. L'arrivée des anticorps (AC) fait exploser les mastocytes qui libèrent leurs grains d'héparine, de sérotonine et d'histamine, ces médiateurs de la vasodilatation des capillaires sanguins, de l'augmentation de la sécrétion du suc gastrique et de l'induction de phénomènes de sensibilisation, d'allergie et d'anaphylaxie.

En allergologie, il est connu que certaines personnes ont des anticorps présents dans le sang et des tests cutanés positifs à tel ou tel aliment, sans que parfois les manifestations présentées soient conséquentes. Par contre, des manifestations importantes peuvent exister sans que l'on retrouve d'anticorps. Ces IGE spécifiques sont alors qualifiées d'indétectables par le laboratoire d'analyse. Indétectables et non absentes… car peut-être ne savons-nous pas encore les détecter ? Peut-être sont-elles présentes mais non dans le sang ? Ou indétectables parce qu'absentes vraiment, et qu'à ce moment-là il y aura des signes cliniques liés à la présence d'histamine mais pas d'anticorps… On parle alors de pseudo ou de fausse allergie.

Mais ce n'est pas parce qu'il n'y a pas mort d'humain, risque de choc anaphylactique, nécessité d'utiliser le stylo des urgences allergologiques chargé d'adrénaline, que l'on doit abandonner le patient à son triste sort de « pseudo-allergique » ! Attention ! Ce n'est pas un faux malade, mais une fausse allergie ! Ce n'est pas dans sa tête que ce malade ne va pas, mais dans son corps. L'histamine qui est en cause est un élément bien précis et connu.

Vous avez tous été piqué par un insecte, une guêpe ou une abeille, ou par un serpent… ou tout simplement par un « aoûta », moustique microscopique qui vous pique sans que vous l'ayez vu, entendu ou même senti. Comment sait-on que l'on a été piqué ? C'est tout simple : tout à coup, on ressent une douleur et on est pris d'une forte envie de se gratter. La démangeaison sera un point d'appel et l'on verra ensuite une rougeur et un gonflement, les signes principaux provoqués par l'histamine.

On parle couramment de gonflement, de rougeur, de démangeaisons et d'écoulements. En médecine, on dira: œdèmes, érythème, prurit et sécrétions. Ainsi les types de sécrétions déclenchées par un pollen ou un aliment seront:

– le nez qui coule
– des glaires dans la gorge ou écoulements
– une toux productive (parce que sécrétions)
– sécrétions d'oreilles: oreilles jaunes ou marrons ou collantes, voire bouchons. Ce n'est pas normal mais c'est un signal d'appel: votre corps essaie d'éliminer un intrus.
– sécrétions des yeux: « les yeux chassieux du matin, qui collent à l'angle de l'œil »
– sécrétions vaginales: « les fameuses pertes blanches »
– augmentation de la synovie, ce liquide qui permet d'éviter le frottement de deux os en présence d'une articulation. Cette sécrétion liquidienne augmentée devient un épanchement retenu par une poche des ligaments et ne pouvant pas s'échapper. Vous pouvez imaginer combien cela fait mal. (Ce gonflement est à la base de nos rhumatismes.)
– et pourquoi pas l'estomac qui sécrète trop
– ou l'intestin avec des diarrhées
– et…et… et…

Si vous avez compris ces signes simples de l'histamine, vous comprendrez tout de suite pourquoi, selon les cas ou les personnes, il y aura souffrance dans tel ou tel endroit, ou il y aura telle ou telle maladie. Si vous savez aussi que les récepteurs de l'histamine, ces sites où elle s'installe confortablement, sont situés dans des endroits de prédilections, vous comprendrez encore mieux les troubles (en médecine on va dire symptômes) qui en découlent. Tiens, je me souviens des terribles cystites que je faisais autrefois et que je traitais à grand renfort d'antibiotiques… Et si on s'occupait de tous les « ites » de la planète avant qu'ils ne nourrissent tous les microbes de la terre ?

- Rhin-ite (rhume)
- Sinus-ite
- Amygdal-ite (angine)
- Ot-ite
- Bronch-ite
- Conjonctiv-ite
- Cyst-ite
- Néphr-ite
- Col-ite
- Diverticul-ite
- Arthr-ite (rhumatisme)
- Cellul-ite

Ce suffixe « ite » traduit l'état inflammatoire, cet état qui fait le lit de l'infection et qui vous fera prendre des antibiotiques pour « guérir vite », dit-on. Seulement cela repart de plus belle régulièrement ! Ce sont ces infections à répétitions que j'ai traînées toute ma vie d'enfant et d'adolescente parce que je ne savais pas que l'état inflammatoire était déclenché par mon intolérance alimentaire au lait de vache. Oui, la surinfection n'est qu'une conséquence de l'inflammation et je le répète, **l'allergie ou la pseudo allergie fait le lit de l'infection**.

Une fois libérée, l'histamine agit en se fixant sur les récepteurs cellulaires de type 1 (H1) qui sont les glandes séromuqueuses. Partout où il y en a (intestins, bronches, nez, oreilles), l'histamine les fera enflammer et sécréter, et vous pouvez comprendre les multiples symptômes des enfants, des adolescents et des adultes intolérants ou allergiques :

- L'acné peut s'expliquer ainsi : il y a inflammation du tissu conjonctif qui peut se surinfecter avec des staphylocoques pour faire ces gros « clous » disgracieux que l'on mettra sur le compte des hormones chez les adolescents.

- La cellul-ite est inexpliquée dit-on ? J'ai encore vu une patiente récemment ravie que sa cellulite ait disparue alors qu'elle avait tout simplement passé quelques semaines sans toucher aux laitages de vache. Combien de patients minces de partout révèlent cependant l'inflammation du tissu conjonctif par leurs culottes de cheval ? ? ?

- Et ces gens qui marchent au radar « ayant l'impression d'avoir un voile devant les yeux ou comme les oreilles bouchées » sont-ils des œdémateux cérébraux ? Ils se laissent guider par des automatismes, mais se pourrait-il qu'une sécrétion maximale de liquide céphalo-rachidien entre le crâne et le cerveau mou comprime ce dernier ?

- L'histamine serait-elle semblable à d'autres amines comme l'alcool (bière, vin, spiritueux, sodas alcoolisés), la caféine (café), la théobromine (cacao, chocolat), et donnerait-elle des angoisses, des anxiétés, des troubles caractériels ou dépressifs ou d'inhibition, types schizophrènes ou maniacodépressifs, mais aussi boulimiques ou troubles comportementaux incontrôlés ?

Si ce chapitre arrive comme « un cheveu sur la soupe » dans un livre sur le poids, ce n'est pas parce que je veux sacrifier à la mode, mais parce que 30 ans d'expérience me permettent d'affirmer que de nombreux problèmes de poids et de boulimie sont liés actuellement à des réactions adverses aux aliments. J'ai vu évoluer les problèmes de poids. Il reste certes encore des « gros gras » liés à l'hyperinsulinisme et aux grignotages. Mais pourquoi ces boulimies ? Il existe, j'en suis témoin, de « faux gras ». Ces gens se jettent sur la nourriture de la même manière que d'autres se jettent sur l'alcool et la drogue. L'addiction à la nourriture existe et elle est une allergie alimentaire, conséquence d'une consommation excessive de certains aliments : cacahuètes, maïs, lait de vache, sucre, œuf, soja, porc, crevette, crabe, gluten, levure, etc. Les individus affectés manifestent une impossibilité totale de contrôler leurs pulsions, mais l'exclusion totale, « à la trace », à la molécule près, les libère totalement. J'insiste : pas même un peu de l'aliment en cause ; pas une goutte de lait, ni de yaourt, ou de poudre de lait dans une margarine ou de lactosérum dans un jus de fruit (« de l'énergie » comme l'appellent les Suisses). Qui imagine que même dans un jus de fruit biologique sans sucre, il peut y avoir autre chose que du jus... de fruit ?

Ah, ce jus de vache du 3e millénaire, quels dégâts, il déclenche ! Peut-on encore l'appeler « lait » de vache ? Bien des auteurs ne se gênent plus... et parlent de « belle vacherie », de « menace » pour les femmes, de « blancheur trompeuse ». Est-ce l'aliment lui-même qui est en cause ou ce que l'on en a fait ? L'Organisation mondiale de la santé a fait un lien entre les flambées du cancer de la prostate et le lait. Peut-être est-ce à cause des xéno-œstrogènes contenus dans les pesticides et autres produits de l'agriculture moderne que la vache broute allègrement ? (Les xéno-œstrogènes sont des œstrogènes étrangers qui miment ceux que produit notre corps. Les produits polluants pétrochimiques ont des effets hormonaux plus dangereux que nos propres œstrogènes.) Richter et Westin d'Israël (École de médecine Hadassah) ont établi un lien entre les xéno-œstrogènes et la flambée de cancers du sein dans leur pays jusqu'à ce que soient bannis trois pesticides organochlorés (le BHC, le lindane et le DDT) en 1978. Et puis qui pense à l'ocytocine, cette hormone que l'on donne aux vaches pour leur permettre de faire plus de lait ? Auparavant une bonne vache laitière faisait 15 à 18 litres de lait par jour et on la considérait comme une super laitière ! Actuellement, on arrive à 50 litres en France et on m'a dit même jusqu'à 100 litres en Suisse ! L'ocytocine est l'hormone que l'on donne parfois aux femmes lors de l'accouchement pour déclencher le travail, combattre les hémorragies du post-partum et favoriser le réflexe de sécrétion lors de l'allaitement ; mais elle potentialise l'action **antidiurétique** de la post-hypophyse ! Avez-vous la bouée de graisse cuisses et ventre qu'ont les femmes qui allaitent ? Et si l'on parlait du strontium radioactif qui se mesure dans les produits laitiers ? Les spécialistes des centrales nucléaires, nommons J. Dewin du CEA de Belgique, présentent que le strontium radioactif émis notamment après l'explosion des centrales nucléaires comme celle de Tchernobyl – mais aussi bien d'autres drames cachés non médiatisés pour éviter les angoisses de la population – a un rôle à jouer dans les cancers.

Je ne continuerai pas la liste ; mais je vous affirme que le phénomène RAAA, qui touche principalement les protéines et non les graisses des produits laitiers, ne m'étonne pas du tout. Il y a quelques années le Dr Dosch au Canada a révolutionné la médecine en incriminant les allergies au lait chez les diabètes de type 1 de l'enfant. Ce médecin a en effet pu observer que la fréquence du diabète du type 1 était proportionnellement corrélée à la consommation de produits laitiers chez l'enfant. On sait que l'hémisphère nord et les pays dits « civilisés » en consomment beaucoup, et que c'est dans ces pays qu'il y a le plus de diabète insulinodépendant, ce diabète où les enfants doivent être piqués à l'insuline. Ce n'est donc pas une maladie légère et cette hypothèse a été retenue comme plausible puisque tous les congrès de diabétologie en parlent. Certains journaux médicaux très sérieux titrent même: « Faut-il interdire le lait de vache aux enfants? » Les Français ont dû mal à envisager cette hypothèse, car le laitage est considéré comme un élément de base par les nutritionnistes français.

La très reconnue Université Harvard fustige les Français et les Américains avec leurs recommandations diététiques, en précisant que cet abus de laitage était la cause des maladies de civilisations et des problèmes de poids. On peut comprendre cela sur le plan calorique tout simplement. En effet de récentes analyses statistiques ont montré qu'en 10 ans, le Français a augmenté sa consommation de fromage de 14 à 26 %. Les graisses saturées et le cholestérol contenus dans ces – délicieux certes – aliments pourraient être incriminés, mais beaucoup se gavent de 0 % pour maigrir. Qu'en est-il chez eux?

Nombreux sont mes patients, et je peux même dire quasiment tous, qui parviennent à maigrir, à dégonfler, parfois de 2 kilos dans la semaine, sans se priver, sans régime hypocalorique délirant, mais... sans laitages de vache. Par contre, je leur laisse les laits de chèvre ou de brebis parfois plus gras, mais qui ne vont pas déclencher de prise de poids ou de boulimie.

— ***Alors là, quelle histoire! Vous êtes sûre ? Parce que c'est grave ce que vous dites... vous vous rendez compte pour le calcium ?***

— Rassurez-vous pour le calcium. Ayez confiance et pensez que même sans laitages, les Chinois et les Japonais n'ont pas d'ostéoporose. On parle à ce sujet de « paradoxe oriental ». Allons voir de quoi il s'agit au chapitre suivant.

Informations additionnelles

UNE MISE AU POINT SUR LES INTOLÉRANCES ALIMENTAIRES

Il s'agit d'un sujet complexe mais le comprendre vous permettra d'obtenir une solution concrète et individualisée à vos problèmes de poids et à vos maladies chroniques.

Plutôt que de vous désespérer et de croire que votre cas est insoluble, il pourrait être libérateur de vous rendre compte que c'est ce que vous mangez et même ce dont vous raffolez le plus qui vous est nuisible.

Allergie ou intolérance ? Il ne faut pas les confondre. Dans l'allergie, les réactions sont intenses et se manifestent par des gonflements des lèvres, un rétrécissement de la gorge, une éruption cutanée, des crises d'éternuement et une sensation de suffocation. Les réactions sont aussi généralement immédiates et restent facilement reconnaissables.

Contrairement aux allergies, les intolérances sont très fréquentes et elles peuvent se développer de façon spontanée ou au fur et à mesure de la consommation d'un aliment quelconque. Les enfants peuvent être sensibilisés à ce que leur mère mange au cours de la grossesse et d'autres peuvent l'être au cours de l'allaitement. Contrairement aux allergies aussi, les symptômes d'une intolérance alimentaire sont extrêmement variés quoi qu'ils puissent leur ressembler, et ils se manifestent régulièrement des heures et même des journées après l'ingestion de l'aliment. Il est possible d'être intolérant **à n'importe quel aliment** : fruits, légumes, céréales, légumineuses, viandes, produits laitiers, œufs, épices, fines herbes, condiments, colorants, champignons, levures, etc ; mais les intolérances alimentaires les plus courantes, et de loin, sont aux produits et sous-produits animaux puis au soja et au gluten. L'intolérance va activer le système immunitaire et produire des changements métaboliques, sources des problèmes de santé qui resteront longtemps insoupçonnés.

Pourquoi les intolérances ? On avance pour causes de cette pathologie d'incidence croissante la production industrielle des aliments (abondance de conservateurs, d'additifs, de colorants, d'édulcorants, d'épaississants, etc.), la monotonie des habitudes alimentaires modernes (on mange toute l'année la même chose sans jouir de la variété qu'apportent les saisons), l'**alcool**, et une exposition chronique à des produits chimiques : antibiotiques, hormones, insecticides, etc. La fonction intestinale est altérée. Il y a augmentation de la perméabilité de la membrane intestinale qui laisse passer des protéines non dégradées que le système immunitaire va reconnaître comme des corps étrangers. Bien sûr, la consommation quotidienne d'aliments qui ne sont pas tolérés constitue un stress chronique pour le corps d'autant plus que les aliments non tolérés sont souvent ceux que l'on veut le plus. Ils deviennent pratiquement une drogue et créent une dépendance.

Les **symptômes d'une intolérance** peuvent être :

- maux de tête
- migraine
- vertiges
- paupières enflées
- yeux rougis
- yeux larmoyants
- troubles respiratoires
- peau sèche

- psoriasis
- acné
- rougeurs
- démangeaisons
- eczéma atopique
- nausées
- sentiment d'être gonflé
- ballonnements
- renvois, brûlures d'estomac
- diarrhée
- constipation
- maladie de Crohn
- côlon irritable
- maladie cœliaque
- douleurs dorsales
- douleurs musculaires
- douleurs articulaires
- arthroses
- raideurs
- enflures
- épuisement
- syndrome de la fatigue chronique (CFS)
- instabilité sentimentale
- dépression
- hyperactivité
- agressions
- angoisses
- troubles de concentration

La réaction immune déclenchée par une intolérance alimentaire ressemble en gros à celle engendrée par une vaccination. Il y a cependant une différence notable : la **fréquence** de la réaction déclenchée par le contact anticorps aliment. Celle-ci peut avoir lieu plusieurs fois par 24 heures et devenir permanente, à moins d'un changement de nos habitudes alimentaires ! Il faut y penser car, comme nous l'avons déjà dit, un nombre élevé de maladies chroniques est dû à des processus inflammatoires chroniques qui s'expliquent par une réponse immune exagérée et persistante à l'aliment que le corps considère comme son ennemi. En effet, toute réaction immune a pour but de neutraliser le plus rapidement possible l'intrus étranger à l'organisme. Il y a alors libération d'enzymes agressifs, de radicaux d'oxygène et de substances toxiques avec pour effet de détruire l'intrus et malheureusement aussi les tissus de notre organisme (inflammation chronique). Nos propres moyens de défense attaquent notre santé et dérèglent, en particulier, la production d'**insuline** ! Il s'ensuit une production exagérée de graisses (obésité), une résistance à l'insuline (diabète de type 2), une fatigue chronique (hypoglycémie).

Que faire ? La **variété** des aliments de jour en jour et de saison en saison est une loi de la santé incontournable. L'**élimination** des aliments non tolérés est évidemment obligatoire. La **rotation** des aliments tolérés est importante. En règle générale, il faut se méfier des aliments qui comportent des protéines concentrées. Il n'est pas bon de remplacer une consommation importante de lait de vache ou de fromage par une consommation aussi importante de lait de soja ou de tofu ou autres produits à base de protéines texturées.

La tenue d'un **journal alimentaire** indiquant en détail l'heure et l'aliment consommé dans une colonne, et dans une autre l'heure et les symptômes ressentis, permettra en général de mettre le doigt sur l'aliment coupable. Il existe aussi un test qui révèle le profil immunitaire alimentaire en permettant le dosage des anticorps IgG spécifiques pour les aliments.

Références bibliographiques sur le phénomène allergique

Les toutes premières:

- Newbold H.L., Philpott W.H., Mandell M., Psychiatric Syndrome Produced by Allergies: Ecologic Mental Illness, *The Journal of Orthomolecular Psychiatry*, Vol.2, No 3, 84-92, 1973.
- Hawkins D., Pauling L., *Orthomolecular Psychiatry*, «Treatment of Schizophrenia», W.H. Freeman and Company, San Francisco, 1973.
- Williams R.J., Kalita Dwight K., *A Physician's Handbook on Orthomolecular Medicine*, Pergamon Press, 1977.

Certaines françaises de style grand public:

- L'allergie: un fléau enfin reconnu, *Le Quotidien du médecin*, vendredi 19 juin 1992.
- « La menace allergique », *Impact Médecin*, no 142, 3 avril 1992.
- « Les maladies allergiques, un problème de santé publique », *Livre blanc de l'Allergie*, Institut UCB de l'allergie.

Articles médicaux récents (le sujet est de plus en plus d'actualité):

- Venter C. Meyer R., Session 1: Allergic disease: The challenges of managing food hypersensitivity, *Proc Nutr Soc* 69(1) : 11-24, février 2010.
- Ebisawa M., Management of food allergy in Japan «food allergy management guideline 2008 (revision from 2005)» and «guidelines for the treatment of allergic diseases in schools», *Allergol Int* 58 (4): 475-483, décembre 2009.
- Dias A., Santos A., Pinheiro J.A., Persistence of cow's milk allergy beyond two years of age, *Allergol Immunopathol* (Madr), 21 octobre 2009.
- Venter C., Cow's milk protein allergy and other food hypersensitivities in infants, *J Fam Health Care* 19 (4): 128-134, 2009.
- Tatham A.S., Shewry P.R., Allergens to wheat and related cereals, *Clin Exp Allergy* 38 (11): 1712-1726, novembre 2008.
- Story R.E., Manifestations of food allergy in infants and children, *Pediatr Ann* 37 (8): 530-535, août 2008.

- Montalto M, Santoro L., et al., Adverse reactions to food: allergies and intolerances, *Dig Dis* 26(2): 96-103, 2008.
- Bischoff S.C., Food allergies, *Curr Treat Options Gastroenterol* 10 (1): 34-43, février 2007.
- Padhye U., Excess dietary iron is the root cause for increase in childhood autism and allergies, *Med Hypotheses* 61(2) : 220-222, août 2003.

12

Un bon calcium sans laitages

L'INDISPENSABLE pour un vertébré, c'est son calcium.

Nous sommes des vertébrés composés de 306 os. Ces os, pour être solides, ont donc impérativement besoin de calcium.

Le chapitre précédent a dû vous faire frémir si vous vous êtes trouvé des intolérances au lait, car dans nos pays civilisés l'équation calcium = lait (et lait de vache s'il vous plaît) est incontournable.

Sans lait c'est la déconfiture… ou plutôt la décalcification assurée, les spectres de l'ostéoporose, des pertes de centimètres par tassements de vertèbres, des fractures du col du fémur…l'horreur en mille morceaux.

Chinois et Japonais ne consomment pas de laitages mais n'ont pourtant pas d'ostéoporose, si bien que les Occidentaux parlent du « paradoxe oriental ». Pas de laitages, pas d'ostéoporose, c'est impensable, paradoxal…

Comment, ils ne mangent pas de laitages et leurs os tiennent! Ou alors…

- ils ne sont pas fabriqués comme nous! Mais c'est peu probable, n'est-ce pas? Des études sur des immigrés orientaux aux États-Unis montrent que les maladies de civilisation sont bien corrélées au mode de vie: nourriture américaine = maladies américaines même pour les Asiatiques;

- il doit y avoir du calcium ailleurs que dans le lait! Heureusement, et nous le verrons, il y a en effet du calcium en dehors du lait;

- il y a un autre facteur qui n'annule pas le précédent: dans ces autres pays, fixeraient-ils mieux leur calcium que les Européens ou les Américains? Auquel cas, pourquoi?

Il m'a fallu de nombreuses années – et pourtant j'étais déjà médecin diplômé! – pour prendre conscience qu'en effet le calcium que nous ingérons par la bouche **n'est pas** celui qui va rester dans le corps. Il y a bien longtemps lorsque j'étais jeune étudiante, nos cours affirmaient que seulement 25 % du calcium était fixé; mais nous avons tous dû oublier cette donnée.

Actuellement, les livres de physiologie de 1e année que j'ai compulsés donnent un autre chiffre: 10 à 15 % seulement du calcium ingéré est fixé. Que s'est-il passé en quelques décennies? Pourquoi donc n'assimilons-nous pas les 100 % du calcium, et qui plus est, encore moins maintenant qu'avant? En conséquence de cette moins bonne absorption et fixation du calcium, on conseille de consommer de plus en plus de calcium et de laitages de vache, bien sûr. Par contre, nous n'avons jamais autant parlé de décalcification osseuse, d'ostéoporose et de caries dentaires qu'actuellement!

Je voudrais que vous puissiez comprendre que le corps a un système remarquable d'adaptation à un excès de calcium (oui vous avez bien lu) et il peut éliminer par voie digestive (les matières fécales) ou par voie urinaire (l'urine) ou par voie cutanée (la sueur) les 80 % du calcium mis dans la bouche. Les pertes cutanées sont plus ou moins importantes selon l'activité du sujet (un maçon et un boulanger perdront plus de calcium qu'un employé de bureau). La température ambiante joue bien sûr également sur les éliminations par la sueur. Donc s'il se sent en danger, le corps élimine le calcium. Si par contre il y a peu de calcium dans la nourriture, le corps va normalement en fixer plus. L'étude de certains peuples d'Afrique ou d'Asie a montré qu'ils ne prenaient parfois dans leur nourriture que 350 mg par jour de calcium et ce, sans trouble apparent, notamment osseux. L'ostéoporose est par contre très importante chez certains peuples qui consomment pourtant beaucoup de laitages.

Pourquoi ? Si on prend 1500 mg/jour de calcium – qui est le taux conseillé actuellement par les diététiciennes compte tenu du risque d'ostéoporose – mais qu'on n'en garde que 20 %, c'est bien 300 mg en fin de compte que l'on conservera… et donc pas plus que le sujet pauvre d'un pays faible consommateur de calcium (350 mg), mais dont le corps semble garder 95 % du calcium ingéré, puisqu'il ne souffre d'aucune carence calcique. Une expérience a été faite aux États-Unis sur de jeunes « civilisés » à qui l'on fournissait sur deux mois, soit une alimentation riche en calcium, soit une alimentation pauvre en calcium. Lorsqu'on a ensuite fait une charge en calcium à ces deux groupes, les premiers ont fixé 100 mg de calcium, alors que ceux qui avaient une alimentation pauvre en calcium les deux mois précédant le test, en ont fixé presque quatre fois plus : 375 mg !

Quelle merveille que notre corps qui sait prendre ce dont il a besoin ! Si l'on a par contre une fracture ou si une femme est enceinte, la fixation, l'absorption du calcium seront augmentées à 40 ou 50 %, voire plus. Le corps a un système protecteur contre l'excès de calcium car il sait, lui, que trop de calcium calcifierait :

- les artères, dont on dit alors qu'elles sont en « tuyau de pipe » car elles durcissent, empêchant la souplesse nécessaire au passage du sang, ce qui provoque l'hypertension artérielle ;
- les reins, ce qui entraîne des calculs (lithiase rénale et ses douleurs violentes bien connues de ceux qui ont fait les fameuses coliques néphrétiques) ;
- les articulations : certains médecins s'étonnent de ces calcifications souvent très pénibles, par exemple à l'articulation de l'épaule. Ils ont donné calcium et vitamine D à ces vieilles dames ostéoporotiques (os fragiles ayant perdu leur calcium) mais… le calcium s'est déposé à côté des articulations entraînant des limitations articulaires et elles ne peuvent plus lever leurs bras ! Par contre, leurs os restent ostéoporotiques ! Le calcium s'est fixé… mais pas au bon endroit !

Personnellement, je constate de plus en plus de localisations surprenantes de calcifications : par exemple, nodules thyroïdiens calcifiés. Que penser des microcalcifications du sein, signant un cancer, ainsi que celles de la prostate ?

Que dire des « ostéophytes » qui font des ponts osseux incompréhensibles entre les vertèbres, les bloquant et provoquant des douleurs… ? Ce que l'on sait encore moins et que j'ai appris par le Dr Agatha Thrash, c'est qu'il a été montré une **baisse** de résistance de l'os avec des hémorragies internes par excès de calcium, ce qui fragilise l'os.

— ***Eh bien ça alors, c'est incroyable !***

— Ce que l'on ne sait pas non plus, c'est que des expériences de charge en calcium entre 1300 et 2300 mg n'ont pas montré de changement du bilan calcique ; ce qui veut dire en clair que ce n'est pas en augmentant indéfiniment les apports en calcium que cela change quelque chose. L'important c'est le calcium qui reste, donc le « comment garder son calcium ».

Il y a encore une donnée importante qui circule peu dans le milieu médical et que j'ai acquise, il n'y a pas si longtemps, en plongeant dans des études poussées sur ce problème de calcium. Pour moi, cela devenait crucial : mes propres enfants étaient intolérants au lait et avec ma formation classique de nutritionniste et le matraquage que nous subissons sur le couple « calcium-laitages », imaginez mes craintes à l'idée d'arrêter le lait et ses dérivés : fromages, yaourts, à des enfants, en pleine croissance, et en plus les miens ! Voilà, il existe un système époustouflant dans le corps pour nous protéger contre la carence ou l'excès de calcium : c'est celui de la vitamine D. Cette vitamine D peut être alimentaire : c'est l'inoubliable « huile de foie de morue » de nos grands-mères, le beurre des vaches au pâturage l'été ou les œufs des poules nourries en été en liberté. Mais ne l'oublions pas : c'est surtout l'exposition au soleil qui permet, chez les animaux comme chez les humains, sa fabrication à travers la peau. Or si l'on manque de calcium au niveau alimentaire, un composé plus actif de vitamine D (1,25 dihydroxycalciférol) sera fabriqué afin de fixer plus de calcium alimentaire. Si le calcium plasmatique est haut, le corps va fabriquer un métabolite peu actif, le 24,25 dihydrocholécalciférol.

L'excès de calcium dans l'alimentation se solde donc par la fabrication d'un composé de la vitamine D moins actif afin de fixer moins de calcium. Serait-ce une des raisons pour lesquelles nos civilisés fixent moins leur calcium ? Peut-être... On les inonde de calcium et de vitamine D médicament, sans résultat semble-t-il. Mais une des raisons certaines pour laquelle nous fixons moins le calcium, c'est que nous n'allons plus au soleil. Les personnes âgées restent devant la télévision ou dans des salles de maison de retraite... ce n'est plus comme avant où les personnes âgées papotaient devant leur porte, justement quand il y avait un brin de soleil pour les réchauffer. De même, les jeunes sont plus souvent devant leur ordinateur ou leur écran de télé que dans le jardin ou sur un terrain de sport, et si l'on fait de l'exercice, c'est plutôt en salle. Enfin et surtout, la sédentarité est l'apanage de nous tous qui avons en prolongement de nos bras des appareils électriques et de nos jambes des pédales de voiture ou de moto. Or l'exercice est capital pour éviter l'ostéoporose et pour augmenter la fixation du calcium.

Comprenons bien que quand le calcium varie, le corps s'organise, et l'important ce n'est pas d'en avoir beaucoup mais de le garder et de le fixer. On nous abreuve de réclames : « buvez du lait », « mangez des fromages » ou « prenez des hormones à la ménopause ». (Enfin cette dernière publicité se calme avec les études incontournables sur les augmentations de cancers liés à ces hormones.) Mais qui nous dit à la télé : « faites de la marche au grand air » pour éviter l'ostéoporose ? Les médecins français ont pourtant reçu de la sécurité sociale des petits dépliants insistant sur cette dimension. Mais dans la tête du public, le spectre de l'ostéoporose se combat par les laitages et il voit rouge quand on ose lui enlever le liquide blanc.

Pourtant le rôle de l'exercice physique est bien connu des cosmonautes fortement décalcifiés par les vols intersidéraux : six mois en apesanteur entraînent la perte parfois de 30 % de masse osseuse, ce qui est le seuil de la fracture. On les voit revenir sur terre dans des coquilles dans lesquelles ils osent à peine remuer le petit doigt. Il s'agit, je vous le rappelle, d'hommes dans la quarantaine et non de femmes à la ménopause. Alors d'où vient cette ostéoporose ?

La succussion du pied sur le sol (le fait de frapper le sol du pied lors de la marche) permet la fabrication de l'os par activation des ostéoblastes, les cellules osseuses permettant justement cette fabrication. Plus encore, les ostéoclastes, cellules détruisant l'os, voient leur activité diminuée par la marche. En apesanteur, les astronautes se décalcifient donc. Une demi-heure de marche trois fois par semaine permet :

- la diminution de la destruction de l'os ;
- l'augmentation de la fabrication d'os ;
- et favorise une meilleure absorption du calcium au niveau intestinal.

Incroyable non ? Alors prêt pour la marche ?

— ***Je suppose que vous avez du temps et que vous vivez à la campagne. Moi dans mon pâté d'immeubles, en plein Paris au travail, et avec la pollution, vous me voyez marcher... Et puis, je n'ai pas le temps.***

— Alors faites comme les cosmonautes. Avant leur vol, savez-vous quel est leur entraînement ?

— ***Qu'est-ce qu'ils font ?***

— Ils sautent à la corde et pendant le vol, on leur frappe la plante des pieds avec un petit appareil pour éviter l'ostéoporose. Pensez-y bien : 5 minutes de corde à sauter ont le même effet sur l'os que 30 minutes de marche. J'ai acheté une corde à sauter mais j'avoue ne pas en faire tous les jours, loin de là. Par contre, je descends les escaliers en frappant volontairement la plante du pied sur chaque marche et... je n'ai pas fait d'ostéoporose.

La sédentarité, plaie de notre 3e millénaire, c'est grave, mais d'autres éléments ont été mis en cause en lien direct avec la mauvaise fixation du calcium. Vous avez sûrement entendu des médecins, notamment après vous avoir prescrit sans succès un traitement par calcium et même vitamine D, vous dire : « Mais vous ne fixez pas le calcium ! » Pourquoi ne parlait-on pas autant de caries dentaires et d'ostéoporose auparavant ? Pourquoi d'autres peuples ne semblent-ils pas présenter les mêmes problèmes osseux que les civilisés ? La civilisation européenne et américaine semble plus touchée par l'ostéoporose que des peuplades dites plus « primitives ». Le point important à préciser reste bien : **Pourquoi ne fixons-nous pas le calcium à notre époque ?**

De nombreuses études ont mis en cause le mode de vie des civilisés. Parlons tout d'abord de la surconsommation de protéines animales et d'acide urique. Avec 120 g de protéines par jour, il y a un problème pour le civilisé. Attention ! 120 g de viande ne contiennent pas 120 g de protéines, mais autour de 20 à 24 g selon les viandes. Les endocrinologues et les diététiciens conseillent 1 g de protéine par kg de poids. Ainsi quelqu'un de 56 kg devrait donc consommer 56 g de protéines par jour. En fait l'Organisation mondiale de la santé a évalué autour de 0,50 g par kilo de poids le besoin indispensable en protéines, et un peu moins pour la femme que pour l'homme. Donc 1 g par kg de poids est déjà le double de ce besoin minimum. Un civilisé est souvent autour de 2 g par kilo de poids, notamment à cause des régimes hyperprotéinés : ceux des sportifs qui rajoutent des boissons ou des barres hyperprotéinées que l'on trouve dans les salles de sports, et ceux des personnes qui ont des problèmes de poids et que l'on bourre de protéines.

— ***Eh bien tout le monde le conseille non !***

— Oui, mais nos reins n'apprécient pas cette surcharge protéinée qui les fait travailler pour éliminer l'urée et l'acide urique qui sont issus de la dégradation des protéines, et en éliminant l'acide urique, le rein éliminera en plus du calcium. Si bien que des travaux scientifiques actuels signalent que pour 120 g de protéines, il faut considérer que les apports de calcium doivent être de 1500 mg par jour. En 1979, les associations diététiques américaines conseillaient 900 mg par jour !

Trop de sel et de sucre produiront le même effet sur le rein et sur l'élimination du calcium. Et notre pauvre civilisé a beau augmenter la consommation de calcium, il en élimine de plus en plus... Il ne faut pas oublier non plus divers apports de la civilisation qui ne sont pas sans risque pour le calcium : l'augmentation des allergies et des divers problèmes de santé (rhumatismes notamment) voit s'accroître la consommation de cortisone dont on sait qu'elle est décalcifiante et peut produire de l'ostéoporose. Le café, la caféine, vont aggraver l'élimination du calcium. Une étude américaine a évalué qu'une seule tasse de café par jour équivaut à 1,4 % (1,5 g) de déperdition osseuse par an ; à 14 % en 10 ans ; à 28 % en 20 ans. L'ostéoporose se déclare avec une déperdition de 30 % du minéral et se signale par des douleurs et des fractures. Ce seuil fracturaire de 30 % de calcium en moins pourrait donc être atteint après environ 30 ans de consommation d'**une seule tasse de café par jour** !

La consommation de café a aussi des effets sur le développement osseux du fœtus si la femme enceinte en boit. Le café n'est pas la seule source de caféine. Le thé en contient mais en moindre quantité, et les sodas et boissons énergisantes sont loin d'être innocentes. N'oublions pas, pour nos chers petits, qu'une grande maison du café vend la caféine à une non moins grande firme spécialiste des boissons à base de cola. On s'étonne que nos enfants soient si excités, quand leurs parents boivent eux du décaféiné pour mieux dormir. Sans doute dormiraient-ils moins bien s'ils réalisaient que la caféine de leur décaféiné est passée dans les boissons sucrées de leurs enfants et que le **chocolat** dont ils les récompensent ou les gâtent est également une source de caféine !

Ne nous étendons pas sur les *diurétiques* qui évidemment entraînent aussi le calcium hors du corps ; sur l'*excès de sel* dans les produits alimentaires qui entraîne des pertes de calcium dans les urines ; sur « la pilule » ou les *hormones* de la ménopause qui sont maintenant accusées de cet effet « fuite calcique » alors qu'on donne les secondes justement pour éviter l'ostéoporose ; et sur les *antibiotiques* également mis en cause.

Mais il y a plus grave. L'ostéoporose est définitivement plus fréquente chez ceux qui consomment justement les laitages dans le but d'éviter l'ostéoporose. En effet, j'ai constaté qu'il y avait moins d'ostéoporose chez ceux et celles qui trouvent leur calcium en dehors des laitages ; et chez certains patients auxquels j'ai prescrit l'arrêt des laitages non tolérés, j'ai vu s'améliorer la densitométrie (l'examen fait pour évaluer l'ostéoporose). Et pourtant, on inonde nos enfants de ce breuvage blanc même aux récrés. Un grand pas semble être fait aujourd'hui pour éviter les aliments et les boissons sucrées, mais si c'est pour remplacer les distributeurs de boissons sucrées par des distributeurs de lait à volonté dans les écoles, vous verrez que l'on n'est pas sorti de l'auberge pour l'épidémie d'obésité touchant justement les enfants.

— ***Mais tous les gens s'entendent à dire que c'est bien !***

Dans mon effort d'éducation actuelle au sujet des produits laitiers, parce qu'en effet je constate beaucoup d'intolérances à ces produits, je peux donner l'impression d'être un martien. Il faudrait alors étudier un peu plus la bibliographie scientifique des dernières dix ou douze années. Plusieurs études ont montré l'utilité limitée, voire très controversée, des recommandations d'augmenter la consommation de produits laitiers en France à au moins un par repas[1] et la fameuse étude[2] par l'équipe de nutritionnistes la plus renommée du monde, celle de l'École de santé publique de l'Université Harvard (Boston, Massachusetts), conduite pendant 12 ans sur 78 000 (oui, il n'y a pas de zéro rajoutés) femmes pour établir des relations entre la santé et l'alimentation, a évoqué le problème de l'ostéoporose en ces termes : « Il n'y a pas d'association significative entre la consommation de lait par les adolescents et le risque de fractures à l'âge adulte… Les données indiquent qu'une consommation fréquente de lait et qu'une prise alimentaire importante de calcium par des femmes d'âge mûr n'apportent pas de protection contre une fracture de la hanche ou de l'avant-bras… Les femmes consommant de grandes quantités de calcium issu des produits laitiers ont un risque accru de fractures de la hanche, alors qu'il n'y a pas augmentation du risque de fracture pour des prises de calcium équivalentes mais provenant de sources autres que les produits laitiers… »

Je n'ai jamais dit que le calcium n'est pas important. Il est indispensable à la vie mais quand même, pourquoi ne pas révéler haut et fort les conclusions d'une telle étude à savoir que l'ostéoporose est justement plus fréquente chez les femmes dont la source de calcium provient du lait et de ses dérivés, et moins fréquente chez celles dont la source de calcium vient d'autres sources alimentaires ? Ainsi le calcium est nécessaire pour la santé de nos os et de nos dents mais ce n'est pas tout. Il joue un rôle dans la transmission de l'influx nerveux et sa carence provoque spasmes et crampes. Il participe à la coagulation du sang et à la régulation des battements cardiaques. En cas de carence en calcium, le tissu osseux cède ses réserves minérales osseuses.

Pour les spasmophiles, on parle beaucoup du magnésium et à juste titre, mais on oublie trop souvent que pour certains spasmophiles, le problème reste le calcium. Le professeur Klotz l'avait bien découvert en parlant de « tétanie » où le sujet « en crise » se spasme, avec cette fameuse « main d'accoucheur » qui se tétanise en ayant cette forme spéciale que prend la main de la personne qui sort le bébé du ventre de sa mère.

Tétanie, spasmophilie, dystonie neurovégétative : trois mots différents pour parler de cette maladie qui a souvent été cataloguée de « psychosomatique », voire psychiatrique à une époque. Certains disent même qu'elle n'existe pas ! Hystérie, simulation, problème psychologique, sujet hypocondriaque, voilà comment on définit parfois ces patients ! Mais ceux qui vivent ces crises souhaiteraient bien qu'elles ne se manifestent pas, n'est-ce pas ?

Des tremblements aux spasmes divers qui peuvent toucher tous les organes jusqu'à l'évanouissement, de l'impression d'une crise cardiaque à celle d'une crise de colique hépatique, comme s'il y avait un calcul obstruant le cholédoque, petit canal amenant la bile de la vésicule biliaire à l'intestin, tout a été décrit mais surtout tout a été ressenti :

- sensation de « boule » ou « d'os » dans la gorge
- serrement de gorge
- précordialgies
- palpitations
- angoisse
- tremblements
- crampes ou « tétanie »

- fourmillements
- vertiges
- sueurs
- bouffées de chaleur
- boulimies ou grignotages
- insomnie
- syndrome prémenstruel
- diarrhée ou constipation par spasmes
- etc.

Pour avoir vu un de mes proches en souffrir violemment, je peux dire que c'est terriblement angoissant pour le sujet atteint. Combien de patients ont-ils été hospitalisés en urgence pour ces malaises violents, et les services de gastro-entérologie ou de cardiologie ont dû faire bon nombre de bilans avant de conclure à une « vagotonie ». Le système « vague » ou « sympathique » n'est pas sympathique du tout envers vous qui souffrez de cette affection.

Vous voulez comprendre ? C'est normal ! Il y a deux systèmes nerveux qui régissent votre corps :

- le *système volontaire* qui vous permet, si je vous demande de lever un bras et que vous le voulez bien, de m'obéir ;
- le *système involontaire* appelé sympathique ou neurovégétatif qui touche toutes les fonctions végétatives, c'est-à-dire toutes les fonctions qui permettent à votre corps de vivre sans l'aide de votre volonté consciente, comme la respiration, le fonctionnement du cœur ou du tube digestif avec ses sécrétions. Vous ne pouvez pas décider volontairement d'avoir moins de sécrétions d'acide chlorhydrique dans l'estomac ou

choisir volontairement de diminuer votre insuline… (J'espère qu'avec ce détour vers le calcium et les produits laitiers vous n'avez pas oublié que l'insuline et ses fluctuations sont une des causes principales de vos problèmes de poids.)

Or ce système sympathique lorsqu'il est déréglé ou qu'il fonctionne mal, on dira qu'il y a dystonie neurovégétative, de « dys » qui traduit un dysfonctionnement. Vous devez maintenant savoir premièrement, que ce système nerveux neurovégétatif a été fortement impliqué dans l'obésité et deuxièmement, que pour faire fonctionner ce système, il faut du **magnésium** et du **calcium**. Rien d'étonnant que même les pubs à la télé se soient emparées des dernières données scientifiques disant que le calcium améliore l'insulinorésistance et aide à combattre l'obésité… et bien sûr, ce sont des pubs qui conseillent les laitages pour le calcium (et le magnésium), voire les laitages (et les jus de fruits) enrichis en calcium comme aux États-Unis où, je vous le rappelle, fleurissent encore plus qu'ailleurs l'obésité et l'ostéoporose. Vous serez peut-être encore plus surpris de savoir que plusieurs médecins – qui pourtant ne me connaissent pas – ont constaté comme moi la relation entre les intolérances aux laitages et la dystonie neurovégétative (DNV) ou spasmophilie.

— ***On veut bien vous croire Dr Colmant, mais dans le gruyère justement il y a beaucoup de calcium. Pourquoi ça ne marche pas ? On le conseille justement dans la spasmophilie.***

— Eh oui, le calcium mais aussi le magnésium sont indispensables au bon fonctionnement du système sympathique. Mais si ça ne marche pas, en voici les raisons possibles :

Dans toute allergie ou intolérance alimentaire, le magnésium va être utilisé abondamment par l'organisme comme anti-allergique. Il y aura donc baisse des réserves et il n'en restera plus assez pour le système sympathique qui se spasme : spasmes extérieurs se traduisant par des tremblements ou des crampes (tétanisation des muscles), mais aussi spasmes intérieurs donnant cette sensation d'étouffement, d'oppression, d'« os dans la gorge » qui font que les patients consultent un pneumologue ou un cardiologue ou même un endocrinologue pour la thyroïde. Il n'y a rien alors à la thyroïde mais le patient a souvent de nombreux symptômes de l'hyperthyroïdie : sueurs, tremblements, nervosité, diarrhée, problèmes de sommeil. Nous devons beaucoup au Dr Durlach pour ses travaux sur le magnésium et depuis, de nombreux médecins traitent les divers symptômes de la carence magnésique par des suppléments de magnésium. Parfois, les suppléments ne marchent pas... On constate alors que le magnésium plasmatique dosé dans le sang peut être haut parce qu'il y a consommation accrue de médicaments magnésiques, mais dans ces cas de résistance au traitement, comme je l'ai démontré par mes travaux[3], c'est le magnésium globulaire qui reste bas. (Il est dommage que la Sécurité sociale en France ne rembourse plus cet intéressant dosage.) Le professeur Duc de Nancy a montré que la pénétration du magnésium ne se faisait pas correctement dans la spasmophilie. L'œdème dû aux réactions histaminiques dont nous avons parlé au chapitre précédent, pourrait en être la cause...

Mais revenons à nos moutons, en l'occurrence pour ce chapitre, au calcium. L'un des chefs de file de la spasmophilie a été le professeur Klotz qui avait donc, comme je le disais plus haut, identifié la carence en calcium comme le problème. Les médecins qui ont constaté le lien entre les intolérances aux laitages et la spasmophilie expliquent ce mécanisme ainsi : tout se passe comme si le sujet cherche à éliminer le « poison » que représente pour lui cet « attaquant » qu'est l'aliment incriminé, et le lait ou le gruyère et leur calcium sont chassés par vomissements ou diarrhées, ce qui est spectaculaire et facile à reconnaître, ou par les reins. Des calculs peuvent aussi être fabriqués à ce moment-là par concrétion ou agglomération de ce calcium. Le calcium peut également se déposer ailleurs.

Donc résumons :

1. Il faut du calcium
2. qui se fixe
3. là où il faut (os, dents, influx nerveux)
4. *et pas là où il ne faut pas.*
5. Donc un calcium bien accepté : attention aux aliments qui ne sont pas « vos copains » car vous les assimilerez mal et vous ferez avec eux le contraire de ce qu'il aurait fallu.

— ***Mais alors où trouver du calcium si ce n'est dans les laitages comme les pubs télévisées quotidiennes nous l'affirment ?***

Bon, voici des réponses :

— L'**eau** peut contenir du calcium et une certaine marque bien connue en France n'hésite pas désormais à mettre sur sa bouteille d'un litre et demi qui contient 730 mg de calcium, une image avec trois verres de lait pour bien montrer l'équivalence.

— Vous rappelez-vous les **soupes de nos grands-parents** dont les os et les dents étaient plus solides que les nôtres ? Vous souvenez-vous de ces « mange ta soupe, ça fait grandir » ? À l'époque, je pensais que mon grand-père disait n'importe quoi. Il n'avait que son certificat d'études lui, et moi, j'étais médecin nutritionniste avec dix ans d'études ! Ses assertions me faisaient bien rire… jusqu'au jour où j'ai étudié sérieusement ce que l'on ne m'avait jamais appris à la faculté. Je dus en convenir : mon grand-père avait raison ! Saviez-vous, par exemple, qu'il y a en calcium l'équivalent de deux bols de lait dans 100 g de fanes de radis ou de navets ? Et c'est avec ces fanes que l'on faisait des soupes autrefois, ressemblant à celles au cresson (lui aussi riche en calcium), mais plus économiques. Le Dr Connie Weaver a démontré que « les végétaux qui ont un taux bas en acides oxalique et phytique (les feuilles vertes) présentent une meilleure biodisponibilité calcique que le lait bien que la quantité de calcium par portion soit plus faible ».

— Et le **potimarron**, vous connaissez ? C'est comme une courge ou un potiron mais avec une peau épaisse, rugueuse, aux couleurs parfois verdâtre ou marron, pas toujours de la belle couleur orangée qu'on aime à voir. Une fois une amie me regardait, effarée, éplucher avec difficulté cette peau du potimarron et elle me demanda pourquoi je l'épluchais. Je lui ai répondu qu'elle n'était pas mangeable et elle a éclaté de rire en me disant que personne ne l'épluchait et que tout le bon était dans la peau ! Elle avait raison sur le plan gustatif, car cuire un potimarron biologique avec la peau, coupé en morceaux, et à l'étouffée, quel délice ! Et c'est encore meilleur avec de la purée d'amande et de l'ail. Même nature, c'est franchement onctueux et goûteux. Il faut essayer pour le croire, mais c'est également excellent pour la richesse en calcium. (Nos grands-parents n'en mangeaient pas une assiettée mais deux ou trois !)

— De même avec cette fameuse **soupe au chou** si bonne pour le tube digestif que l'on soignait alors avec du chou. Un chou de 850 g apporte autant de calcium qu'un bol de 300 ml de lait, et puis le chou fond à la cuisson, et c'est vite mangé. Plus le chou est vert foncé, plus il a de calcium. C'est aussi le cas des légumes orange : plus ils sont foncés, plus ils sont riches en calcium. Un kilo d'oranges fournit 300 mg de calcium, soit autant qu'un bol de lait.

— N'oublions pas que les peuples pauvres se nourrissaient de **plantes sauvages** (gratuites) comme le pourpier (riche aussi en protéines et en oméga 3 dont on nous rabat les oreilles) pour les Crétois. Et ne donnait-on pas des orties pour l'allaitement?

— ***Mais ça pique !***

— Il faut mettre des gants de jardin pour les ramasser, mais cuites c'est très doux et cela permet de délicieuses tartes avec purée d'amande et de cajou.

— N'y avait-il pas également des **légumes secs** (ou légumineuses) dans ces soupes ancestrales (minestrone ou pistou avec des haricots secs, harira arabe aux lentilles, soupe aux pois cassés aux croûtons aillés...) ? Et là, non seulement il y aura des protéines pour grandir et renouveler nos cellules, des fibres et des glucides lents pour éviter l'absorption rapide des sucres et l'hyperinsulinisme... mais aussi du calcium. Saviez-vous que les pois chiches et les figues consommés par les pays pauvres du pourtour méditerranéen, apporteront aussi du calcium ? 100 g de figues (et sèches elles pèsent lourd !) contiennent autant de calcium qu'un verre de lait et leur calcium est dans un très bon rapport au phosphore, ce minéral non moins capital pour le calcium des os. Un rapport calcium/phosphore inférieur à 1 ne fait pas des os solides, et c'est pourtant celui des laitages. Le rapport calcium/phosphore des figues, lui, est supérieur à 1.

— Les **amandes** et les **noisettes** sont également très riches en calcium, mais elles sont aussi riches en graisses d'excellente qualité certes, mais comme toutes les graisses, elles sont caloriques et 100 g d'oléagineux tournent autour de 700 calories. Par contre, 100 g de noix apportent autant de calcium qu'un verre de lait. Je ne vous conseille pas, si vous êtes en surpoids, de chercher votre calcium là. Cependant, pour les enfants et les adolescents très actifs et en pleine croissance, les oléagineux sont très intéressants.

— ***Mais on a dit plus haut que nous aussi nous pouvions en manger pour couper l'appétit et pour le bon goût.***

— Bien sûr, mais 30 g par jour ne font que 225 calories, moins qu'un morceau de gruyère de 50 g qui fait 350 calories. En association avec des fruits secs sucrés, les oléagineux présentent par contre un grand intérêt pour le calcium. Par exemple, une association de figues et de noix évite trop de gras en permettant le plaisir du goût mais en évitant les obsessions alimentaires, les hypoglycémies et les chutes pantagruéliques : quand je faisais mes boulimies, je pouvais manger un kilo de noix et un kilo de dattes sans éprouver du plaisir. Je les ingurgitais parce que c'était délicieux certes, mais aussi parce que j'utilisais des dattes bon marché du commerce recouvertes d'une pellicule brillante qui n'est autre que du sucre, ma drogue on s'en souvient. Alors ce calcium, on en a trouvé dans d'autres couleurs que le blanc, n'est-ce pas ! Quand vous saurez que les céréales complètes en contiennent aussi, vous serez paré non !

— ***Ah oui ? Mais pourtant mon docteur m'a dit que le calcium n'est pas absorbé à cause des fibres.***

— Oui, je sais, les fibres et les fameux phytates.

Les phytates sont des substances contenues dans un grain de céréale et qui peuvent chélater (accrocher, lier, empêcher d'agir) le fer, le calcium, le zinc. Plus la céréale est complète, plus il y en a.

— ***Alors la nature est mal faite ?***

— Moi, j'ai plutôt confiance dans le Créateur. En effet, il y a dans ce que produit la terre, donc dans un grain entier complet, des phytases ou enzymes pour couper les liaisons entre le calcium et les phytates qui agissent comme une sorte de réserve. La nature est tellement bien faite qu'il doit y avoir libération de fer, de zinc, de calcium en fonction des besoins.

— ***Alors pourquoi d'autres disent qu'il ne faut pas manger du complet parce que ça décalcifie ?***

— Eh bien, ils ont raison.

— ***Vous aimez nous faire marcher et plaisanter, n'est-ce pas ?***

— Non, ils ont raison. Lorsque l'on trouve en médecine des éléments contradictoires, et c'est plus fréquent qu'on ne le pense, il faut savoir que les deux sont justes.

— ***L'un dit noir et l'autre dit blanc. Comment les deux peuvent être justes ?***

— Parce qu'en fait, les auteurs n'ont pas fait leurs études sur les mêmes choses, sur les mêmes sujets,

> sur les mêmes aliments. Par ailleurs, il existe parfois des interprétations fausses ou tronquées de faits expérimentaux réels. Prenons l'exemple des céréales complètes justement. En 1975, Burkitt et Trowell ont présenté que les Ougandais avaient moins de maladies de civilisation parce qu'ils consommaient des aliments non raffinés. Tous les chercheurs se sont excités sur ces données parlant de la théorie des « fibres diététiques ». C'est déjà une erreur puisque le livre de ces deux médecins s'intitulait : « Unrefined Food and Diseases », c'est-à-dire *nourriture* non raffinée et maladies. Ainsi, on a raffiné cette hypothèse en parlant de « fibres ».

Entre le son et le grain, il y a une couche, l'amande, que le professeur Lenguet en 1930 avait déjà appelée « couche merveilleuse », qui contient les oligoéléments et les vitamines indispensables à la vie, dont notre fameux calcium. Le raffinage se débarrasse non seulement des fibres mais aussi de la couche merveilleuse ; si bien que ceux qui ont essayé, en rajoutant du son seulement, d'avoir les mêmes résultats que les Ougandais, ont été très déçus. Par exemple, le son seul n'abaissait pas le cholestérol alors qu'un aliment complet le fait en diminuant justement la décharge insulinique et la fabrication des graisses. On le voit, les uns travaillaient sur une partie du grain, les autres sur un grain entier.

Un autre point sur l'interprétation des effets et le pourquoi du fait que les médecins ont abandonné leur engouement pour le pain et les aliments complets autour des années 1975, c'est l'histoire de certains enfants iraniens. Ceux-ci consommaient des pains, sorte de galettes bien complètes puisque faites de grains entiers grossièrement moulus. Dans la région étudiée, il y a un taux important de nanisme hypophysaire : les enfants sont de petite taille mais harmonieuse ; ce ne sont pas des nains difformes. Par ailleurs, ils avaient une anémie ferriprive (par manque de fer) et du rachitisme (os déformés et manquant de calcium pendant la croissance). Les auteurs Prasad et Reinhold qui les ont étudiés ont pensé, et cela aurait pu être possible, que cela était lié aux phytates des grains qui avaient « chélaté » le zinc, nécessaire au fonctionnement hypophysaire (d'où petite taille) ; le fer (d'où anémie) ; le calcium (d'où rachitisme). La publication de ces hypothèses a été retenue par l'ensemble du monde médical, mais les auteurs ont publié la suite de leurs travaux qui *infirmaient* cette hypothèse. Ils expliquaient : les pains que ces enfants consommaient sont fabriqués avec un grain trop grossièrement broyé, cuits sans panification, et avec une chaleur insuffisante, parce que sur des feuilles de maïs (feu de paille). Il est donc normal que les phytases ne puissent pas agir pour rompre les liaisons phytates/calcium. Par ailleurs, ces enfants ont un manque d'ensoleillement sur la peau car ils sont couverts des pieds à la tête par tradition religieuse, ce qui empêche la fixation de calcium par carence de vitamine D. Enfin, ils avaient l'habitude de sucer de l'argile et on soulevait également le problème des parasites, pour expliquer la carence en fer et l'anémie. Ces auteurs ont donc complètement innocenté le véritable pain complet, bien panifié et bien cuit. *Personne n'a relevé leurs corrections.*

Le Dr Joanne Slavin, professeur au département de science alimentaire et de nutrition de l'Université du Minnesota aux États-Unis, a avancé que l'acide phytique pouvait agir comme un **anti-oxydant** dans les aliments destinés aux humains et par conséquent être protecteur et non dommageable pour la santé humaine.

Ainsi pour bien utiliser le calcium des grains entiers, il faut :

- un pain complet biologique car les pesticides peuvent lier le calcium ;

– un pain complet sans son ajouté car l'ajout de son rajoute de l'acide phytique supplémentaire et produit un rapport acide phytique – calcium qui n'est plus bon, qui est déminéralisant ;
– au contraire, un bon pain complet biologique dont la mouture du grain est faite sur meule de pierre à l'ancienne, sans échauffement, préserve le calcium. La panification lente au levain donne le temps aux phytases d'agir. Donc pas de problème, et puis pour notre problème d'hyperinsulinisme, les sucres lents, les fibres, les oligoéléments du grain entier sont indispensables… Vous connaissez maintenant la rengaine, n'est-ce pas ?

Alors prêt pour consommer en quantité des végétaux peu caloriques mais nourrissants et bons ? Prêt à vous régaler avec tout ce qu'on vous interdisait pour ne pas grossir : pains, crêpes, gaufres, de farines complètes biologiques ?

Si nous cherchons, ne serait-ce que pour le plaisir, à consommer des laitages gardons en tête que chèvre et brebis passeront mieux pour les problèmes de poids, avec un bémol cependant. Il y a du gras, des calories, dans ces aliments par rapport aux produits 0 % que l'on trouve en produits laitiers de vache. Mais les yaourts demi écrémé et 0 % de brebis existent cependant.

Le « brebis » contient plus de calcium que le « vache » et cela peu de gens le savent et ils paniquent s'ils voient un régime sans produits de la vache. On apprend (apprenait) peu de nutrition à la faculté et il n'y a pas si longtemps, je vous l'assure, que je réalisais avec effarement, que pour avoir le calcium contenu dans un bol de lait (200 ml), il fallait 10 petits suisses ! En effet quand je donnais deux petits suisses à mes enfants, j'étais certaine qu'il y avait la bonne dose de calcium. Eh bien non ! Deux yaourts font l'équivalence en calcium d'un bol de lait, mais pas deux petits suisses ! On a vraiment des idées préconçues, patients comme médecins d'ailleurs…

Quand votre enfant a eu un petit dessert à la cantine genre carré de 30 g de fromage, on pense qu'il a son calcium. Pourtant, il n'en aura pas plus que dans une orange. C'est par contre différent s'il s'agit de gruyère lui très riche en calcium, si on le fixe bien. Voici une liste qui vous permettra de connaître quelques chiffres d'apport en calcium des produits laitiers :

Il y a 300 mg de calcium dans :

- ¼ de litre de lait
- 300 g de fromage blanc
- 2 yaourts
- 80 g de camembert
- 30 g d'emmental
- 10 petits suisses

Pour 100g de végétaux, voici aussi quelques chiffres d'apport en calcium :

- poireau avec feuilles vertes : 120mg
- brocoli : 130 mg
- cresson : 180 mg
- fanes de radis : 245 mg
- persil : 245 mg
- bettes : 245 mg
- pois chiches : 56 mg
- soja : 257 mg
- blé complet : 45 mg
- sarrasin : 90 mg
- amarante : 214 mg

- petits fruits : 40 mg
- figue sèche : 193 mg
- amande, noisette : 270 mg

— ***Mais alors quelle quantité d'aliments je dois prendre ?***

— Si vous mangez les quantités et les aliments que je vous ai conseillés, vous aurez votre quantité de calcium. Pas convaincu ? Alors regardez ce modèle diététique journalier recommandé par l'Association médicale chinoise :

- Céréales : 500 g/jour fournissent 43 g de protéines et 470 mg de calcium
- Soja ou dérivés : 60 g/jour fournissent 24 g de protéines et 60 mg de calcium
- Patates douces : 400 g/jour fournissent 6 g de protéines et 128 mg de calcium
- Feuilles vertes : 500 g/jour fournissent 6 g de protéines et 500 mg de calcium

Même si on ne s'y attend pas, compte tenu de la sobriété des repas, les taux de calcium et de protéines sont satisfaisants, soit 79 g de protéines et 1158 mg de calcium ! J'ai fait calculer des menus végétaliens sans aucun produit ni sous-produit animal, et le taux de calcium était parfait ; ce qui n'est pas le cas chez des adolescents nourris « normalement » pour lesquels on ne trouve une ration journalière que de 600 mg parfois.

Terminons ce chapitre avec quelques assertions du Dr Moïse Behar, directeur du service de nutrition à l'OMS :

— « Notre modèle alimentaire occidental repose sur des idées fausses que nous devrions cesser de cultiver et d'exporter, l'une d'entre elles étant que le lait est un aliment indispensable à tous les enfants et à la plupart des adultes. Le lait est un aliment de qualité mais des civilisations se sont développées et ont fleuri sans connaître le lait de vache. »

Citons deux de ces idées fausses :

— ***Les régimes végétariens affaiblissent et ne favorisent pas la croissance.***

— **Faux**, répond le Dr Behar : « S'ils sont bien équilibrés et si la quantité est suffisante, les régimes végétariens ne posent pas de problèmes. Les végétariens ont autant de muscles, d'énergie et de force que les omnivores. »

— ***La plupart des modes alimentaires des pays en voie de développement manquent de protéines.***

— **Faux**, répond le Dr Behar : « À quelques exceptions près, la malnutrition est généralement causée par un manque global de nourriture. Si la quantité est suffisante, l'alimentation traditionnelle (dans les diverses régions du monde) fournit assez de protéines. »

Qu'on se le dise, l'alimentation européenne (et américaine) non seulement n'est pas la meilleure du point de vue de la santé, mais elle est absolument impraticable du point de vue économique pour la population mondiale dans les circonstances présentes. Elle n'est pas équitable ; elle n'est pas écologique ; elle n'est pas biologique.

Informations additionnelles

BESOINS EN CALCIUM DE L'ADULTE

1. Besoin calcique minimum

- **200 à 300 mg/j** (sans troubles apparents pendant plusieurs années pour certains)

- De nombreuses peuplades (d'Asie, d'Afrique, d'Amérique du Sud) ont un apport moyen de **300 à 350 mg/j** de calcium **sans problème osseux**.

2. Besoin calcique moyen

- Évalué à 500 mg
- Il tient compte des pertes endogènes de calcium (par les urines 150 mg/j, par les fèces 200 mg/j, par la sudation).

3. Apport alimentaire recommandé

- L'apport de sécurité recommandé de **900 mg/j** est très supérieur au besoin moyen.

4. Besoin accru à 1200mg/j pendant

- l'adolescence
- la grossesse
- la lactation

5. Réévaluation actuelle pour tous

- 1500 mg/j

DANGER DE L'EXCÈS DE CALCIUM

De 1200 à 2300 mg/j, le bilan calcique est inchangé. En revanche, un excès de calcium et/ou de vitamine D présente des risques :

- pour les reins : calcification
lithiases (calculs)
- pour les os : baisse de la résistance
hémorragies internes
- baisse du phosphore

L'excès de vitamine D n'est pas causé par l'ensoleillement mais par la fortification de nombreux produits alimentaires en vitamine D. Un apport alimentaire ou médicamenteux supérieur aux besoins (10 µg/j) est toxique : risque de calcification des reins, du cœur, des poumons).

TAUX DE CALCIUM DANS LE CORPS

Essentiellement dans les os et dans les dents :
- chez l'adulte : 1,2 à 1,4 kg
- chez le nouveau-né : 30 g

Dans le sang :
- calcémie : 100mg/litre

POURQUOI NE RETENONS-NOUS PAS LE CALCIUM EN CE XXIE SIÈCLE ?

Le calcium ingéré par la bouche n'égale pas le calcium absorbé au niveau intestinal car une partie est éliminée par la peau, les intestins et les reins.

L'élimination du calcium est aujourd'hui importante car :

- utilisation abusive du tabac, de la pilule contraceptive, de l'**alcool**, de la caféine, de la cortisone, des diurétiques, des antibiotiques ;
- excès de sucre, de sel, de phosphore, de sédentarité, d'acide urique, de protéines animales.

Le Dr Neal Barnard a déclaré : « Ce qui apparaît important dans le métabolisme osseux, ce n'est pas le calcium ingéré mais le calcium conservé. Les recherches montrent que les pertes de calcium sont accrues par l'usage de protéines animales, de sel, de caféine, de tabac et par l'inactivité physique. » Il insiste : « Café, thé, cola et cacao sont riches en caféine. Leur consommation est un facteur de risque pour la perte osseuse car la caféine augmente l'excrétion urinaire du calcium. » (Physician's Committee for Responsible Medicine, Understanding Health, Dec. 1999)

DE NOUVELLES PISTES

D'autres études, par Mühlbauer, Lozano, Rienli et Wetli en 2002 et 2003, se sont attachées à rechercher parmi les aliments usuels des pays occidentaux ceux qui, indépendamment de leur teneur en calcium, auraient un effet bénéfique sur la préservation du capital osseux. Ces études (réalisées sur des rats) ont testé 50 aliments d'origine végétale pour connaître leur effet sur l'inhibition de la résorption osseuse.

Aliments bénéfiques classés du plus actif au moins actif :

– ail, romarin

– persil italien, sauge, thym

– aneth, oignon, arrugula

– prune, fenouil, orange

– poireau, bolet, ail sauvage

– chou rouge, céleri-rave

– raisin rouge

– laitue, haricots verts

– brocoli, tomate

– chou chinois, concombre

Aliments sans effet

– pomme, banane

– épinard, poivron rouge

– noix du Brésil, cacahuète, graine de lin

– haricots rouges

– pain complet, riz

– sucre

C'est donc principalement dans la catégorie des légumes, des salades, des herbes ou encore des fruits que l'on trouve des aliments inhibant la résorption osseuse. Cet effet est notamment rattaché à la présence :

- de substances bioactives : monoterpènes (sauge, thym,...) ; flavonoïdes (oignons,...) ; polyphénols (prunes,...)
- des vitamines K et C
- de phytohormones (phyto-œstrogènes).

Il est utile de savoir que le calcium des laitages est absorbé à 32 % alors que le calcium des crucifères (chou chinois, chou frisé, choux de Bruxelles, brocoli) l'est à 61 %.

Les produits laitiers sont malheureusement incriminés dans plusieurs problèmes de santé graves (outre les intolérances et l'obésité) :

- le **diabète** : augmentation du risque de diabète de type 1
- les **maladies cardiovasculaires** : rôle de la bêta-caséine A 1
- les **cancers** :
  - les protéines du lait empêchent d'absorber les substances anti-oxydantes des fruits et des légumes ;
  - une forte consommation de laitages associée à une augmentation de l'IGF-I favorise la croissance en taille et en nombre des cellules cancéreuses ;
  - les laitages écraseraient le niveau de vitamine D ;
  - en Suède, il y a record de consommation de laitages et record de l'incidence européenne de cancers ;

- hausse de risque de cancer des ovaires (lié au galactose), des lymphomes non hodgkiniens, des sarcomes des tissus mous;
- hausse du risque de cancer de la prostate et des testicules;
- hausse du risque de cancer du sein: la folliculine (œstrone) est *multipliée par six* par un seul verre de lait;

– l'**endommagement des gènes** des nourrissons non allaités

– la **maladie de Parkinson**: augmentation du risque chez l'homme à cause des pesticides et autres produits contaminants (byphénils) retrouvés dans les laitages

– la **fibromyalgie**: le Dr Joel Edman de l'Université Thomas Jefferson, Orlando, Floride, préconise dans les fibromyalgies d'enlever les allergènes courants: maïs, blé, laitages, sucre...

– le manque de lactase-phlorizine hydrolase favorise les **troubles digestifs**

– les **inflammations articulaires** des arthrites rhumatoïdes peuvent être provoquées par la caséine, protéine du lait.

Ne craignez donc plus de maigrir grâce à un régime sans produits laitiers.

Références

1. Kanis J.A., The use of calcium in the mangement of osteoporosis, *Bone* 24: 179-290, 1999.

2. Willet W. Et al., 12-year study Harvard study of 78 000 women, *Am J Public Health* 87, 1997

3. Présentation du Dr Élisabeth Colmant, *Aspects fonctionnels en endocrinologie* à la Deuxième Journée de Médecine Fonctionnelle au Palais des Congrès à Paris (27 avril 1980).

13

Le phénomène des calories vides

par Danièle Starenkyj

Depuis 2004, l'OMS a adopté une stratégie mondiale pour l'alimentation, l'exercice et la santé avec pour objectif la lutte contre l'obésité et toutes les maladies liées à un mauvais régime alimentaire.

Il s'agit de « maladies non transmissibles liées au style de vie » et l'on nomme, outre l'obésité : le diabète, les maladies cardiovasculaires, le cancer, l'ostéoporose, la malnutrition et les infections dentaires. On affirme que ces maladies représentent 47 % des maladies dans le monde et que d'ici 2020, leur impact dépassera celui combiné des maladies infectieuses telles que la malaria, la tuberculose et le sida.

Le XXe siècle s'est chargé de lutter contre les maladies transmissibles en alliant à une éducation à l'hygiène, les antibiotiques et les vaccinations. Ces efforts ont favorisé une espérance de vie record qui est déjà en train de nous filer entre les doigts !

C'est l'état d'alerte ! Au moment même où l'on croyait avoir atteint le but, les statistiques nous martèlent de prédictions dévastatrices : « La progression rapide de l'obésité depuis 15 ans va finir par effacer cet acquis *si rien n'est fait au plan de l'alimentation et de l'activité physique*[1]. » On a sonné le tocsin : le monde compte maintenant plus de personnes en surpoids que de personnes qui souffrent de la faim ; le coût humain et socio-économique des maladies non transmissibles est vertigineux ; les maladies infectieuses ne sont plus la première cause de décès dans le monde... tous les experts prévoient une dégradation de la situation « à moins que des actions importantes ne soient entreprises[2] ».

L'OMS avec sa stratégie invite les gouvernements et l'industrie à préconiser une nourriture moins grasse, moins salée, moins sucrée, accompagnée de 30 minutes d'exercice modéré quotidien.

Suite à la commission Mc Govern en 1977, le président américain Jimmy Carter avait « solennellement béni cette idée selon laquelle tout gouvernement est comptable de la santé diététique du peuple » et qu'il est appelé à éduquer les consommateurs, à infléchir leurs choix et, si nécessaire, à faire violence au commerce et à l'industrie.

À quoi le Professeur Apfelbaum de France, un peu inquiet devant tant de détermination chez les Américains, avait rétorqué que « les armes de la dissuasion devraient – sous peine d'inefficacité – être à la mesure des forces de l'ennemi. Or cet ennemi est puissant. Il est en nous. »

L'ennemi est en nous ! ! ! L'industrie propose... « hot-dogs géants, crèmes glacées triples, boîtes de coca-cola grand format, pizzas vastes comme des roues de charrette, doubles-papa-burgers qui, avec frites et boisson gazeuse fournissent 1805 calories avalées en moins de 20 minutes, maïs soufflé dégoulinant de beurre vendu au seau, tablettes de chocolat grosses comme des madriers[3] »... mais c'est nous qui disposons ! Nous les achetons, nous les ingurgitons, nous les convoitons, nous en raffolons, nous ne pouvons plus nous en passer, nous y accrochons nos enfants, nous en souffrons, nous en mourons.

Alors quand nos gouvernements déclarent l'état de santé de leurs citoyens « encourageant » et qu'ils proclament la bonne nouvelle d'une espérance de vie très améliorée et d'une diminution de moitié depuis 20 ans du taux de mortalité par maladie cardiovasculaire, réjouissons-nous[4] !

Par contre, quand ces mêmes gouvernements se désolent de la progression rapide de l'**obésité**, du bilan peu reluisant au chapitre du **cancer**, de la proportion des **fumeurs** qui forment encore un quart de la population, de l'accroissement de la consommation d'**alcool** chez les hommes, les femmes et les adolescents, d'une augmentation importante des **accidents de la route** et des victimes du **suicide**... sentons-nous concernés[5].

S'il est une liberté que nous pouvons assumer pleinement, c'est bien celle de manger et de boire ce que l'on veut. Choisir ses aliments, c'est choisir les maladies qui nous tueront ou exercer les bonnes habitudes qui garantissent une bonne espérance de vie en bonne santé. L'option à prendre se situe entre la dissuasion contraignante des gouvernements ou la vertu généralisée des citoyens. Pour vaincre les obstacles à la santé au XXIe siècle, je vous propose la seconde solution car on n'est jamais mieux servi que par soi-même.

Vaincre l'obésité

« Il ne mange que du boire » était autrefois la réflexion triste d'une femme constatant que son mari, au lieu de manger du pain, buvait du vin.

Boire ses calories au lieu de les manger, les avaler au lieu de les mastiquer est un phénomène propre à la toute première enfance : en 6 à 9 mois, grâce à des repas multiples de lait maternel exclusivement, le bébé triple son poids de naissance. Pourtant ce schéma alimentaire à base de *calories liquides et bues* doit rapidement céder la place à des *calories solides et mangées* si l'on veut que l'enfant continue à grandir et à se développer harmonieusement.

L'adulte qui continue à boire ses calories s'attarde dans son enfance et raccourcit sa vie. La peur de grandir, la peur de mûrir, la peur de vieillir l'attachent à un mode alimentaire totalement déséquilibré pour lui, les calories liquides présentant toujours un excès de calories en l'absence de nutriments essentiels.

Culturellement, le lait en Amérique, le vin en Europe, sont du boire que l'on mange au détriment du pain, des légumes et des fruits. Une tasse de lait écrémé a 90 calories ; une tasse de lait entier en a 160. Un verre de vin sec a 90 calories ; un verre de vin doux en a 140. En Amérique, on incite la population à la consommation de deux tasses de lait par jour, de préférence écrémé, mais aux États-Unis les lois fédérales exigent que le lait distribué dans les écoles soit entier[6]. En Europe on veut croire, et depuis quelque temps on s'évertue à le faire croire à l'Amérique aussi, que deux verres de vin par jour, c'est bon pour la santé.

Les slogans puissants, la publicité agressive et les rapports fracassants d'études scientifiques financées par les industries laitières et vinicoles ne manquent pas d'être efficaces mais ils sont insuffisants pour ralentir la croissance et l'expansion de l'industrie des **sodas** et des boissons douces régulières et diététiques. En 1975, il se buvait en Amérique 101 litres de sodas par an et par personne, 64 litres en Allemagne et 24,6 litre en France, ceux-ci s'ajoutant à ses 220 litres de vin par personne et par an. En 1994, la consommation des sodas en Amérique a atteint 185,5 litres par personne et par an et elle ne cesse d'augmenter dans toutes les tranches d'âge, particulièrement chez les petits enfants encore au biberon. L'Amérique a commencé à bouder le lait et à flirter avec le vin… mais sa véritable passion demeure les sodas, ces boissons sucrées à base de caféine. (Seulement 5,5 % des boissons douces sont des sodas diététiques sans caféine.)

Faisant écho à l'ancienne expression « ne manger que du boire », des experts en nutrition déplorent maintenant qu'**une calorie sur cinq** dans le régime américain est une calorie **liquide**[7]. Chaque homme, chaque femme et chaque enfant aux États-Unis consomme en moyenne deux canettes de sodas par jour, mais les nombreux individus accros boivent de 8 à 14 canettes de sodas par jour. Une canette c'est 140 calories ; deux canettes c'est 280 calories ; huit canettes c'est 1120 calories ; 14 canettes c'est 1960 calories… Il est impossible de trouver calories plus vides, plus sournoises, plus grossissantes. Selon une étude faite par des chercheurs de l'université Harvard en 2003, le niveau de consommation de boissons sucrées, ces « bonbons liquides », par les enfants de nombreux pays est une sérieuse source d'inquiétude car « chaque verre supplémentaire de boisson sucrée consommé chaque jour augmente le risque d'obésité de 60 % ». En 2008, David Paterson, le gouverneur de New York, a déclaré que ce que le tabac a fait à la santé de nos parents, l'obésité le fera à la santé de nos enfants…

L'excès de calories

Une cause de l'obésité reste très simplement l'excès de calories. L'embonpoint puis l'obésité simple, massive et extrêmement massive surviennent aussi quand on consomme plus de calories que notre corps n'est capable d'en utiliser.

Que les calories proviennent des lipides, des protides ou des hydrates de carbone raffinés ou complexes, celles qui sont inutilisées, celles qui restent, seront obligatoirement, inévitablement, transformées en graisses. Une partie de ces graisses flottera dans le sang pour finir par tapisser et boucher les artères, et une autre partie aboutira à la banque centrale des graisses située autour de la taille et dans ses filières désagréables qui déforment la silhouette de la tête aux pieds.

Maintenant faisons un peu de mathématiques :

- Pour faire un demi kilo de graisse, il faut absorber 3500 calories en trop.
- Supposons que vous mangez correctement et que vous maintenez un poids santé, combien de jours vous faudra-t-il pour **boire** un demi kilo de plus ?
- Disons que vous ne buvez que deux canettes de soda par jour, soit 280 calories.
- Divisons 3500 calories par 280 calories.
- Nous obtenons 12,5 jours.

Douze jours et demi pour grossir d'un demi kilo ! En un an, vous auriez gagné 14,6 kilos ! Point n'est besoin de plus de preuves : boire ses calories est un mode alimentaire périlleux passé le sevrage. Voici un petit tableau qui vous permettra de faire l'inventaire des calories que vous buvez chaque jour :

- une tasse de café avec crème et sucre contient 75 calories ;
- une tasse ou 250 ml de jus d'orange contient 110 calories ;
- une boisson gazeuse de 350 ml contient 140 calories ;
- un verre ou 250 ml de lait écrémé contient 90 calories ;
- un verre ou 250 ml de lait entier contient 160 calories ;

- un milk-shake de 375 ml contient 425 calories ;
- une bière de 375 ml contient 150 calories ;
- un cocktail contient 150 calories ;
- un verre de 250 ml de vin sec contient 90 calories ;
- un verre de 250 ml de vin doux contient 140 calories.

Faites le grand total, puis faites le compte : 3500 calories divisées par les calories bues vous donneront le nombre de jours pour grossir d'un demi kilo de graisse inutile. Êtes-vous encore surpris de ne « rien » manger et d'être gros ? De vous priver de « tout » et de rester gros ?

L'eau vitale

L'eau est un liquide mais tous les liquides ne sont pas de l'eau. L'eau est l'unique liquide dont notre corps a un besoin exclusif. L'eau est l'irremplaçable, l'incontournable, l'indispensable liquide sans sucre, sans sel, sans acide phosphorique, sans caféine, sans alcool, sans colorant, sans additifs alimentaires, **sans calories**.

Boire 2 litres et demi d'eau par jour permet de remplir le plus impérieux de nos besoins nutritionnels[8]. Oui, l'eau est un nutriment et étancher sa soif avec de l'eau est plus essentiel que d'assouvir sa faim. Malheureusement très souvent, nous confondons la soif avec la faim, et alors que l'on a soif, on mange ! Et quand on décide de boire, on mange encore car les liquides que l'on avale sont calorifiques…

Pour l'obèse boire du sucre ou boire sucré avec du faux sucre est toujours catastrophique car dans un cas comme dans l'autre, le stockage des graisses est mis en branle, stimulé, accéléré. **Ne boire que de l'eau** incolore, inodore, transparente et insipide produira les heureux effets suivants :

– une *réduction automatique de l'apport en calories* proportionnelle au nombre de calories bues auparavant, soit 300, 500 ou même 1000 calories par jour. On maigrit alors sans effort, sans tristesse, sans régime drastique ;

– une *augmentation rapide du métabolisme de 3 %*. La déshydratation, obligatoire dès que l'on ne boit pas 8 verres d'eau par jour, entraîne une chute de 3 % du métabolisme de base, ce qui, pour une personne sédentaire, peut entraîner le gain d'un demi kilo tous les 6 mois. Un corps bien hydraté a une excellente capacité de brûler les calories ;

– un *apaisement des constantes sensations de faim et de fatigue* qui amènent à grignoter et à se suralimenter. La **déshydratation** est une cause d'**hypoglycémie**. On sait aujourd'hui que lorsque l'eau passe à travers nos membranes cellulaires, elle produit une énergie indépendante de celle que donnent les aliments : elle crée une sorte de puissance hydroélectrique[9] ;

– une *meilleure digestion et assimilation.* Plus on boit de l'eau, plus nos enzymes sont efficaces pour dégrader et extraire les nutriments que nos aliments comportent avec pour conséquence directe une diminution importante des envies irrésistibles de sucre, de gras et des drogues caféine, nicotine, alcool, cacao.

Pour vaincre l'obésité dans toutes les tranches d'âge, et du même coup les maladies directement liées à l'obésité comme le diabète de type 2 (et peut-être la **maladie d'Alzheimer** que l'Alzheimer's Disease International met maintenant en relation avec l'obésité[10]), remplaçons résolument et définitivement toutes les boissons sucrées par de l'eau pure.

- Insistons sur le fait qu'une calorie liquide est à coup sûr une calorie qui se transformera en graisses.
- Boire 450 calories ou 1000 calories n'apaise pas la faim et n'amène pas une réduction de la ration alimentaire. Ces calories liquides, loin de diminuer le besoin en calories solides, s'y surajoutent.
- Les boissons gazeuses diététiques dites « light » ou allégées car elles sont sans sucre mais quand même sucrées artificiellement, ne sont évidemment pas stockées sous forme de graisses. Elles disposent cependant à la prise de poids car elles incitent le cerveau à programmer le foie pour stocker les provisions plutôt que de libérer ses réserves. L'aspartame, ce sucre artificiel 180 fois plus sucré que le sucre de canne, une fois digéré, se transforme en carburant usé qui provoque la faim et la soif dans le but de remplacer dans les cellules cérébrales le glucose qui a été dilapidé. En effet, quand le goût sucré stimule la langue, le cerveau réagit et indique au foie qu'il va recevoir de l'énergie apportée de l'extérieur. Le foie arrête de fabriquer du glucose à partir de ses réserves de protéines et de graisses pour se mettre à **stocker** les sucres qui circuleront dans le sang. L'activité métabolique est altérée en faveur du stockage des aliments. Si l'irruption du goût sucré n'est pas suivie d'aliments solides, une faim impérieuse surgira qui entraînera le besoin de se suralimenter. Ce besoin urgent de manger davantage peut durer jusqu'à 90 minutes après la prise du soda !
- La caféine, qui figure dans des proportions allant de 38 mg à 100 mg par 375 ml dans la plupart des sodas, est une drogue. Elle agit directement sur le cerveau et provoque une accoutumance. De plus

la caféine, tout comme l'alcool, est un agent déshydratant qui amène à boire du café ou de l'alcool sans jamais être désaltéré. Agissant directement sur les reins comme un diurétique, elle ne permet pas à l'eau de rester suffisamment longtemps dans le corps. À ce point, l'individu qui a appris à boire des boissons sucrées à base de caféine, se convaincant qu'il a absorbé suffisamment de « liquides », pense qu'il a faim et il se met obligatoirement à manger au-delà de ses besoins. La déshydratation provoquée par la caféine entraîne ainsi une prise de poids progressive suite à une suralimentation qui découle de la confusion entre les sensations de faim et de soif.

Pour rester en vie, il faut 5 verres d'eau par jour. Pour se sentir en forme, il faut 8 verres d'eau par jour. Pour se régénérer et perdre du poids, il faut 10 verres d'eau par jour. L'excès d'eau n'est jamais stocké sous forme de graisses. Il est toujours (sauf dans certaines pathologies) excrété hors du corps.

Pour vaincre l'obésité, faisons le bon choix : **Ne buvons que de l'eau**.

OBJECTION :
– Oui mais moi, je veux boire mon café !

– Certaines boissons de café peuvent vous faire prendre un demi kilo par semaine !

Selon une étude du Center for Science in the Public Interest, une grosse tasse de café frappuccino équivaudrait à *boire* deux burgers d'un quart de livre (125 g).

– Un gros format de frappuccino double avec brisures de chocolat et crème fouettée vous font avaler 750 calories, 28 grammes de gras et 111 grammes de glucides (sucre). Cela peut équivaloir à un café régulier avec plus de 10 succédanés de crème et 30 sachets de sucre !

- Boire un café moka équivaut à siroter à la paille un burger quart de livre avec fromage, soit 500 calories ou le cinquième de vos besoins caloriques pour la journée (2500 calories).
- Les gros formats de boissons équivalent à deux tasses régulières :
  - Café latte à la vanille avec lait entier = 280 calories et 10 grammes de gras
  - Café moka avec lait allégé et crème fouettée = 302 calories et 16 grammes de gras
  - Café latte avec lait allégé = 210 calories et 6 grammes de gras
  - Frappuccino avec fraises et crème plus crème fouettée = 600 calories et 17 grammes de gras
  - Café latte chaï avec lait sans matières grasses = 230 calories et 0 gramme de gras
  - Cappuccino avec lait allégé = 135 calories
  - Frappuccino léger au caramel sans crème fouettée = 180 calories et 1,5 gramme de gras
  - Café au lait avec lait entier = 145 calories
  - Café noir = 16 calories

Si vous délaissiez votre café latte gros format (210 calories) avec un scone (500 calories), vous pourriez perdre 9 kilos au cours d'une année.

Les **calories liquides** sont de perfides traîtres. Pour une minceur sans souffrance, sérieusement, ne buvez que de l'eau !

Références

1. Nouvelles de Radio-Canada, Le Québécois va bien, le 25 octobre 2006.
2. Nouvelles de Radio-Canada, L'OMS s'attaque à l'obésité, le 23 mai 2004.
3. *L'Actualité,* 15 mars 2001 – L'obésité, l'épidémie du 21e siècle.
4. *Le Portrait de santé du Québec et de ses régions,* 2006.
5. Nouvelles de Radio-Canada, Le Québécois va bien, le 25 octobre 2006.
6. *Public Voice for Food and Health Policy,* 1992.
7. Cnn.com, Scientists in food fight over soda, March 6, 2006.
8. *Le Livre blanc,* Apports nutritionnels conseillés, 1981.
9. Batmanghelidj F., «Is Cell Membrane Receptor Protein Down-Regulation Also a Hydrodynamic Phenomenon?», *Science In Medicine Simplified,* vol. 2, June 1991.
10. Nouvelles de Radio-Canada, Des prévisions à la hausse, le 22 septembre 2009.

14

Ces émotions qui font grossir

par Danièle Starenkyj

« Plus je m'aigris,
moins je maigris. »

LES relations entre ce que nous nommons « le stress », depuis que Hans Selye a formulé ce concept en 1950, et de nombreux malaises et maladies sont maintenant bien établies. Le Dr Colmant ne nie pas que « le stress » influence les réactions allergiques, l'hyperfolliculinie, l'hypoglycémie et la spasmophilie. En effet ces phénomènes bien que causés par des facteurs physiques bien précis – un aliment non toléré dans le cas d'une allergie ; un manque de vitamine B6 et la consommation du lait de vache industriel dans l'hyperfolliculinie ; les sucres rapides, les céréales raffinées et les carences en vitamines B dans l'hypoglycémie ; les carences en magnésium et en calcium dans la spasmophilie –, ils n'en demeurent pas moins sous le contrôle des émotions. Pour ce qui est de l'obésité, le Dr Colmant avance cette liste de facteurs déclenchants pour les prises de poids :

Traumatismes psychoaffectifs

→ Dépression, séparation : compensation alimentaire

→ Abus sexuel dans l'enfance, avortements provoqués : lien fréquent avec troubles du comportement alimentaire de type compulsion

Traumatismes crâniens avec ou sans complications (souvent transitoires)

→ Augmentation de poids massive en quelques semaines ou mois

→ +/– Troubles de l'odorat et du goût

Immobilisation prolongée

→ Prise de poids par diminution des dépenses

→ Augmentation des apports (ennui, isolement)

Changement de mode de vie

→ Déménagement

→ Changement de travail : plus sédentaire, en restauration

→ Travail nocturne ou posté (3X8)

→ Arrêt d'un sport

→ Arrêt du tabac

Vie génitale

→ Puberté, grossesse, préménopause

→ Femmes hyperœstrogéniques

Le Dr Colmant affirme aussi fermement que le stress physique découle de causes bien précises :

Surmenage physique, fatigue excessive

– problème de sommeil

– manque de repos. Le manque de sommeil affecte négativement deux hormones qui contrôlent l'appétit et la satiété.

Mauvaises conditions de travail
- insalubrité
- horaires défavorables: trois huit

Toxicomanies
- alcool
- tabac
- drogues dures
- médicaments

Changements climatiques et d'horaires répétés

Pollution

Bruit

Déséquilibres alimentaires
- trop de sucres rapides et aliments raffinés
- manque de glucides lents (pain complet notamment)
- trop de graisses et de viandes
- radicaux libres liés aux graisses insaturées hydrogénées
- insuffisance en vitamines et oligoéléments parce que
- insuffisance en fruits, légumes, aliments complets biologiques

Manque d'exercice, d'oxygénation, de soleil, d'eau fraîche

Autrement dit, on ignore, on néglige **les lois de la santé totale** et on en porte les conséquences, une de ces conséquences étant définitivement le syndrome X ou syndrome d'insulinorésistance ou syndrome polymétabolique. Décrit en 1988 par G. Reaven[1] comme une série d'anomalies biologiques qui augmentent le risque d'avoir une maladie cardiovasculaire et le diabète, ce syndrome affecte une grande partie de la population occidentale d'âge moyen : 25 % des adultes américains et 15 à 20 % des adultes européens.

Le syndrome polymétabolique associe :

- un hyperinsulinisme sanguin et une insulino-résistance tissulaire ;
- une **obésité** abdominale dite « androïde » ;
- un diabète non insulinodépendant dit de type 2 ;
- des problèmes métaboliques avec triglycérides élevés (gras dans le sang), HDL cholestérol bas (le bon cholestérol) ;
- une hypofibrinolyse (donc augmentation de la coagulation du sang) ;
- une hypertension artérielle et des maladies coronariennes.

Ce syndrome est également lié :

- à la stéatohépatite non alcoolique ;
- au syndrome des ovaires polykystiques ;
- aux calculs rénaux, à un taux d'acide urique élevé et à la goutte.

Certains cancers comme le cancer du sein ont été corrélés à ce syndrome.

On propose pour contrer ce problème un renversement radical des habitudes alimentaires. Une étude publiée en 2009 rapportée par le National Heart Lung and Blood Institute[2] a démontré qu'*un seul soda diététique* (sans sucre ajouté) par jour augmentait le risque de développer le syndrome métabolique de 34 % ; que la consommation de viande rouge et de charcuterie augmentait le risque de

25 % et que la consommation d'aliments frits l'augmentait de 25 %. Ces choix nutritionnels associés à l'inactivité physique sont les responsables de l'augmentation en flèche du nombre de personnes diagnostiquées avec un diabète de type 2, une obésité, une maladie du cœur.

On conseille donc de réduire les graisses à moins de 30 % de l'apport calorique total et d'augmenter les glucides complexes ; de faire 30 minutes à une heure d'exercice physique chaque jour et s'il y a diabète, de suivre la thérapeutique appropriée. Les médecins parlent de causes physiques à ce syndrome qui se définit aussi, entre autres, par un tour de taille pour les hommes de plus de 100 cm avant 40 ans et de plus de 102 cm après 40 ans ; et pour les femmes par un tour de taille de plus de 88 cm avant 40 ans et de plus de 90 cm après 40 ans. Je ne vous entraînerai pas dans des notions que nous devons au mathématicien belge Quételet d'Indice de Masse Corporelle (IMC) ou de Rapport Taille Hanche (RTH). À chacun de voir s'il est trop gros ou pas assez !

Le stress maléfique

Mais revenons au stress. En 2007, une analyse de la littérature scientifique permet de poser la question suivante : *Des caractéristiques psychologiques sont-elles reliées au risque du syndrome métabolique*[3] ? La réponse est que les articles revus fournissent l'évidence d'une association entre des caractéristiques psychologiques et le syndrome métabolique. Quelles sont ces caractéristiques ? La dépression, l'hostilité et la colère sont les signes annonciateurs d'un risque accru du syndrome métabolique. Comment ? Ces émotions produisent des comportements de santé négatifs et des conflits interpersonnels, moins de soutien social, plus d'événements tendus dans la vie et de dépression ainsi qu'une dysrégulation hypothalamique et sympathique[3, 4].

En 2009, une étude épidémiologique comprenant 6484 hommes et femmes suivis pendant 19 ans en Angleterre a établi que plus une personnalité manifestait d'**hostilité** plus l'IMC de l'individu était élevé et s'élevait avec le temps. Alors que la relation entre l'IMC et l'hostilité a été constante chez les femmes, l'hostilité a semblé accélérer la prise de poids avec le temps *chez les hommes.* L'explication donnée par les chercheurs est que les personnes hostiles ont moins tendance à suivre les règles de la santé sur l'alimentation et l'exercice, ou sont plus déprimées. Cette étude vient après que d'autres études aient déjà démontré un lien entre l'hostilité et la maladie cardiaque, l'hypertension et un risque de mortalité global plus grand[5].

Il est maintenant courant d'avoir pour toute expression de ses émotions cette déclaration énigmatique et qui n'invite pas au questionnement: «Je suis stressé. Je fais du stress.» Le stress dans notre société est devenu une explication facile, une excuse toute faite au nombre effarant de séparations et divorces, de dépressions, de crises cardiaques et de cancers que notre société produit. Le stress qui a commencé par désigner la puissance «choquante» d'un stimulus ou d'un événement, a perdu peu à peu de son effet soudain, brutal, violent pour devenir une abstraction qui, jetée sur nos émotion, en brouille la réalité et la profondeur. Hans Selye avait par ce mot désigné l'agression, cette action violente exercée sur un organisme par un bruit fulgurant, une secousse électrique intense, une immersion brusque dans l'eau froide, une vive frustration, un grand choc émotionnel, etc. On a alors peu à peu nié, oublié, négligé qu'après le stress, il y a l'émotion, et que c'est la façon de vivre l'émotion qui rend malade ou en santé.

Une étude[6] a investigué le rôle des relations sociales et de certains traits émotionnels négatifs sur le développement de l'**obésité centrale** (celle qui se voit de profil!) et de la raideur artérielle chez des adolescents en bonne santé. Elle a démontré que l'isolement joint à de la colère était associé à de l'embonpoint; que des relations humaines offrant moins de soutien jointes à un état de colère (colère chronique) étaient associées à de l'obésité ; qu'une plus forte anxiété d'attachement jointe à une hostilité totale était associée à de la raideur artérielle alors que des relations trempées dans l'anxiété accompagnées d'hostilité pouvaient déboucher sur l'athérosclérose. La dépression est aussi associée à un excès d'embonpoint et d'obésité chez ses victimes ce qui les rendrait insensibles à un traitement aux antidépresseurs (fluoxetine en particulier)[7]. L'association entre les troubles mentaux et l'obésité se renforce au fur et à mesure que la personne vieillit[8]. Le diabète de type 2, rarement exempté d'embonpoint ou d'obésité, lorsqu'il est accompagné de détresses psychologiques telles que des symptômes de dépression, du pessimisme, de l'anxiété chronique, de l'hostilité cynique et un isolement social, s'accompagne alors d'une diminution de l'énergie cardiaque parasympathique et d'une fréquence cardiaque élevée au repos[9]. La cardiopathie ischémique a toujours été, et bien avant l'ère des études rétrospectives, prospectives, transversales, en double insu et autres, associée à des états émotionnels négatifs: dépression, anxiété, colère, hostilité. Le très vieux proverbe « Un cœur joyeux est un bon remède[10] » est aujourd'hui amplement prouvé et érigé en vérité scientifique[11].

La question immédiate que l'on veut se poser est: comment de telles émotions peuvent-elles se traduire dans des maladies cliniques ? On mesure, on observe, on compare... Une étude[12] a porté sur 100 adultes chez qui on avait auparavant mesuré le degré d'hostilité cynique et de symptômes dépressifs pour ensuite leur faire des prises de sang dans le but de déterminer les taux d'interleukine-2 bêta, d'interleukine-6 et du facteur de nécrose tumorale-alpha, des **marqueurs inflammatoires** impliqués dans la régulation des fonctions des cellules qui participent au processus inflammatoire. Ces marqueurs présents dans la maladie cardiaque sont également sécrétés en quantité excessive dans certaines pathologies telles que les rhumatismes inflammatoires chroniques (polyarthrite rhumatoïde, spondylarthrite ankylosante) où ils peuvent conduire à l'inflammation et à la destruction des articulations. Ils peuvent aussi conduire à l'apparition de lésions cutanées (psoriasis), à la maladie de Crohn, à la rectocolite hémorragique. L'étude a découvert plus particulièrement que même des taux faibles de dépression, en présence d'une forte hostilité, produisaient des concentrations élevées d'interleukine-6 et du facteur de nécrose tumorale-alpha.

Ainsi l'hostilité est une émotion qui est médicalement associée à une activité pro-inflammatoire intensifiée. Une autre étude a établi que l'hostilité jouait un rôle important dans le déclenchement des maladies auto-immunes par le biais d'une production exacerbée de cytokines de type Th1 et de cytokines de type Th2 qui jouent un rôle majeur dans l'équilibre des réponses immunitaires en régulant la production du monoxyde d'azote (NO) qui joue un rôle prépondérant dans la défense contre les bactéries, les parasites et certains virus. Cette étude[13] est allée plus loin en établissant que c'était la composante **cynique** de l'hostilité qui stimulait le plus la production de cytokines de type Th1 et qui était donc susceptible d'aggraver les maladies auto-immunes.

On sait depuis les années 1960 que l'hostilité est reliée à la maladie cardiovasculaire. Certains auteurs ont établi que le mécanisme biologique qui sert de médiateur dans cette association tourne autour des taux de **cortisol**, une hormone stéroïdienne qui est transformée en cortisone. Le cycle du cortisol varie du matin au soir. Sa sécrétion normale est d'être maximale le matin et minimale le soir. Le cortisol salivaire est un marqueur fidèle des états de stress: la pensée hostile produit des taux qui restent élevés au cours de la journée et qui révèlent des tensions émotionnelles (anxiété) en cas de conflit interpersonnel. Des taux faibles au réveil indiquent un état d'hostilité cynique. Des taux de cortisol élevés le soir entraînent un dérèglement au niveau du métabolisme des sucres et des lipides: il y aura altérations de la tolérance au glucose, de la sensibilité à l'insuline et de la sécrétion de l'insuline. Le cortisol est une hormone espionne qui transforme le gras en sucre pour appuyer l'action de l'adrénaline; qui entretient un état inflammatoire par la stimulation des cytokines et des facteurs de coagulation du sang, ces derniers étant responsables de la formation de plaques d'athérome sur les parois des vaisseaux créant un risque de thrombose; et qui aggrave les **réactions allergiques** lorsque son rythme biologique est perturbé[14, 15, 16].

On accepte graduellement, mais depuis peu, que l'hostilité en tant que facteur psychosocial et l'**homocystéine** sérique en tant que facteur de risque biochimique, sont tous les deux des facteurs de risque indépendants de la maladie coronarienne. L'homocystéine est un acide aminé qui joue un rôle important dans le métabolisme de la méthionine et des folates. On sait que des taux élevés d'homocystéine se retrouvent dans l'athérosclérose et les maladies qui lui sont associées. Ces taux élevés découlent généralement d'un régime riche en protéines animales (œufs, fromage, bœuf, gibier et poisson), d'une consommation élevée de café et de tabac, et de carences en acide folique, en vitamine B6 et en vitamine B12. Une consommation abondante de fruits et de légumes, une réduction sensible des protéines animales et l'abstention du café et du tabac diminuent énormément ce risque certain de la maladie coronarienne. Dans l'homocystinurie, une erreur innée du métabolisme qui se manifeste par des taux d'homocystéine élevés chroniques, on rencontre le déplacement du cristallin, de l'ostéoporose et un allongement et un amincissement des os diaphysaires, un certain retard mental et des complications vasculaires.

Aujourd'hui, il faut ajouter aux facteurs nutritionnels causant des taux élevés d'homocystéine, un facteur émotionnel : l'**hostilité** qui élève les concentrations d'homocystéine dans le sang et qui, ainsi, est définitivement associée à la maladie cardiovasculaire[17]. En 2009, une étude établissait que l'hostilité et des taux élevés d'homocystéine étaient associés aux événements cardiaques récidivants (visites répétées aux urgences et nouvelles hospitalisations) à la suite d'interventions coronariennes percutanées. La conclusion offerte par cette étude était que la réduction de l'hostilité par les thérapies appropriées pourrait améliorer ses conséquences médicales car moins d'hostilité entraînerait automatiquement une diminution des taux d'homocystéine[18].

La connexion cœur-tête-taille

Le porte-parole de l'American Heart Association, Dr Nieca Goldberg de la New York University School of Medicine, affirmait en 2008 : « Il y a une connexion entre le cœur et la tête ». Il est devenu impossible de nier aujourd'hui que nos émotions, pas tant celles qui sont furtives et passagères que celles qui sont chroniques et enracinées dans notre personnalité, provoquent des réponses physiologiques qui deviennent des marqueurs biologiques de la maladie : pression sanguine élevée, accélération du rythme cardiaque, hormones de stress élevées. Et alors que l'on voudrait mettre la misère de notre personnalité sur le compte de nos soucis (légitimes, affirme-t-on) d'argent, de famille ou de travail, de plus en plus de spécialistes du comportement humain croient que notre pessimisme[19], notre anxiété, notre isolement social, notre colère, notre dépression[20] et par-dessus tout notre hostilité cynique[21] constituent les véritables premières sources de beaucoup de nos maux.

Oui il est dur, après avoir finalement accepté que l'alcool, le tabac, le gras, le sucre et l'inactivité ne favorisaient pas une belle qualité de vie, de se faire dire que l'hostilité, l'anxiété et la dépression non plus ; pire, de se faire dire que l'adoption d'un mauvais style de vie est souvent liée à cette rogne que l'on a au cœur contre les autres, et que l'on retourne en réalité contre soi.

Les stress psychosociaux, c'est ainsi que les scientifiques nomment élégamment nos mauvais sentiments, affectent négativement l'homéostasie hormonale et végétative et entraînent alors des anomalies métaboliques, de l'inflammation, la résistance insulinique et le dysfonctionnement endothélial. Le prix des comportements autodestructeurs que sont l'anxiété, la dépression et l'hostilité est énorme, mais les stress psychosociaux sont aussi un risque hautement modifiable. Les facteurs reconnus être protecteurs par les spécialistes sont : le soutien social, l'exercice physique régulier, l'entraînement à une réduction du stress, un sens de l'humour, l'optimisme, l'altruisme, la foi, et la possession d'un animal familier[21].

Définitivement ce que l'on pense et comment l'on pense affecte notre cœur. Cela affecte aussi notre taille. L'association de l'hostilité cynique avec le **syndrome métabolique** caractérisé par l'obésité, l'hyperinsulinisme, la dyslipidémie et l'hypertension est statistiquement significative selon le Dr P. Gremigni d'Italie[22] ; et plus notre cœur comporte d'hostilité, plus le risque d'avoir le syndrome métabolique devient grand.

L'hostilité, mais qu'est-ce donc ?

L'hostilité est la composante **toxique** de la personnalité humaine que les scientifiques relient aux risques des maladies cardiovasculaires (athérosclérose de la carotide[23], calcification de l'artère coronaire, entre autres), de l'arc sénile de la cornée (gérontoxon), du syndrome métabolique (obésité, diabète, hypertension), des comportements autodestructeurs (boire, fumer, se gaver de sucre et de gras, vouloir ne rien faire, se mutiler) et ainsi, de mort prématurée[24].

L'hostilité est un large concept qui évoque la colère, l'agression et un pessimisme chronique. L'hostilité touche les sentiments, les actions manifestes, et les pensées ou les attitudes, et s'exprime par du cynisme ou de la méfiance, le désir de s'opposer aux autres ou de leur faire du tort. Ressentir de l'hostilité, c'est avoir des sentiments de colère, des pensées soupçonneuses, négatives. Exprimer son hostilité amène à poser des gestes d'agression verbale (insultes, jurons, obscénités) ou physiques (pincements, coups, bousculades, bagarres, poignées de main qui broient les doigts, etc.)

Certains auteurs présentent l'hostilité comme étant un état de colère chronique (sentiment d'être toujours enragé, envie de frapper quelqu'un, envie de hurler, etc.) et qui recoupe la dépression et l'anxiété. Pour d'autres, il s'agit d'un mélange de cynisme, de colère et d'agressivité. La conviction que les autres n'agissent que par égoïsme et qu'ils ne nous veulent que du mal amène à être négatif envers tout le monde et à dénigrer leurs motivations et leurs buts. La personne hostile ressent ainsi une grande insécurité et oscille constamment entre l'irritation ou le mécontentement, la fureur ou la rage. Son agressivité s'exprimera contre les autres mais aussi contre elle-même (désir d'autodestruction)[25].

Bien sûr dans une société comme la nôtre où chacun a appris à répondre haut et fort à la question routinière : « Comment ça va ? », qu'il va très… bien, il est facile quand on est hostile, de se mettre et de rester sur la défensive. La défensive est une stratégie d'adaptation à des sentiments que l'on ne peut exprimer ouvertement de peur de perdre l'approbation sociale, et elle est associée à une augmentation de la pression sanguine et de la réactivité de la fréquence cardiaque[26]. L'individu hostile amoindrit, nie ou étouffe ses émotions d'anxiété et de colère. Il apprend à éviter les situations génératrices d'appréhension, à éviter les conflits interpersonnels et il finit souvent par se réfugier dans la dépression, cette dépression qui lui permet de baisser les bras dans ses conflits et de se dégager de ses obligations qu'il considère comme des ambitions irréalisables. L'hostilité, ou une opinion négative des autres, débouche infiniment trop souvent sur la dépression, ou une opinion négative de soi.

Serais-je hostile ?

Il existe une échelle d'hostilité de Cook et Medley qui campe l'hostilité par une série d'affirmations que nous devons reconnaître comme étant nôtres, habituellement, généralement ou spontanément, pour répondre à cette question par l'affirmative :

- Je pense que la majorité des gens mentiraient pour réussir.
- La plupart des gens n'aiment pas rendre service aux autres.
- La plupart des gens se font des amis de façon intéressée.
- Il vaut mieux ne faire confiance à personne.
- Personne ne se soucie réellement de vous.
- La plupart des gens sont honnêtes seulement par peur de se faire attraper.
- Je me demande souvent quelles sont les raisons secrètes qui amènent quelqu'un à être gentil envers moi.
- La plupart des gens sont prêts à utiliser des moyens malhonnêtes pour obtenir un avantage ou un profit plutôt que de perdre l'un ou l'autre.

L'hostilité se confond avec le cynisme, et comme nous l'avons déjà dit plus haut c'est la composante cynique de l'hostilité qui produit les hormones du stress qui conduisent à l'**obésité**. Oubliant ses origines grecques d'une recherche d'un style de vie vertueux et alors méprisant de tout bien matériel, le cynisme au XIXe siècle devient une attitude de négativisme blasé et d'une méfiance habituelle à l'égard de l'intégrité ou des mobiles avoués des autres. Au XXe siècle, le cynisme s'exprime par de la frustration, une désillusion et une méfiance dirigées non plus seulement envers des individus isolés mais aussi envers les groupes d'individus que représentent les organisations, les autorités, les gouvernements, la société en général. Marqué par deux guerres absurdement meurtrières, notre monde moderne offre tellement d'arguments en faveur de la croyance que les gens agissent seulement dans leur intérêt personnel et qu'ils se moquent de ce qui peut nuire aux autres pourvu que cela leur profite à eux, qu'il devient très rare de rencontrer des idéalistes, ces humains qui s'opposent aux cyniques, et veulent continuer à voir leur prochain comme ils désirent être eux-mêmes perçus: pour le moins corrects, décents, acceptables.

Il est facile de ridiculiser le comportement humain. Il est facile de se moquer de l'État, de la religion, de la famille. Il est facile de se croire obligé de constamment dévoiler l'hypocrisie des autres... tout en s'en pensant personnellement exempté.

Il est difficile de porter ses responsabilités. Il est difficile d'être socialement impliqué. Il est difficile d'avoir confiance en l'autre... quand la vérité est que l'on a soi-même de la peine à s'endormir le soir et à se regarder dans le miroir le matin.

Être cynique conduit ainsi vers l'abîme de l'irresponsabilité, de l'isolement et de la dépression où l'on respire l'atmosphère empoisonnée de l'animosité envers tous ceux et celles qui ont déçu nos attentes, qui ont trahi nos espoirs, qui n'ont jamais rempli nos exigences. Et pour être gardé bien coincé là, l'**anxiété** devient un mécanisme protecteur qui empêche l'individu d'agir et le suspend, paralysé, au-dessus d'un avenir qu'il peint aux couleurs sombres de ses aigreurs.

La personne hostile est une personne en guerre mais une guerre qui ne l'épargne pas non plus. La *résistance* en pensée, en principe et en acte qu'elle oppose à tout ce qui vient d'ailleurs que d'elle-même ; l'*antagonisme* qui la rend sceptique, inamicale et brusque, ou combative, autoritaire et contrôleuse selon son tempérament intraverti ou extraverti ; la *colère* qui congèle son cœur, toutes ces émotions provoquent :

– des réponses cardiovasculaires et neuroendocrines défavorables ;
– une réalité horrible de délaissement personnel et d'isolement social ;
– une hypersensibilité du système nerveux sympathique ;
– des comportements compulsifs toujours destructeurs.

Ces comportements compulsifs – alcool, tabac, café et sodas ; chocolat et bonbons ; nourriture grasse et sucrée ; fixation aux écrans qui communiquent souvent les plus piètres opinions de la nature humaine possibles –, deviennent les drogues faciles qui procurent un soulagement (temporaire), un effet de bien-être (éphémère), une fuite (transitoire) loin de soi-même. Le syndrome métabolique avec sa triade obésité-diabète-hypertension s'installe rapidement, et rien, si ce n'est un **changement d'attitude**, n'arrêtera sa progression vers les maladies coronariennes et les cancers, une réalité à laquelle tôt ou tard, une personne sur deux dans notre société aura à faire face de près ou de loin.

Croyez-moi, le verre est à moitié plein !

Un cardiologue conclut son article avec ce conseil : « En attendant (plus de recherches), le désir d'éviter la cardiopathie ischémique nous fournit une raison de plus d'**être gentils** les uns envers les autres[24] ». Des médecins parlent d'optimisme et mettent sur le compte de ce sentiment un risque moindre de maladie cardiovasculaire[27, 28] et une résistance accrue aux infections[29] mais aussi de meilleurs taux de survie après un cancer, du sein notamment[30, 31, 32]. « L'**optimisme** est un état d'esprit annonciateur de résultats positifs pour la santé[33] », résume un autre article. D'autres chercheurs se penchent sur l'ocytocine. Cette hormone peptidique synthétisée dans l'hypothalamus et sécrétée par l'hypophyse, lorsqu'elle est relâchée dans le circuit sanguin, joue un rôle essentiel dans l'accouchement en provoquant la contraction des muscles lisses de l'utérus, en accélérant le travail, en favorisant le réflexe d'éjection du placenta et en permettant l'installation d'un bon réflexe de sécrétion au cours de l'allaitement. L'ocytocine produite dans le courant neuronal joue aussi un rôle essentiel dans l'attachement entre la mère et son bébé, mais elle fait plus !

Des neuroscientifiques appellent hormone de la **confiance**, cette hormone qui a des propriétés anxiolytiques et de protection contre le stress et qui serait la base biologique du comportement de rapprochement social. On lui reconnaît un large spectre d'action dans le cerveau contre de nombreux troubles psychiques humains à l'origine de certaines perturbations du comportement social comme la phobie sociale, l'autisme, les troubles de la personnalité[34]... La confiance forme la base de tous les types d'interactions humaines des plus simples aux plus complexes[35]. Elle est indispensable dans l'amitié, en amour, dans la famille, dans les organisations, dans les échanges économiques et politiques. L'**ocytocine** augmente la capacité d'un individu de conserver à un autre individu sa confiance ou de la lui redonner même après qu'il l'ait trahie à plusieurs reprises[36]. La confiance, aux antipodes de la méfiance, de l'hostilité, du cynisme, est la clé du succès économique, politique et social.

Comment l'ocytocine favorise-t-elle la confiance ? On a découvert qu'elle améliorait le contact visuel entre les individus qui sont alors portés à capter le regard de l'autre et à le fouiller pour en saisir les émotions et y répondre[37]. Dès les années 1970, le Dr Ross Campbell, psychiatre, enseignait au monde entier l'importance du **contact visuel** dans la communication de l'amour, et les désastres du regard fuyant dans les relations entre parents et enfants[38]. Aujourd'hui, preuves scientifiques à l'appui, on affirme que l'incapacité de regarder l'autre dans les yeux et de lire ses expressions faciales relève de troubles liés à un déficit d'ocytocine, et certains perçoivent que cela va jusqu'à être un obstacle à l'attachement monogamique et à la fidélité[39, 40].

Croyez-moi, il est infiniment plus sage d'affirmer, à chaque fois, que le verre est à moitié plein, plutôt que d'affirmer qu'il est à moitié vide ! La confiance est un facteur incontournable de santé personnelle, relationnelle, physique et mentale.

Gentillesse, optimisme, confiance : par où commencer ?

Il existe de l'ocytocine en vaporisateur nasal. C'est sous cette forme qu'on l'emploie dans les expériences qui visent à établir ses effets sur le comportement. Administrée au cours de l'accouchement pour accélérer le travail, l'ocytocine artificielle abaisse les taux d'ocytocine naturelle. (Cette réalité doit être investiguée face à l'information que les vaches laitières reçoivent de l'ocytocyne artificielle pour augmenter leur production laitière, hormone qui va nécessairement se retrouver dans le lait ; affecte-t-elle ceux qui en consomment ?) Quel dommage ! car c'est à l'accouchement que se produit la production maximale de cette hormone pour peu que la mère accouche sans être médicamentée, qu'elle n'ait pas froid, qu'elle ne soit pas soumise à une lumière intense et que son intimité soit respectée. La femme connaît alors une diminution marquée de l'agressivité, une augmentation maximale de la sociabilité, une plus grande résistance à la douleur, une baisse de la tension artérielle, une augmentation de l'appétit, et le développement du comportement maternel qui se réalise dans un attachement intense et durable à son bébé. Un *accouchement naturel* est le point de départ pour la mère, le père et l'enfant d'une relation empreinte de gentillesse, d'optimisme et de confiance.

Une hypothèse médicale expose que l'excès de sérotonine au cours de la grossesse produit une perturbation de la régulation de l'ocytocine qui s'abaisse, et ainsi pourrait favoriser l'apparition de l'autisme chez l'enfant. La prise d'inhibiteurs du recaptage de la sérotonine (antidépresseurs) n'est pas, pour le moment, déconseillée pendant la grossesse. La prise d'antidépresseurs, particulièrement par la femme enceinte, pourrait-elle être une des causes de l'augmentation des cas d'autisme dans notre société[41] ? Une *grossesse strictement et absolument sans aucune drogue ni médicament* est un impératif envers la vie à venir car elle a droit au maximum de gentillesse, d'optimisme et de confiance.

La perturbation de la relation parent/enfant dans la petite enfance à la suite d'abus physiques ou sexuels, de négligence, ou de la perte du parent augmente le risque de troubles psychiatriques à l'âge adulte. Une étude de psychiatrie moléculaire a révélé que plus une petite fille a subi d'abus, plus son système nerveux central, à l'âge adulte, aura de faibles concentrations en ocytocine[42]. On a là une explication aux difficultés sociales, relationnelles et maternelles que rencontrent les victimes d'abus au cours de l'enfance ainsi que leurs fortes tendances au stress et à l'anxiété. L'enfance est sacrée et son droit absolu est l'*amour inconditionnel des parents*, gage de gentillesse, d'optimisme et de confiance pour l'avenir.

L'ocytocine est aussi appelée l'hormone du calme et du bien-être. Le *massage thérapeutique ou massage de prescription médicale* trouve sa meilleure explication dans la libération d'ocytocine au cours des diverses techniques de cette forme de médecine physique. Pour beaucoup d'individus anxieux, le massage thérapeutique peut devenir une source de gentillesse, d'optimisme et de confiance qui leur permettra de renouer avec la vie.

Le neurobiologiste Jean-Vincent Didier, dans son livre *Voyage extraordinaire au centre du cerveau* publié en 2007, nous présente le cerveau comme une glande endocrine et il présente l'ocytocine, sécrétée dans le cerveau et déversée dans la circulation sanguine par l'hypophyse, comme l'hormone de l'amour. D'autres études[43, 44, 45] la présentent comme ayant pour modulateurs les gaz monoxyde d'azote et oxyde de carbone, ceux-ci étant extrêmement sensibles à la *déshydratation* dans le cerveau, cet organe à la fois neuronal et hormonal, qui est l'organe le plus riche en eau de notre corps (85 %). La déshydratation devient ainsi le pire ennemi du cerveau qui, privé d'une production normale de monoxyde d'azote et d'oxyde de carbone, réduit la sécrétion de l'ocytocine et de la vasopressine, une sorte d'équivalent plus masculine de l'ocytocine. Pour plus de gentillesse, d'optimisme et de confiance, ne privons pas notre cerveau du « plus impérieux des besoins nutritionnels », soit chaque jour 2 litres et demi d'eau pure et toute plate[46].

Nous venons de rapporter plusieurs informations qui valident la conviction du Dr Colmant exposée au début de ce chapitre, à savoir que les traumatismes psychoaffectifs de l'enfance, et un style de vie irrespectueux des lois de la vie (insuffisance d'**eau**, d'air, de soleil, d'exercice, etc.) étaient des facteurs déclenchants pour les prises de poids. Alors, quand on essaie de tout remettre à l'endroit et que l'on ne maigrit toujours pas autant qu'on le voudrait, que reste-t-il à faire pour déloger ces émotions d'hostilité, de cynisme et de colère si bien insonorisées dans leur emballage de graisse ?

La règle d'or :

> « Tout ce que vous voulez que
> les hommes fassent pour vous,
> faites-le de même pour eux. »
> Jésus, *Matthieu 7.12* et *Luc 6.31*

Pour ne pas en vouloir aux autres, – un peu, beaucoup ou passionnément –, il faut savoir pardonner instantanément. Le pardon instantané jaillit exclusivement d'un amour inconditionnel, cet amour exceptionnel qui est sans si et sans mais... N'allons pas plus loin : amour inconditionnel et pardon instantané sont humainement impossibles. Tous, nous restons naturellement infiniment trop longtemps dans la prison de notre hostilité envers les autres ; et nous nous donnons amplement le temps de fabriquer tout ce qu'il faut de marqueurs inflammatoires, de cortisol, d'homocystéine et que sais-je encore, pour alimenter un syndrome métabolique et pire...

Nous croyons tous confusément que la vie nous doit quelque chose, et nous nous attendons à des circonstances favorables, à des conditions propices, à des événements avantageux. Comme disait mon père, on veut que tout marche comme sur des roulettes : il faut que les choses aillent parfaitement et avec facilité ! On ne veut pas rencontrer de difficultés. Et c'est ainsi que l'on passe son temps à tomber des nues ! Bien sûr, ça fait mal, très mal, mais on tient tellement à ses illusions ! S'écrier : « Ce n'est pas juste », permet de se lancer sur la route périlleuse du redressement des torts. Déclarer : « Ils vont me payer ça » et autant que possible plus cher qu'au marché, nourrit la justification de vengeance qui ne sera satisfaite que si l'autre a plus de mal qu'il nous en a fait... Professer : « Les gens sont tous méchants » ouvre la porte à la survalorisation du moi et au rejet des autres. C'est toujours une guerre sans pitié contre... finalement soi-même !

Que faire ? Pourquoi ne pas adopter la règle d'or et décider d'en suivre les principes excellents en toutes circonstances ? Elle est universelle. Elle est la base essentielle du concept moderne des droits de l'homme. Il en existe de multiples variantes :

- « Traite les autres comme tu voudrais être traité si tu étais à leur place. »
- « Ce que tu n'aimes pas, ne le fais à personne. »
- « Regarde ton voisin comme toi-même et réfléchis à tout ce que tu détestes. »
- « Ne pas faire à autrui ce qu'on ne souhaite pas qu'il nous advienne à nous-mêmes. »

La règle d'or nous appelle à nous mettre à la place des autres le temps de juger par soi-même que l'amour de soi est un amour perverti, et de trouver le courage de préférer le visage de l'autre à soi-même[47].

La pensée la plus réconfortante que l'on puisse nicher au creux de son cœur est que Dieu nous aime. Mais cette pensée ne devient dynamique, active, énergique, qu'à partir du moment où elle nous conduit à aimer notre prochain comme un autre soi-même[48]. Le fait humain se réalise dans un face à face, seul contexte qui lui donne tout son sens et qui produit la métamorphose de nos préoccupations : non plus savoir ce que nous pouvons prendre mais ce que nous devons donner.

Du moment que la réalité humaine devient pour nous l'autre homme, l'autre femme, l'autre enfant, la responsabilité de l'aimer passe par le devoir de lui pardonner ses fautes, celles qu'il commet envers nous et qui sont les mêmes que celles que nous commettons envers lui. Cette évidence nous pousse à renoncer à la fiction d'une vie qui serait juste, juste pour nous ! En pardonnant, nous renonçons à l'espoir d'avoir eu un meilleur passé, pour construire avec certitude un avenir infiniment supérieur.

Pardonner pour maigrir[49, 50]

On raconte qu'au cours d'une entrevue, un présentateur a demandé à des prisonniers de guerre libérés depuis plusieurs années :

– Avez-vous maintenant pardonné à vos ravisseurs ?

– Non, pas question ! fut la réponse spontanée.

– Mais alors, ils vous ont encore en prison ! s'exclama l'animateur consterné…

Le pardon, c'est la décision d'être libre, libre de faire ce que personne ne peut faire à notre place : vivre au temps présent de façon pleinement responsable. Pour maigrir, la personne obèse doit cesser de se réfugier dans le rôle de la victime des tristes circonstances d'une vie qui n'est juste pour personne. Le passé ne mérite que notre pardon. Le présent réclame notre amour. L'avenir exauce l'espérance.

L'abandon de la colère, le délaissement de la fureur, le mépris du cynisme peuvent devenir les traits d'un caractère qui pratique la règle d'or en toutes circonstances. Se mettre à la place de l'autre, essayer de comprendre ses problèmes, ses angoisses, ses attentes, tout cela empêche la montée de l'hostilité avant que cette émotion ne prenne possession de nos pensées quotidiennes et de nos sentiments habituels. (Les autres n'ont-ils pas les mêmes luttes que nous ? Peuvent-ils être plus parfaits que nous ?) Ne pas s'offusquer nous épargnera la difficulté souvent douloureuse d'avoir à pardonner. En changeant notre façon de penser – comme si l'autre était différent de soi ! – nous cessons d'être bouleversés chaque fois que la vie n'est pas juste. Les contrariétés ne nous mettent plus à l'envers ; elles ne nous troublent plus ; on s'y attend, et avant qu'elles ne surviennent on s'y prépare par un pardon fondamental planté en plein cœur de notre personnalité.

La règle d'or affirme que tout ce que nous faisons à autrui en bien rejaillira sur nous en bénédiction. Pour la personne aigrie, quelle plus grande bénédiction que de ne plus être maintenue ou précipitée dans des débordements divers au gré des offenses des autres ? Quelle fierté que de chérir la victoire de maigrir plutôt que la satisfaction amère (et souvent très illusoire) de faire mal à l'autre ! Car, bien sûr, ce que nous faisons en mal à l'autre nous reviendra aussi…

La question vaut la réflexion : après avoir tout fait pour maigrir (diététique, dépistage des allergies, exercice) se pourrait-il qu'il faille aussi pardonner ? L'idée peut sembler saugrenue ou blessante, mais considérez-la comme un choix de plus qui vous est proposé. Si cela vous concerne, au nom de votre bonheur et de celui des autres, puisse cette prière, que vous connaissez certainement, jaillir de votre cœur sur vos lèvres : « Notre Père qui es aux cieux, pardonne-nous nos offenses, comme nous aussi nous pardonnons à ceux qui nous ont offensés[51] ». Notre propre besoin de pardon nous incitant à faire la paix, nous sortirons finalement de la prison capitonnée où nous sommes enfermés depuis trop longtemps.

Références

1. Reaven G.M., The metabolic syndrome: is this diagnostic necessary? *A J Clin Nutr* 83: 1237-1247, 2006.

2. Kucharska-Newton A.M., Couper D.J., et al., Diabetes and the risk of sudden cardiac death, the Atherosclerosis Risk in Communities Study, *Acta Diabetol*, 24 octobre, 2009.

3. Goldbacher E.M., Matthews K.A., Are psychological characteristics related to risk of the metabolic syndrome? A review of literature., *Ann Behav Med* 34 (3): 240-252, novembre-décembre 2007.

4. Nabi H., Singh-Manoux A., Hostility and depressive mood: results from the Whitehall II prospective cohort study, *Psychol Med* 17: 1-9, juillet 2009.

5. Nabi H., Kimivaki M., et al., Hostility and trajectories of body mass index over 19 years: the Whitehall II Study, *A J Epidemiol*, 169 (3): 347-354, 20 novembre, 2009.

6. Midei A.J., Matthews K.A., Social relationships and negative emotional traits are associated with central adiposity and arterial stiffness in healthy adolescents, *Health Psychol* 28 (3): 347-353, mai 2009.

7. Papakostas G.I., Petersen T., et al., Outpatients with major depressive disorder, *Int J Neuropsychopharmacol* 8 (1): 59-63, mars 2005.

8. Kivimäki M., Batty G.D., et al., Association between common mental disorder and obesity over the adult life course, *Br J Psychiatry* 195 (2): 149-155, août 2009.

9. Motivala S.J., Hurwitz B.E., et al., Aberrant parasympathetic and hemodynamic function distinguishes a subgroup of psychologically distressed individuals with asymptomatic type-I diabetes mellitus, *Int J Behav Med* 6 (1): 78-94, 1999.

10. Proverbes 17.22, *La Bible.*

11. Janeway D., An integrated approach to the diagnosis and treatment of anxiety within the practice of cardiology, *Cardiol Rev* 17 (1): 36-43, janvier-février 2009.

12. Miller G.E., Freedland K.E., et al., Cynical hostility, depressive symptoms, and the expression of inflammatory risk markers for coronary heart disease, *J Behav Med* 26 (6): 501-515, décembre 2003.

13. Janicki-Deverts D., Cohen S., Doyle W.J., Cynical hostility and stimulated Th1 and Th2 cytokine production, *Brain Behav Immun*, 30 juillet 2009.

14. Ranjit N., Diez-Roux A.V., et al., Association of salivary cortisol circadian pattern with cynical hostility: multi-ethnic study of atherosclerosis, *Psychosom Med* 71 (7): 748-755, septembre 2009.

15. Weibel L., Recommandations méthodologiques préalables à l'utilisation du cortisol salivaire comme marqueur biologique de stress, *La Presse médicale*, vol.32. no18, pp.845-851, 2003.

16. Berthon P., Lac G., Étude des réactions du cortisol salivaire au déplacement en avion pour une équipe de rugby, *Science & Sports*, vol.16, no1, pp. 45-47, 2001.

17. Son Y.J., Hostility and serum homocysteine as cardiovascular risk factors in Korean patients with coronary artery disease, *J Clin Nurs* 16 (4): 672-678, avril 2007.

18. Song E.K., Son Y.J, Lennie T.A., Trait anger, hostility, serum homocysteine, and recurrent cardiac events after percutaneous coronary interventions, *Am J Cri Care* 18 (6): 554-561, novembre 2009.

19. Nabi H., Koskenvuo M., et al., Low Pessimism Protects Against Stroke. The Health and Social Support (HeSSup) Prospective Cohort Study, *Stroke*, novembre 2009.

20. Pickering T., Clemow L., et al., Behavioral cardiology – has its time finally arrived?, *Mt Sinai J Med* 70 (2): 101-112, mars 2003.

21. Das S., O'Keefe J.H., Behavioral cardiology: recognizing and addressing the profound impact of psychosocial stress on cardiovascular health, *Curr Hypertens Rep* 10 (5): 374-381, octobre 2008.

22. Gremigni P., Cynical hostility and the metabolic syndrome: a case-control study, *Monaldi Arch Chest Dis* 66 (2): 224-229, septembre 2006.

23. Everson S., et al., Cynical hostility and the carotid atherosclerosis in African American and white women: The Study of Women's health Across the Nation (SWAN) heart study, *Am Heart J* 152: 982, 2006.

24. Editorial, Hostility and the heart, *BMJ* 7105 (315), 16 août 1997.

25. Schulman Julie K., Stromberg S., On the Value of Doing Nothing: Anger and Cardiovascular Disease in Clinical Practice, *Cardiology in Review* 15 (3): 123-132, juin 2007.

26. The Cardiovascular Effects of Defensiveness.

27. Nabi H., Koskenvuo M., et al., Low pessimism protects against stroke, *Stroke* 41(1): 187-190, janvier 2010.

28. Tindle H.A., Chang Y.F., et al., Optimism, cynical hostility, and incident coronary heart disease and mortality in the Women's Health Initiative, *Circulation* 120 (8): 656-662, 25 août 2009.

29. Steptoe A., Dockray S., Wardle J., Positive affect and psychobiological processes relevant to health, *J Pers* 77 (6): 1747-1776, décembre 2009.

30. Petersen L.R., Clark M.M., et al., Relationship of optimism-pessimism and health-related quality of life in breast cancer survivors, *J Psychosoc Oncol* 26 (4): 15-32, 2008.

31. Friedman L.C., Kalidas M.,et al., Optimism, social support and psychosocial functioning among women with breast cancer, *Psychooncology* 15 (7): 595-603, juillet 2006.

32. Shelby R.A., Crespin T.R., et al., Optimism, social support, and adjustment in African American women with breast cancer, *J Behav Med* 31 (5): 433-444, oct. 2008.

33. Rasmussen H.N., Scheier M.F., Greenhouse J.B., Optimism and physical health: a meta-analytic review, *Ann Behav Med* 37 (3): 239-256, juin 2009.

34. Kosfeld M., Heinrichs M., et al., Oxytocin increases trust in humans, *Nature* 435 (7042): 673-676, 2 juin 2005.

35.Stroh Linda K., *Trust Rules: How to Tell the Good Guys from the Bad Guys in Work and Life,* Nortia Press, 2009.

36. Baumgartner T., Heinrichs M., et al., Oxytocin shapes the neural circuitry of trust and trust adaptation in humans, *Neuro* 58 (4): 639-650, 22 mai 2008.

37. Guastella A.J., Mitchell P.B., Dadds M.R., Oxytocin increases gaze to the eye region of human faces, *Biol Psychiatry* 63 (1): 3-5, 1 janvier 2008.

38. Campbell Ross, *Comment vraiment aimer votre enfant, L'adolescent, le défi de l'amour inconditionnel, Les enfants en colère,* Publications Orion Inc., www.publicationsorion.com.

39. Ross H.E., Young L.J., Oxytocin and the neural mechanisms regulating social cognition and affiliative behavior, *Front Neuroendocrinol* 30 (4): 534-547, octobre 2009.

40. Theodoridou A., Rowe A.C., et al., Oxytocin and social perception: oxytocin increases perceived facial trustworthiness and attractiveness, *Horm Behav* 56 (1): 129-132, juin 2009.

41. Hajikhani N., Serotonin, pregnancy and increased autism prevalence: Is there a link?, *Med Hypotheses,* 15 décembre 2009.

42. Helm C., Young L.J., et al., Lower CSF oxytocin concentrations in women with a history of childhood abuse, *Mol Psychiatry* 14 (10): 954-958, octobre 2009.

43. Kostoglou-Athanassiou I., Forsling M.L., et al., Oxytocin release is inhibited by the generation of carbon monoxide from the rat – further evidence for carbon monoxide as a neuromodulator, *Brain Res Mol Brain Res* 42 (2): 301-306, décembre 1996.

44. Rettori V., Fernandez-Solari J., et al., Nitric oxide at the crossroad of immuno-neuroendocrine interactions, *Ann N Y Acad Sci* 1153: 35-47, février 2009.

45. Gomes D.A., Giusti-Paiva A., et al., Carbon monoxide and nitric oxide modulate hyperosmolarity-induced oxytocin secretion by the hypothalamus in vitro, *Biosci Rep*, 17 septembre 2009.

46. Starenkyj D., *La santé totale*, Orion, 2009.

47. Levinas Emmanuel, « L'épiphanie du visage ».

48. Ricoeur Paul, *Soi-même comme un autre*, Seuil, coll. « Points essais », 1997.

49. Tibbits Dick, Hypertension Reduction Through Forgiveness Training, *Journal of Pastoral Care and Counselling* 60: 1-2, printemps-été 2006.

50. Tibbits D., *Forgive To Live*, Integrity, 2006.

51. Matthieu 6.12, *La Bible*.

Conseils de vie et recettes

15

Conseils de vie mince

J'ai sous les yeux une fiche avec pour en-tête:

ÉLISABETH COLMANT
Docteur en médecine
Spécialisée en endocrinologie et maladies métaboliques

et pour titre:

LA FORCE DES CÉRÉALES AU SERVICE DE LA SANTÉ

Je vous la soumets.

UNE expérience tant personnelle que professionnelle confirme l'intérêt de l'utilisation de céréales non raffinées et une alimentation de type végétarien, alternative à l'alimentation habituelle.

À des patients non avertis – consultant pour obésité, diabète ou autres problèmes métaboliques, troubles digestifs ou altération de l'état général – sont proposées une information et une possibilité de choix diététique élargi. Non seulement la méthode et les aliments sont appréciés (apportant satiété, tonus, rendement et répondant à l'hédonisme), mais divers symptômes sont très améliorés: fatigue, fringales, malaises, angoisse, insomnie, constipation, etc.

Les patients se tournent alors de plus en plus vers une alimentation à option végétarienne, d'autant qu'ils constatent une amélioration de leur poids, de leur tension artérielle, et la normalisation de leurs constantes biologiques (glycémie, cholestérol, triglycérides, urée, acide urique). Une étude statistique sur 457 cas a permis d'affirmer la réalité de ces données.

Trente ans d'étude analytique bibliographique complètent ce travail et permettent une possibilité d'explication à de tels résultats :

1. L'utilisation de céréales non raffinées et de légumineuses casse d'une part la surconsommation de produits animaux et de graisses, et d'autre part le phénomène clé de nos problèmes de civilisés, soit l'hyperinsulinisme. Inadapté, inefficace, ce dernier est provoqué par l'utilisation abusive de sucres et autres aliments raffinés, d'où hypoglycémies et stockage de graisses entraînant obésité et problèmes cardiovasculaires, entre autres.

2. À l'instar d'autres sociétés protégées de nos maladies et bien étudiées par les épidémiologistes, l'utilisation d'une base alimentaire glucidique (céréales/légumineuses) va permettre un meilleur respect des rythmes alimentaires :

   - évitant le grignotage, plaie de notre civilisation et générateur de décharges insuliniques ;
   - permettant un allègement du repas du soir trop copieux chez nos contemporains. On rejoint donc le physiologiste Bernier et le chronobiologiste Halberg lequel affirme que nous « sommes faits de quand nous mangeons » ;
   - corollaire de ce dîner moins calorique, un meilleur appétit au lever et donc un repas du matin plus conséquent, vœu des nutritionnistes.

Ainsi, le propre d'une céréale intégrale est justement de répondre au principe d'intégralité !

C'est à cette dimension d'ouverture à la richesse insoupçonnée des variétés alimentaires que nous sommes appelés. Cependant les nutritionnistes ne peuvent ignorer que les habitudes alimentaires sont fortement enracinées dans le mode de vie. Si elles ne sont pas immuables, elles n'en sont pas moins difficiles à changer à court terme. Aussi l'instauration d'une politique de nutrition ne saurait s'inscrire que sur une longue période.

L'anthropologue américaine Margaret Mead a dit avec humour : « Il est plus facile de changer de religion que d'habitudes alimentaires ». La diététicienne Mme Bertin-Lebrette a poursuivi avec non moins d'humour : « Le médecin ou la diététicienne qui parvient à faire accepter un régime à son patient aurait donc plus de mérite que le missionnaire qui donne le baptême à un païen ».

J'ai donc été ce genre de missionnaire à Manosque (Alpes de Haute Provence) et c'est cette expérience pour modifier un comportement alimentaire, parfois dans un sens diamétralement opposé aux habitudes alimentaires acquises jusqu'ici par mes patients, que relate cet ouvrage.

Deux pas en avant… trois pas en arrière…

En 1980 : Le Français consomme[1]

- 2 fois *moins* de PAIN qu'il y a 40 ans
- 2 fois *moins* de POMMES DE TERRE qu'il y a 50 ans
- 2 fois *plus* de SUCRE et de VIANDE qu'il y a 50 ans.

En 1980 surviennent **les 4 commandements**[2] du Professeur Apfelbaum :

I – Du pain *tu remangeras.*

II – Des graisses *tu réduiras la consommation.*

III – Le sucre *tu diminueras, dans l'invisible notamment.*

IV – Le sel *tu ramèneras à 3g seulement.*

1980-2003 : Deux pas sur le côté...

En 1994 en France, on consomme :
- 17 % de protéines
- 40,5 % de lipides (en 1900 : 15 % de la ration calorique)
- 42,1 % de glucides

L'idéal proposé selon l'OMS[3] en 2003 est :
- 10 à 15 % de protéines
- 15-30 % de lipides avec < 10 % de lipides saturés
- 55-75 % de glucides avec < 10 % de glucides simples

C'est le statu quo : les Français consomment **toujours** trop de graisses (l'augmentation la plus forte étant celle des huiles végétales et des margarines) et de protéines d'origine animale assorties de glucides peu nombreux et avec de plus en plus de sucres rapides[4].

La pyramide alimentaire végétarienne

Un guide pour faciliter les choix de chaque jour

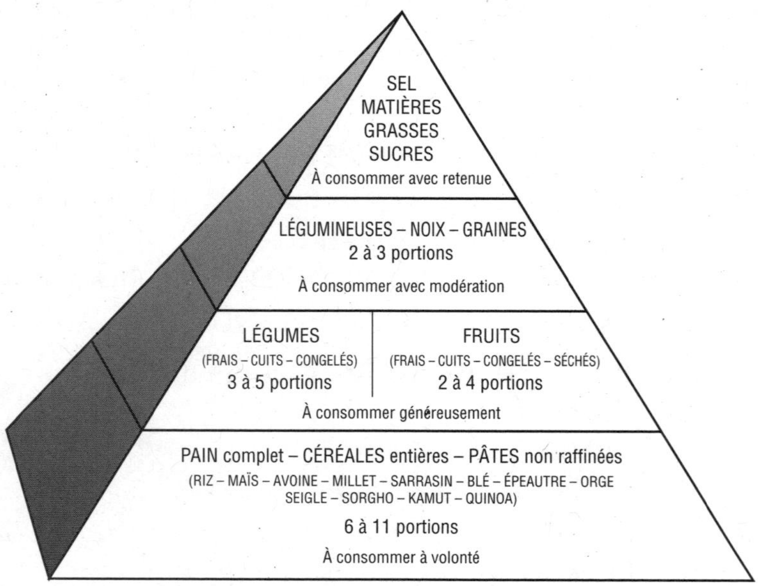

Qu'est-ce qu'une portion?

Pain, céréales, pâtes:

Une portion = une tranche de pain

½ tasse de riz cuit ou de pâtes alimentaires

½ tasse de céréales cuites

30 g de céréales croustillantes

Légumes:

Une portion = ½ tasse de légumes hachés crus ou cuits

une tasse de légumes en feuilles

Fruits:

Une portion = un fruit ou une tranche de melon

¾ tasse de jus de fruit

½ tasse de fruits en conserve

¼ de tasse de fruits séchés

Légumineuses, noix, graines, soja et dérivés, etc:

Une portion = ¾ de tasse de légumineuses cuites

deux cuillères à soupe de beurre d'arachide

une tasse de boisson de riz ou soja enrichie

150 g de tofu

30 g ou ¼ de tasse de noix ou de graines

La question du sel

La consommation de sel diffère d'un individu à l'autre. Il en va de même pour la sensibilité à ses effets néfastes. L'Organisation mondiale de la santé conseille de ne pas dépasser 6 à 10 g par jour pour les personnes en bonne santé et sans problème de tension artérielle ; 5 à 6 g par jour pour les hypertendus ; 2 à 5 g par jour pour les malades présentant des troubles cardiovasculaires ou rénaux graves, des œdèmes ou un diabète. La recommandation du Pr Apfelbaum de ne pas dépasser 3 g s'adresse à la population victime des maladies de civilisation.

Résistance à la fatigue selon le régime[5]

Régime riche en graisses et en protéines :

Au cours d'une épreuve de pédalage en continu :
57 minutes.

Les résultats de l'expérience montrent que les athlètes qui ont une alimentation carnée riche en graisses et en protéines sont les premiers à se fatiguer lorsqu'ils accomplissent un effort soutenu.

Régime mixte :

Temps maximum de pédalage en continu :
114 minutes.

Avec une alimentation mixte, qui comporte des aliments d'origine animale et végétale, la résistance à la fatigue, mesurée en temps maximum de pédalage en continu, augmente jusqu'à 114 minutes.

Régime végétarien riche en hydrates de carbone complexes :

Temps maximum de pédalage en continu :
167 minutes.

Les meilleurs résultats quant à la résistance sont obtenus par les sportifs qui se nourrissent d'aliments d'origine végétale, riches en hydrates de carbone complexes, essentiellement des céréales intégrales et des fruits.

Les lois de la santé[6]

« *La santé totale* », physique, mentale et spirituelle, repose sur la mise en pratique d'un régime alimentaire sain, oui, mais aussi d'**un régime de vie** sain qui favorise l'exercice et l'ensoleillement particulièrement. Voici un court résumé des effets bénéfiques de plusieurs mois d'entraînement et de séries d'exposition au soleil. Étant identiques, ils encouragent la marche en plein jour, au soleil, dehors. Les effets bénéfiques seront ainsi doublés, multipliés.

Effets de plusieurs mois d'entraînement physique:

- rythme cardiaque ↓
- rythme respiratoire ↓
- acide lactique dans le sang à la suite de l'exercice ↓
- facilitation de la fixation et du transport d'oxygène par le sang ↑
- endurance, énergie et force ↑
- tension artérielle ↓
- glycémie (taux de glucose dans le sang) ↓
- tolérance au stress ↑

Effets de séries d'exposition au soleil:

- rythme cardiaque au repos ↓
- rythme respiratoire ↓
- acide lactique dans le sang à la suite de l'exercice ↓
- facilitation de la fixation et du transport d'oxygène par le sang ↑

- endurance, énergie et force ↑
- tension artérielle ↓
- glycémie (taux de glucose dans le sang) ↓
- tolérance au stress ↑

Utilisation de calories en fonction de l'activité

Sommeil: 1 calorie par minute soit 480 calories pour 8 heures de sommeil

Effort léger comme la marche: 2 à 3 calories par minute

Ménage: 5 calories par minute

Travail de force: 6 à 10 calories par minute

Sortie des calories hors de l'estomac: 4 à 7 calories par minute

« Le mécanisme de l'estomac se freine automatiquement, dès que la sortie des aliments dépasse ce seuil. » (Professeur J.-J. Bernier, *Physiologie de la digestion chez l'homme normal et l'opéré du tube digestif*, Éditions Doin)

Petit dossier en faveur des aliments biologiques

Les œstrogènes comportent :

- les *œstrogènes*, hormones naturelles encore appelées FOLLICULINE ;
- les *phyto-œstrogènes*, en provenance des plantes et dites « œstrogènes-like » ;
- les *xéno-œstrogènes*, dérivés de la pétrochimie et utilisés, entre autres, en agriculture : insecticides, herbicides, fongicides ;
- les *œstrogènes de synthèse* prescrits en médecine humaine et vétérinaire.

- Les œstrogènes ou folliculine naturelle se retrouvent essentiellement chez la femme, surtout dans la première partie du cycle et en quantité infime. En cas d'hyperfolliculinie, il y a syndrome prémenstruel (SPM).
- Les œstrogènes-like sont des plantes qui agissent comme les œstrogènes. Les aliments suivants sont riches en œstrogènes-like : sauge, persil, levure alimentaire, aliments très complets, soja. Ils sont intéressants pour les femmes ayant une baisse d'œstrogènes en postménopause. Les éviter si SPM ou cancer du sein ou des organes génitaux.
- Les xéno-œstrogènes se propagent dans l'air et dans l'eau et parviennent à l'homme par la chaîne alimentaire. Comme leur nom l'indique, ce sont des œstrogènes étrangers à notre corps mais qui miment les œstrogènes naturels et qui sont plus nocifs qu'eux. Il semble que l'on a féminisé la nature…
- Les œstrogènes de synthèse donnés aux animaux se fixent d'abord dans les graisses animales : produits laitiers, viandes, poissons, œufs.

Risques des xéno-œstrogènes pour l'humain

- Ils perturbent le système de régulation cellulaire et deviennent indestructibles une fois dans la cellule.
- Ils affectent le système immunitaire et baissent la résistance aux bactéries et aux virus.
- Ils posent un risque cancérigène : cancer du poumon, du foie, du sein, leucémie et autres.
- Ils agissent sur les hormones de la reproduction et réduisent les taux de testostérone.

Autres risques

- Risque neurotoxique pour les nourrissons par les laits en poudre
- Conséquences de Seveso : chloracné même 25 ans après, et mort du bétail[7].

Que faire ?

Il faut porter une attention toute particulière à l'alimentation des femmes enceintes et qui allaitent, le lait maternel pouvant être contaminé par le biais de leur alimentation. C'est pourquoi, pour préserver la qualité inégalable et irremplaçable du lait maternel, il est impérieux :

- de diminuer autant que possible les sources de graisses animales ;
- d'augmenter au maximum les produits végétaux issus de l'agriculture biologique ;
- de profiter du pouvoir merveilleux du *charbon activé en poudre* qui capte les produits chimiques et toxiques et les élimine hors du corps[7].

L'OMS invite à diversifier l'alimentation. Elle suggère un régime équilibré composé largement de fruits, légumes et céréales complètes[8, 9, 10, 11].

Schéma de répartition idéale des prises alimentaires au cours d'une journée

Pour bien manger, il faut commencer par prendre le temps de manger ! Des études grecques ont démontré que manger sur le pouce, rapidement, goulûment, ne permettait pas au mécanisme de satiété qui se trouve dans le cerveau de fonctionner normalement : la personne qui avale « tout rond » n'arrête pas de manger au bon moment et elle mange trop à chaque fois. À la longue, le surplus de poids va obligatoirement guetter ceux et celles qui ne s'assoient pas pour manger à table[12].

Le Dr Colmant recommande :
- 2 verres d'eau au lever
- un petit déjeuner **copieux** pris assis à table
- un intermède de 5 heures sans avoir envie de manger mais en buvant de l'eau à volonté

- 2 verres d'eau 30 à 60 min avant le repas
- un déjeuner **copieux** pris assis à table
- un intermède de 5 heures sans avoir envie de manger mais en buvant de l'eau à volonté

- 2 verres d'eau 30 à 60 min avant le repas
- un dîner **léger** sans graisse et sans produit ni sous-produit d'origine animale
- de l'eau en soirée à volonté

Les repas sont ainsi normalement espacés de 5 heures et les prises d'eau régulières permettent une hydratation optimale en continu de tous les organes du corps. Boire avant les repas mais surtout pas au cours des repas évite les gonflements et permet de maigrir encore plus[13, 14].

Exemples de menus

Petit déjeuner

Coupe de fruits variés

Pain bis ou complet
Gaufres

Purée d'amande
Purée de noisette
Miel
Confitures sans sucre

Boissons au choix :
Tisane de cynorrhodon
Café de céréales
Boisson à la caroube

Lait de soja
Lait de riz
Lait d'amande
Jus vert (Attention : les jus verts – jus de légumes verts (épinards, chou frisé, cresson, etc., et de pousses de blé, d'orge, de luzerne, de brocoli, etc., germés) peuvent déclencher l'**hyperinsulinisme** – boire lentement et jamais plus de ½ verre à la fois)

Déjeuner

Crudités de saison

Pâtes à tartiner :
Tapenade
Boursin de tofu

Pain complet

Tomates farcies
Courgettes à l'étouffée

Riz complet Thaï au curry

Charlotte aux fraises

Dîner

Melon

Croquettes de lentilles
Pommes de terre au four
Sauce légère
Poivrons et aubergines

Crêpes de sarrasin

Glace à la banane

Références

1. Fondation Française pour la Nutrition, *Médecine et Nutrition*, T. XVII, no 1, 1981.

2. Conclusion du «Select Committee on Nutrition and Human Needs» – Pr. Apfelbaum, *Les mangeurs inégaux*, Stock, 1978.

3. Diet, Nutrition and Prevention of Chronic Diseases, WHO/FAO, 2003.

4. Pour une politique nutritionnelle de santé publique en France, Rapport gouvernemental, 2000.

5. Christensen E., Hansen, *Scand Arch Physiol* 81: 60, 1939.

6. Starenkyj D., *La santé totale*, «Le mieux-vivre essentiel pour ceux qui recherchent bonheur, vitalité et longévité», Orion, 2009.

7. Starenkyj D., *Mon petit docteur*, «La carbothérapie peut sauver votre vie», Orion, 2009.

8. Que choisir ? No 350, juin 1998.

9. Centre National Indépendant d'Information sur les Déchets – CNIID.

10. Centre International de Recherche sur le Cancer – CIRC

11. Narbonne J.-F., Université de Bordeaux, Groupe d'Études sur la dioxine au Conseil de l'Europe.

12. Kokkinos A., le Roux C.W., et coll., Eating slowly increases the postprandial response of the anorexigenic gut hormones, peptide YY and glucagon-like peptide-1, *J Clin Endocrinol Metab* 95 (1): 333-337, janvier 2010.

13. Davy B.M., Dennis E.A., et coll., Water consumption reduces energy intake at a breakfast meal in obese older adults, *J Am Diet Assoc* 108(7) : 1236-1239, juillry 2008.

14. Dennis E.A., Dengo A.L., et coll., Water consumption increases weight loss during a hypocaloric diet intervention in middle-aged and older adults, *Obesity* 18(2) : 300-307, février 2010.

16

Recettes de vie mince

Recettes sucrées pour se régaler dans un premier temps, sans « déclencher ».

Le **fructose** a un index glycémique de 30 (certaines sources donnent 20). Il ne sollicite pas l'insuline, mais selon des études américaines sur le sirop de maïs (High Fructose Corn Syrup) :

- il augmente les graisses circulantes ;
- il diminue la leptine, une hormone qui contrôle l'appétit ;
- il augmente la tension artérielle ;
- il produit une résistance à l'insuline chez le chat et le chien ;
- il augmente la production de radicaux libres.

Rappelez-vous de préférer le fructose extrait de la betterave par coupure enzymatique et non celui extrait du maïs.

Le **sucre de coco bio**, aussi appelé sucre de palme, nous vient du nectar des fleurs du cocotier[1]. Récemment redécouvert, il enthousiasme les nutritionnistes qui considèrent que c'est le seul produit sucrant naturel appelé à remplacer avantageusement les édulcorants artificiels. Son index glycémique de 35 (et selon certains documents de 24,5) comparé à celui du sucre blanc qui est de 95, en fait un édulcorant intéressant pour les diabétiques, les hypoglycémiques et les obèses. Il peut être utilisé dans les recettes pour remplacer le sucre blanc dans un ratio de remplacement de 1 :1. Sa richesse en nutriments doit être soulignée[2] :

Calories par 100g : 369,4

Glucides totaux en g /100g : 92,3

Protides % : 1,3

Lipides % : 0,12

Vitamine C mg/100g : 23,4

Thiamine mg/100g : 0,41

Potassium mg/100g : 1,300

Phosphore mg/100g : 79,0

Magnésium mg/100g : 29,0

Soufre mg/100g : 26,0

Calcium mg/100g : 6,0

Zinc mg/100g : 2,0

Fer mg/100g : 2,0

Bore mg/100g : 0,63

Cuivre mg/100g : 0,23

Manganèse mg/100g : 0,13

Recettes douces pour Noël

Fourrage praliné

Recette 1

120 g d'huile de coco bio 100 % vierge fondue au bain marie

100 g de fructose

150 g de noisettes grillées et moulues finement

Recette 2

40 g d'huile de coco bio 100 % vierge

40 g de purée de noisette

40 ml d'eau

150 g de noisettes grillées et moulues finement

100 g de fructose

Préparation

Mélanger et c'est prêt !

Fourrage à la banane

Ingrédients

3 grosses bananes

1 cuillère à soupe de purée d'amande

2 cuillères à café de fructose

2 cuillères à soupe de jus de citron

Préparation

À réaliser au dernier moment, peu avant de servir. Mettre tous les ingrédients dans un mélangeur en ayant coupé les bananes. Mélanger quelques secondes jusqu'à l'obtention d'une crème homogène.

Nougat d'amandes

Ingrédients

500 g d'amandes

400 g de miel

Préparation

Faire griller légèrement les amandes au four. Les hacher grossièrement. Faire caraméliser le miel sans qu'il devienne trop dur. (Test : la goutte de miel doit couler sur une assiette à la verticale.) Mettre les amandes dans un saladier ou sur une plaque en verre de pâtisserie. Verser le miel par-dessus. Attendre que le mélange soit tiède pour former des boules. Le nougat se conserve bien pendant plusieurs semaines. Ne pas le mettre au réfrigérateur pour éviter qu'il ne durcisse.

Bouchées à la caroube

Recette 1

150 g d'huile de coco bio 100 % vierge

100 g de caroube en poudre

2 cuillères à soupe bombées de miel

100 g de noisettes grillées et grossièrement moulues

Recette 2

100 g d'huile de coco bio 100 % vierge

50 g de purée de noisette

100 g de caroube en poudre

2 cuillères à soupe bombées de miel

100 g de noisettes grillées et grossièrement moulues

Préparation

Ramollir l'huile de coco à température ambiante. Former une pâte homogène avec l'huile de coco, la caroube, le miel et la purée de noisettes. Mélanger cette pâte avec les noisettes préalablement refroidies. Conserver au frais.

Bricelets à l'anis

Ingrédients

1 tasse de farine (1/3 millet et 2/3 sarrasin)

1 tasse d'eau

6 cuillères à soupe d'huile d'olive extra vierge

1 cuillère à café de sel de mer

30 g d'anis en grains

(Autres parfums possibles : cumin, ail et persil, sarriette)

Préparation

Mélanger tous les ingrédients. Laisser reposer la pâte 5 heures. Cuire dans un appareil à bricelets (que l'on peut trouver en Suisse).

Recettes sucrées pour les jours de fête ou tous les jours...

Galettes de millet délicieux sucrées

(Pour 8 à 10 personnes)

Ingrédients

4 tasses de millet

16 tasses d'eau

½ cuillère à café de sel de mer

⅔ tasse de graines de tournesol

¾ tasse de noix de coco râpée

250 g de dattes

¾ tasse de raisins secs

Préparation

Cuire le millet dans l'eau salée bouillante pendant environ 30 minutes. Mélanger au mixer les graines de tournesol, la noix de coco, les dattes et les raisins secs. Obtenir une crème onctueuse. Bien mélanger au moyen d'un fouet ou d'un mixer le millet cuit et la crème onctueuse. Former les galettes assez plates sur une plaque allant au four et cuire à 180°C (350°F) 30 minutes.

Gâteaux secs

Ingrédients

1 tasse de farine de millet

1 tasse de farine de riz

1 tasse d'amandes entières

4 cuillères à soupe de sève ou sirop d'érable

3 cuillères à soupe d'huile d'olive vierge extra

1 zeste d'orange et 1 zeste de citron ou 2 zestes de citron

1 pincée de sel de mer

Préparation

Bien mélanger à sec les farines avec les amandes qu'on aura moulues le plus finement possible, les zestes de citron et d'orange. Ajouter le sirop ou sève d'érable et l'huile. Bien pétrir avec les mains jusqu'à ce qu'on ait défait tous les grumeaux. Ajouter ensuite de l'eau, juste ce qu'il faut pour faire une boule qui se tient bien et que l'on peut pétrir sans qu'elle se casse. Laisser reposer au minimum 1 heure. Faire de cette boule un rouleau de 5 cm de diamètre qu'on coupera en tranches d'environ 5 mm d'épaisseur. Les déposer sur une tôle allant au four et les cuire à four chaud 25 à 30 minutes. Lorsqu'ils sont refroidis, les mettre dans un récipient étanche à l'air.

Gâteaux de pommes au millet

Ingrédients

1 kilo de pommes qui se défont bien à la cuisson

1 tasse de millet décortiqué

1 tasse d'eau

3 bananes bien mûres

2 oranges

1 tasse de pignons ou d'amandes effilées

½ tasse de raisins secs

½ tasse de figues sèches émincées

1 cuillère à soupe de sucre de coco ou de miel

Préparation

Cuire le millet en partie dans la tasse d'eau avant de le mélanger au reste où il finira de cuire et de gonfler. Couper les pommes en fines lamelles; râper les zestes d'oranges; presser les oranges; écraser les bananes avec les jus d'oranges. Mélanger tous les ingrédients et les mettre dans un plat allant au four après l'avoir graissé et enfariné. Cuire au four chaud 30 à 40 minutes.

Tarte sans gluten, sans lait, sans œufs

Ingrédients

Pâte:

100 g de noix de cajou

100 g de fécule de pomme de terre

100 g de farine moitié riz moitié millet

½ cuillère à café de sel de mer

1 tasse d'eau chaude

2 cuillères à soupe d'huile d'olive extra vierge

Garniture:

125 g de noix de coco moulue

½ boîte d'ananas au jus naturel avec tout le jus de la boîte

3 bananes

1 cuillère à café de vanille

2 cuillères à soupe de sucre de coco bio

1 verre de jus d'oranges fraîchement pressées

200 g d'eau

2 cuillères à soupe de maïzena

Préparation de la pâte

Mélanger farine, fécule de pomme de terre, cajou et sel du bout des doigts. Rajouter l'eau. Mélanger à la cuillère puis rajouter l'huile.

Les pâtes sans gluten s'écrasent à la main dans le plat.

Préparation de la garniture

Mélanger le tout et verser sur la pâte précuite pendant 20 à 25 minutes. Répandre les morceaux d'ananas restant sur la pâte puis mettre la préparation. Cuire encore 10 à 15 minutes.

Crème à la fraise

(Pour 5 personnes)

Pour 500 g de fraises en purée, ajouter 200 g de miel, le zeste et le jus d'un citron. À part, faire une crème avec 3 cuillères à soupe de crème de riz et 1 litre d'eau. Délayer la crème et cuire jusqu'à épaississement. Ajouter ensuite la purée de fraises sans la cuire et 3 cuillères à soupe de purée d'amande.

Pâte à tarte au millet

Ingrédients

1 tasse de farine de millet

2 tasses de farine sans gluten

½ tasse de sirop de dattes ou d'érable

½ tasse de purée d'amande

1 grosse cuillère de zeste de citron

½ tasse d'eau

1 pincée de sel de mer

Préparation

Mélanger tous les ingrédients secs, puis les autres, et l'eau en dernier. Former une pâte que vous travaillez un peu. Abaisser la pâte et l'étaler sur un moule. Cuire à 200°C (400°F) 15 minutes.

Bouchées à la noix de coco

Ingrédients

50 g de noix de coco en paillettes

50 g de miel

Préparation

Mélanger intimement les deux ingrédients. Les rouler entre les doigts. On peut les présenter dans des petites caissettes en papier.

Petits fours aux noix

Ingrédients

150 g de flocons de millet

75 g de noix de Grenoble ou de noix de pecan émiettées

1 cuillère à café de miel

De l'eau jusqu'à obtenir une pâte pas trop liquide

Préparation

Mélanger le tout et faire des boulettes. Mettre au four environ 15 minutes.

Macarons dorés

Ingrédients

1 tasse de carottes râpées

½ tasse d'eau

½ tasse de sucre de coco bio

1½ tasse de noix de coco râpée

1 tasse de flocons mixés en farine

½ cuillère à café de sel de mer

1 cuillère à café de vanille

Préparation

Bien mélanger tous les ingrédients. Laisser reposer 5 à 10 minutes pour absorber l'humidité. Former les macarons et les placer sur une tôle. Cuire à feu moyen 30 minutes.

Biscuits aux bananes et aux dattes

Ingrédients

3 bananes écrasées

1 tasse de dattes hachées

2 tasses de flocons (d'avoine ou autre)

½ tasse d'huile d'olive vierge extra

½ tasse de purée de dattes

1 cuillère à café de vanille

½ cuillère à café de sel de mer

Préparation

Laisser le mélange reposer quelques minutes. Verser sur une tôle légèrement huilée. Préchauffer le four moyen. Mettre à cuire jusqu'à ce que la couleur soit marron doré.

Compote de pomme

Ingrédients

3 pommes

2 pêches

1 banane

100 g de sucre de coco bio ou fructose

¼ de tasse d'eau

½ citron vert (lime)

1 gousse de vanille

Préparation

Faire bouillir le sucre de coco, l'eau, le citron, la vanille. Rajouter les pommes tranchées en les remuant de temps en temps et mettre à feu doux. En fin de cuisson rajouter les pêches et la banane. Laisser cuire 5 à 10 minutes à feu très doux. Laisser refroidir puis passer en compote. Servir très frais.

Compote d'abricot

Ingrédients

10 abricots frais ou secs

2 bananes

½ gousse de vanille

100 g de sucre de coco bio ou fructose

½ tasse de lait d'amande

Préparation

Faire cuire les abricots dans un fond d'eau vanillée, à feu doux, avec couvercle. Rajouter les bananes et le lait d'amande et laisser cuire jusqu'à ce qu'elles se mêlent au jus. Laisser refroidir et mettre en purée à son goût.

Glace à l'abricot

Ingrédients

10 abricots frais

2 pêches

½ citron

1 banane

100 g de sucre de coco bio ou de fructose

½ tasse de lait végétal

Préparation

Mélanger le sucre de coco ou fructose avec le lait dans un bol. Couper en morceaux les fruits et les placer dans le mixeur. Verser le mélange par-dessus. Mélanger et placer au congélateur dans la sorbetière.

Pâte à tarte ou à biscuits

Ingrédients

200 g de farine

½ tasse de lait végétal

2 cuillères à café de poudre levante

Préparation

Mélanger la farine et la poudre levante, puis ajouter le lait jusqu'à l'obtention d'une pâte souple. Pétrir avec la farine autour et former une boule.

Tarte:

Étaler aux doigts dans un moule huilé.

Biscuits:

Former des boules de la taille d'une noix. Enfariner. Écraser à son goût avec la paume et le creux de la main. Déposer sur une plaque huilée. Faire cuire 15 minutes dans un four déjà chaud.

Pâte brisée salée ou sucrée

Ingrédients

250 g de farine

125 g d'huile de coco bio 100 % vierge

½ cuillère à café de sel ou de sucre de coco bio

70 g d'eau ou de lait d'amande

Préparation

Mélanger la farine, l'huile et le sel (ou sucre) du bout des doigts jusqu'à l'obtention d'une pâte sableuse. Rajouter l'eau (ou le lait) petit à petit avec une fourchette. Mettre en boule enfarinée. Étaler dans un moule graissé et garnir avec une crème pâtissière ou des fruits selon son goût. Cuire 20 à 30 minutes à 170°C (325°F) selon la garniture et la farine utilisée.

Crème pâtissière

Ingrédients

1 litre d'eau

100 g de maïzena

150 g de fructose

1 pointe de curcuma

170 g de purée d'amande

Extrait de vanille selon son goût

Préparation

Cuire la maïzena dans l'eau avec le curcuma. Après la cuisson, retirer du feu et ajouter la purée d'amande et le fructose. Rajouter également l'extrait de vanille mais à froid pour plus d'efficacité. Une fois le mélange refroidi, le reprendre au fouet ou au mixer afin d'obtenir une crème onctueuse et homogène.

Crème à la caroube

Ingrédients

3 cuillères à soupe de maïzena ou arrow-root

Une pincée de sel de mer

1 à 2 cuillères à café de vanille

2 cuillères à soupe de purée d'amande

3 cuillères à soupe de poudre de caroube

¼ de zeste d'orange

¼ litre d'eau

Préparation

Délayer la maïzena avec un peu d'eau froide puis ajouter les autres ingrédients et finalement le reste de l'eau. Cuire en portant à ébullition 1 à 2 minutes. Rajouter du miel et de la purée d'amande selon son goût. Recuire 1 minute. Laisser refroidir. Servir avec des gaufres ou pour garnir une bûche ou un gâteau.

Recettes pour le petit déjeuner copieux

Granola millet et coco

Ingrédients

500 g de flocons de millet

250 g de miel

120 g de noix de coco râpée

Eau

Préparation

Mélanger les flocons et la noix de coco avec l'eau. Ajouter le miel. Cuire au four à 180°C(350°F) pendant 20 à 30 minutes. Peut se confectionner en galettes.

Croquettes riz et bananes

Ingrédients

500 g de flocons de riz

6 bananes bien mûres

120 g d'amandes hachées

Eau

(Raisins secs facultatifs)

Préparation

Mélanger les ingrédients. Laisser gonfler environ 10 minutes. Mouler sur une plaque graissée avec une cuillère à glace. Cuire à four chaud 15 minutes environ.

Le bircher müesli

(pour 4 personnes)

Ingrédients

2 verres de flocons de millet, sarrasin, riz ou quinoa légèrement grillés dans une poêle sèche

4 cuillères à soupe de raisins secs

Préparation

Faire tremper la veille et placer au réfrigérateur le tout recouvert d'un centimètre de lait végétal.

Ingrédients

2 bananes fraîches en petits morceaux

½ citron pressé en jus

2 cuillères à soupe de purée d'amande **ou**

4 cuillères à soupe de poudre d'amandes

4 pommes râpées **ou**

2 pommes râpées et 2 fruits de saison

Préparation

Le lendemain, ajouter les fruits aux flocons. Bien mélanger et servir.

Millet aux poires

(Pour 4 personnes)

Ingrédients

200 g de millet

3 fois son volume d'eau

1 pincée de sel de mer

400 g de poires cuites

2 à 3 cuillères à soupe de purée de noisette ou d'amande

1 cuillère à soupe de miel

Vanille (facultatif)

Lait végétal

Préparation

Cuire le millet dans 3 fois son volume d'eau avec le sel de mer. Le laisser gonfler. Préparer 1 verre de sauce avec le miel, la purée, la vanille, le jus des poires et du lait végétal. Mélanger ce liquide au millet. Ajouter les poires en morceaux : la préparation doit être un peu liquide. Verser dans un plat et passer au four chaud pendant 20 minutes : le millet va gonfler encore et prendre une couleur dorée. Bon chaud ou froid.

Gaufres au millet, sarrasin et lin

Ingrédients

250 g de millet en farine (si possible fraîchement moulue)

150 g de sarrasin en farine (si possible fraîchement moulue)

3 cuillères à soupe de lin doré fraîchement moulu

½ cuillère de sel de mer

Eau

Préparation

Mélanger tous les ingrédients soigneusement de façon à ne pas faire de grumeaux. Laisser reposer 6 heures en été ; 12 heures la nuit ou en hiver. Si la pâte est prête plus rapidement, on peut arrêter la fermentation en la mettant au réfrigérateur. Mettre une grosse cuillère à soupe d'un seul bloc au centre d'un gaufrier (si possible en fonte) et préalablement chauffé, 3 minutes de chaque côté. Recommencer jusqu'à épuisement de la pâte.

Pâte à gaufres levée

Ingrédients

150 g de farine de millet

100 g de farine de riz complet

100 g de noix de cajou en poudre

Sel de mer

1 cuillère à soupe d'huile d'olive extra vierge

10 g de levain (ou levure)

Eau

Préparation (la veille pour le lendemain)

Mélanger les farines et le sel. Introduire le levain et l'huile d'olive. Bien mélanger, ajouter suffisamment d'eau et laisser reposer la nuit. Le matin confectionner les gaufres.

Gâteaux de sarrasin

Ingrédients

250 g de farine de sarrasin fraîchement moulue

½ cuillère de sel de mer

40 g de noisettes moulues

1 pomme râpée fin

1 banane écrasée

2 cuillères à soupe de miel

60 g d'huile de coco bio 100 % vierge

Une tasse d'eau

Préparation

Mélanger farine, noisettes, sel avec l'huile de coco avec le bout des doigts. Rajouter pomme, banane, miel et eau. Mettre sur une tôle en petites boules de pâte ou étaler sur une tôle le plus mince possible avec les mains mouillées froides. Cuire à four chaud 10 minutes de chaque côté puis éteindre le four et laisser encore 10 minutes.

Recettes salées

Pain sans gluten ou pâte à pizza

Ingrédients

250 g de sarrasin fraîchement moulu

250 g de flocons de millet (ou de farine de maïs pour un pain sucré ou plus brioché)

1 cuillère à café de sel de mer

½ litre d'eau chaude (ou de lait d'amande pour brioche)

Olives coupées en petits bouts (ou raisins secs, petits bouts d'ananas séché sans sucre, petits bouts d'abricots séchés pour brioche)

1 sachet de levure « Lesafre » (levure *sans gluten*)

Préparation

Mettre un sachet de levure avec un peu d'eau tiède et une pincée de fructose « Priméal » car *garanti sans gluten,* dans un verre d'eau bien propre, et laisser gonfler dans le verre.

Mélanger le sarrasin, le millet, le sel et l'eau chaude. Rajouter la levure et bien mélanger puis faire tourner 15 minutes dans un pétrin car la pâte sans gluten est très molle. Pour une pizza, on fera couler la pâte dans la plaque à pizza. Mettre dans de petits moules huilés ou dans un moule à cake. Cuire 30 minutes à four chaud préchauffé. Retourner et cuire encore 30 minutes. (Cuire moins longtemps si dans des petits moules.)

Petits pains sans gluten et sans levure ou levain ajouté

Ingrédients

350 g de farine de sarrasin fraîchement moulue

200 g de farine de millet fraîchement moulue

50 g de noisettes mises en poudre ou autre oléagineux

25 à 30 g de graines de lin moulues fraîchement

370 g d'eau

½ cuillère à café de sel de mer

Préparation

Moudre très finement dans un moulin à café électrique les grains de millet, puis les noisettes, les graines de lin et le sarrasin. Mettre le tout dans un saladier. Ajouter le sel de mer. Incorporer très progressivement l'eau à température ambiante en mélangeant bien afin d'éviter les grumeaux. Vous devez obtenir une pâte un peu élastique. Recouvrir le plat d'un linge et laisser reposer toute une nuit dans un endroit aéré. Le lendemain, la pâte aura légèrement levé. Elle est prête pour la cuisson. Le jour, la levée est plus courte car il fait chaud et la fermentation est plus rapide. Surveiller l'odeur qui ne doit être ni forte ni acide. Déposer la pâte avec une cuillère à soupe bombée pour en faire des petits pains sur une plaque qui n'accroche pas. La farine de sarrasin est très collante et il est préférable de graisser la plaque avec un peu d'huile d'olive. On peut faire ce genre de petits pains avec d'autres farines. On peut aussi y mettre des olives ou des raisins secs, selon le goût. Cuire à four chaud.

Craquelins au millet ou au riz

Ingrédients

¼ tasse d'huile d'olive extra vierge

¾ tasse d'eau

⅓ cuillère à café de sel de mer

3 tasses de farine de millet

½ tasse de graines de sésame ou autres graines oléagineuses

1 gros oignon cru râpé (change le goût du millet)

(Plus ou moins de farine selon que l'on préfère des craquelins secs ou moelleux.)

Préparation

Pétrir la pâte. Faire des boulettes. Les aplatir avec la main mouillée à l'eau froide. Faire cuire au four à 210°C (425°F) 10 minutes de chaque côté. Laisser 10 minutes dans le four éteint.

Beurre d'ail

Ingrédients

80 g de noix moulues

20 g d'huile de coco bio 100 % vierge ramollie à température ambiante

2 gousses d'ail pressées

Sel de mer

Préparation

Mélanger tous les ingrédients. Garder au frais.

Beurre de pois chiches (Hummus)

Ingrédients

1 tasse de pois chiches cuits

¼ de tasse de graines de sésame grillées

3 cuillères à soupe de jus de citron

1 gousse d'ail

½ cuillère à café de sel de mer

¼ tasse d'huile d'olive extra vierge

¼ tasse d'eau

1 poignée de persil frais

1 cuillère à café de tamari (facultatif)

Préparation

Mixer tous les ingrédients jusqu'à obtention d'une pâte lisse. Servir en tant que sauce ou pâte à tartiner sur les sandwiches.

Pâte à tartiner au tofu

Ingrédients

250 g de tofu

3 cuillères à soupe d'huile d'olive extra vierge

3 gousses d'ail

Sel ou tamari

Préparation

Battre le tout au mixer. On obtient une pâte lisse prête à utiliser. Peut se conserver 3 jours au réfrigérateur.

Sauce au concombre pour la salade

Ingrédients

½ concombre épluché

1 oignon émincé mixé en bouillie

2 cuillères à soupe de jus de citron

¼ cuillère à café d'ail en poudre ou frais

¼ cuillère à café de basilic en poudre ou frais

1 avocat

Sel de mer selon le goût

Préparation

Mixer le tout.

Sauce mayonnaise à l'avocat

Ingrédients

2 avocats bien mûrs

2 petits oignons

2 gousses d'ail

1 cuillère à soupe de ciboulette hachée

3 cuillères à soupe de jus de citron

3 cuillères à soupe d'huile d'olive extra vierge

Basilic sec ou frais

Préparation

Mixer tous les ingrédients et ajouter un peu d'eau si nécessaire. Réduire 2 cuillères à soupe de basilic sec en poudre entre les doigts. L'ajouter à la sauce juste avant de servir. (Si on le mixe avec la sauce, il devient amer.)

Sauce tomate

Ingrédients

100 g de tomates fraîches

1 tasse de lait végétal

2 cuillères à café de sel de mer

½ tasse d'huile d'olive extra vierge **ou**

1 tasse de graines de tournesol moulues

Préparation

Passer tous les ingrédients au mixer. Rajouter selon le goût, de l'oignon, du persil, de l'ail.

Trempette à l'avocat

Ingrédients

2 avocats

2 échalotes hachées

1 cuillère à soupe de basilic sec

2 cuillères à soupe de jus de citron

½ cuillère à café de coriandre en poudre

2 tomates pelées et coupées en dés

Sel de mer

Préparation

Écraser et mélanger le tout pour servir sur canapés ou bien mixer et liquéfier avec un peu d'eau pour une trempette.

Sauce verte très saine et fraîche

(pour 6 personnes)

Ingrédients

60 g de persil frais

½ litre d'eau chaude

250 g de noix de cajou

1 cuillère à soupe rase de sel de mer

6 cuillères à soupe de jus de citron

Préparation

Mixer le tout. Plus l'eau sera chaude plus l'émulsion sera fine. Peut se préparer pour plusieurs jours.

Velouté de tomates

Ingrédients

3 tomates

Quelques feuilles de salade verte

2 cuillères à soupe d'huile d'olive extra vierge

Sel de mer et sarriette

2 gousses d'ail

50 g de graines de courges ou de tournesol moulues

½ tasse de lait végétal

Basilic frais haché menu

Levure diététique ou alimentaire

Préparation

Mélanger les ingrédients dans le malaxeur jusqu'à obtention d'un liquide velouté. Servir très frais.

Velouté de concombres

Ingrédients

2 petits concombres

Sel, sarriette, menthe, levure diététique

½ yaourt de soja

1 cuillère à soupe d'huile d'olive extra vierge

½ tasse de lait végétal

Préparation

Mélanger les ingrédients dans le malaxeur en gardant la menthe à part. Obtenir un liquide velouté. Rajouter la menthe hachée menue et servir très frais.

Rouleau de printemps

Ingrédients

Salade verte

4 carottes

1 poivron

1 grosse courgette

Quelques haricots verts

100 g de hummus

1 oignon

1 cuillère à soupe de purée d'amande

1 cuillère à soupe d'huile d'olive extra vierge

Sel, sarriette, quelques branches de menthe fraîche

Préparation

Râper les carottes, courgette, poivron avec râpe manuelle et découper en petits morceaux salade verte, oignon et haricots verts. Introduire l'oignon et l'huile d'olive dans l'hummus et petit à petit la purée d'amande, puis la menthe hachée menue. Prendre un pain pita de blé entier légèrement réchauffé et mettre la garniture au milieu : salade, courgette, carotte, poivron, haricots, hummus. Rouler en serrant. Servir très frais avec velouté en accompagnement.

Galettes aux flocons d'avoine et légumes

Ingrédients

3 tasses de flocons d'avoine

2 courgettes

2 carottes

2 oignons

Sel fin ou sel aux herbes

Huile d'olive

Eau bouillante

Diverses herbes selon le goût

Levure alimentaire (non obligatoire)

Préparation

Râper les légumes (râpe fine) et les mélanger avec les flocons, le sel et les herbes. Verser l'eau bouillante sur le mélange et le laisser gonfler quelques minutes. Bien remuer. Ajouter tout en remuant l'huile et la levure (éventuellement). Former des petites galettes à l'aide d'une cuillère à soupe et les faire dorer quelques minutes sur chaque face. Servir chaud avec une bonne salade verte et des lentilles cuites.

Ces galettes peuvent se préparer avec d'autres légumes râpés (fenouil et oignon par exemple). À vous d'innover selon votre goût et celui des membres de votre famille !

(Ma fille a réussi à manger du fenouil de cette manière alors qu'elle avait horreur de ce légume...)

Tarte aux légumes

Ingrédients

3 courgettes

2 tomates

1 oignon

Sel de mer, sarriette

1 cuillère à soupe d'huile d'olive extra vierge

1 cuillère à soupe de maïzena

1 grosse cuillère à soupe de purée de noix de cajou

3 tasses d'eau tiède

1 pâte brisée

Préparation

Faire cuire les oignons à feu doux sans gras mais avec ½ tasse d'eau. Couvrir. Dans un bol, mélanger la purée de noix avec la maïzena. Introduire l'eau cuillère par cuillère dans la purée de cajou tout en remuant pour obtenir un liquide homogène. Quand les oignons sont bien ramollis, introduire les courgettes. Laisser cuire de la même manière puis mettre les tomates à la fin. Quand les légumes sont cuits, introduire le liquide préparé. Laisser cuire à feu doux avec couvercle. Assaisonner en fin de cuisson avec le sel de mer, la sarriette et l'huile. Installer la pâte brisée dans un moule et garnir avec la préparation.

Saupoudrer de levure diététique. Introduire à four chaud pendant 30 à 40 minutes à 160°C (320°F).

Haricots verts à la maître d'hôtel

Ingrédients

Haricots verts cuits d'avance à la vapeur

1 ou 2 cuillères à café de bouillon de légumes en poudre

1 cuillère à soupe de farine mélangée à 1 cuillère à soupe d'huile de coco bio 100 % vierge

Sel de mer, basilic, jus de citron, persil

1 tasse de lait végétal

Préparation

Mettre dans une casserole le bouillon de légumes avec un peu d'eau. Manier le gras végétal et la farine et introduire cette pâte dans le liquide. Assaisonner. Introduire les haricots et laisser cuire un moment sans couvercle.

Galettes salées de millet

(Pour 4 personnes)

Ingrédients

1 grande tasse de millet

1 oignon

1 gousse d'ail

1 cuillère à soupe de persil haché

1 cuillère à soupe de graines de chia moulues

50 g de farine

Huile d'olive extra vierge

Sel de mer

Préparation

Cuire le millet. Pendant ce temps éplucher l'ail et l'oignon, les émincer et les faire dorer dans une poêle. Incorporer dans le millet, mettre le persil et autres aromates, saler et mélanger. Après avoir mélangé les graines de chia avec un peu d'eau et la farine, incorporer au millet. Former des petites galettes à l'aide d'une cuillère à soupe et les faire dorer quelques minutes sur chaque face.

Galettes au millet et sarrasin

Ingrédients

3 tasses de millet à moudre

1 tasse de sarrasin à moudre

1 cuillère à café de sel de mer

1 tasse de noix de cajou ou de graines de sésame à moudre

2 cuillères à soupe d'huile de coco bio 100 % vierge

3 à 5 tasses d'eau

Préparation

Mélanger l'eau et l'huile de coco et passer au mixeur pour dissolution. Moudre tous les ingrédients à moudre. Mélanger tous les ingrédients et former des galettes plates sur une plaque allant au four. Cuire à 180°C (350°F) 30 minutes. Ces galettes peuvent se préparer à l'avance. Elles se conservent très bien.

Croquettes au chou-fleur

Ingrédients

700 g de chou-fleur cuit

100 g de graines de tournesol (ou autres oléagineux) moulues

100 g de farine de millet

Sel de mer ou sel aux herbes

20 ml d'eau

Préparation

Bien écraser le chou-fleur. Ajouter le reste des ingrédients et former des galettes de 1 cm d'épaisseur. Cuire à four chaud.

Galettes aux épinards

Ingrédients

500 g d'épinards

3 à 4 cuillères à soupe de farine de millet ou de riz

4 ou 5 gousses d'ail écrasées

1 bouquet de persil

Sel de mer ou sel aux herbes

Préparation

Faire cuire à la vapeur les épinards. Les couper très finement et ajouter les autres ingrédients. Former les galettes de 1 cm d'épaisseur. Cuire au four chaud.

Potimarron ou courge au riz brun

(Pour 2 personnes)

Ingrédients

100 g de riz complet

150 g de pulpe de potimarron ou courge râpée fin

1 échalote hachée menue

2 cuillères à soupe d'huile d'olive extra vierge

Sel de mer

1 pincée de paprika

2 pincées de coriandre

2 pincées de gingembre

Préparation

Faire revenir l'échalote dans l'huile. Ajouter la courge et cuire 3 minutes en tournant. Mettre le riz et cuire 2 minutes. Verser sur le volume de riz 2 volumes d'eau chaude. Ajouter les assaisonnements. Couvrir. Cuire à feu doux 20 minutes. Servir très chaud avec une belle salade verte.

Références

1. Levang P., Orstom, Le cocotier est aussi une plante sucrière, *Oléagineux* 43 (4) : 159-164, 1988.

2. The Philippine Coconut Authority (PCA).

Appendice I

L'indispensable calcium

(Résumé)

- Le calcium se doit d'être présent dans votre alimentation en quantité suffisante. Dans le cas contraire, vos os et vos dents seront fragilisés, le système nerveux, les muscles, la régulation des battements du cœur et la coagulation du sang seront perturbés. Le tissu osseux cédera alors ses réserves minérales. C'est l'ostéoporose qui inquiète à juste titre les médecins et les patients.
- Il faut cependant savoir que le **besoin minimum** en calcium a été évalué entre **200 et 300 mg/jour**. De nombreuses peuplades d'Asie, d'Afrique, d'Amérique du Sud ne consomment aucun produit laitier et n'ayant pas beaucoup de ressources, elles n'absorbent pas plus de calcium que ce taux minimum. Pourtant elles ne présentent aucun trouble apparent. Chez ces populations, la faible quantité de calcium ingéré est compensée par un très fort pourcentage d'absorption, soit 70 à 95 %.

Le calcium qui n'est pas absorbé est éliminé par les selles et les urines.

- Par contre dans nos pays civilisés, le besoin minimum a été évalué en fonction des pertes mesurées dans les selles et les urines à 500 mg/jour. Un **apport de sécurité** très supérieur a été proposé : **900 mg/jour** et même plus chez l'adolescent, les femmes enceintes ou qui allaitent (1200 mg/jour au moins). Malgré cela l'ostéoporose reste un problème fréquent chez nous.
- Pourquoi tant de différences avec les autres peuples cités ?
  - Il apparaît que le taux d'absorption n'est souvent que de **20 à 25 % de la totalité consommée** (sur une moyenne de 900 mg de calcium ingéré, seul un quart soit 220 mg est réellement absorbé ou fixé).
  - Par ailleurs, notre mode de vie influe grandement sur la manière dont nous fixons les sels minéraux. Une grande partie du calcium est ainsi éliminée par les reins dans nos urines. Aussi entendons-nous souvent nos médecins dire : « Vous ne fixez pas le calcium ! »

Mais qu'est-ce qui peut donc provoquer cette débâcle ? Quels sont les éléments en cause ?

Des aliments

- l'excès de protéines : 120 g/jour de protéines imposent de consommer 1500 mg de calcium pour qu'il en reste un peu
- trop d'acide urique
- trop de graisses
- trop de sucre

– trop de phosphore : il faut un bon rapport entre le calcium et le phosphore (= 1). (Il y a beaucoup de phosphore dans les laitages, ce qui donne un rapport très différent de 1.)

Des produits toxiques

– la caféine : 1 tasse de café par jour entraîne une perte osseuse de 1,4 % en un an, soit 28 % en 20 ans ce qui est le seuil de la fracture. La caféine chez la femme enceinte peut aussi entraîner des troubles du squelette chez le futur bébé.

– le tabac

– l'alcool

– les produits chimiques ajoutés dans la nature (engrais, pesticides) et dans nos aliments (conservateurs, colorants, agents de texture, etc.) captent le calcium et les sels minéraux en général.

– la pollution par le strontium radioactif qui prend la place du calcium (essais nucléaires, accidents, Tchernobyl, etc.)

Des médicaments

– les hormones (en contraception ou après la ménopause)

– la cortisone

– les antibiotiques

– les diurétiques

– les suppléments calciques : trop de calcium peut entraîner une diminution de la résistance osseuse

– la vitamine D alimentaire[1] : trop de vitamine D alimentaire peut faire fixer le calcium dans les reins, les vaisseaux ou en dehors des articulations, alors même qu'il n'est pas fixé au niveau de l'os.

Les phytates

Ils peuvent capter le calcium dans certains cas :

- un faux pain complet non biologique, sans levain naturel, insuffisamment levé ; un pain acide ; du son rajouté ; des céréales complètes insuffisamment cuites ;
- dans de bonnes conditions, la phytase, enzyme naturellement présente dans les céréales complètes, va couper la liaison entre les phytates et le calcium. Elle libère ainsi le calcium abondamment présent dans les céréales non raffinées. Comprenons que le raffinage des céréales supprime la plus grande partie de leurs sels minéraux et vitamines.

  - L'exercice augmente l'absorption du calcium, stimule la formation d'os et empêche sa destruction. Par contre la sédentarité est un facteur qui aggrave l'ostéoporose dans nos pays. Elle peut apparaître lorsqu'il y a une immobilisation prolongée : après une fracture ou chez les astronautes en vol prolongé par exemple.
  - Une donnée doit être connue : un sujet intolérant au lait de vache fixe mal le calcium du laitage.
  - Enfin, on a évalué qu'en France la majorité de la population, soit 75 % des femmes et 50 % des hommes, ne consomment pas les 900 mg conseillés. Pire, tous en éliminent plus qu'ils ne devraient en raison de leur mode de vie. On constate ainsi une énorme contradiction : les civilisés sont souvent davantage carencés en calcium que les peuplades du tiers monde !

Exemple d'une journée originale sans produits laitiers

Matin

1 pomme (100 g)

5 tranches de pain complet (250 g)

3 cuillères à café de purée d'amande complète (20 g)

6 dattes (40 g)

Midi

200 g de carottes râpées crues

2 tranches de pain complet (100 g)

100 g de riz complet (pesé cru)

50 g de lentilles (pesées crues)

300 g de poireaux

3 figues sèches (60 g)

5 noix

Soir

50 g de radis à croquer (sans sauce)

Soupe de légumes: 200 g de pommes de terre, 75 à 100 g de cresson ou fanes de radis dont les feuilles contiennent 475 mg de calcium pour 100 g

200 g de crème de soja vanille sucrée au sirop de blé (ou si sans sucre ajouté, la sucrer au concentré de jus de pomme)

Cet exemple de menus sans aucun produit laitier couvre **très largement les besoins quotidiens de calcium**: il en comprend environ 1200 mg! Rappelons que, selon le mode de vie, le besoin minimum a été évalué entre 200 et 300 mg/jour et que l'apport de sécurité proposé en Europe est de 900 mg/jour.

Quelques conseils supplémentaires à ne pas oublier

- Ne pas jeter l'eau de cuisson riche en minéraux. La cuisson dite à l'étouffée dans une cocotte en fonte ou en inox avec très peu d'eau est idéale.
- Si vous ne supportez pas le lait de vache, sachez que le brebis, moins allergisant, contient presque deux fois plus de calcium.
- Si vous ne prenez aucun laitage, il vous faut consommer plus de cette base alimentaire que représentent les céréales complètes, les légumes et les fruits. Vous devez donc manger davantage en volume.
- L'eau de boisson est également importante[2]. Boire 2 litres et demi d'eau chaque jour peut aussi apporter du calcium.
- Soyez actif ! Une demi-heure de marche sans forcer, quotidienne, et en plein air est un minimum[3].

Références

1. Starenkyj D., *La santé totale*, « Le sage ensoleillement », Orion, 2009.
2. Starenkyj D., *La santé totale*, « L'hydratation c'est indispensable », Orion, 2009.
3. Starenkyj D. *La santé totale*, « Lève-toi et marche ! », Orion, 2009.

Appendice II

Les approches médicales de l'obésité

Traitements suspendus

Amphétamines : accoutumance et dépendance

Fenfluramine : risque d'hypertension pulmonaire

Illégales : préparations des « obésitologues » (diurétiques, laxatifs, hormones thyroïdiennes, psychotropes)

Traitements actuels

Orlistat : malabsorption des graisses (perte de vitamines liposolubles, troubles digestifs, stéatorrhée)

- produit coûteux et non remboursé
- pas d'association avec antivitamine K et provastatine
- moins de 10 % de perte à 8 mois d'usage
- effet sur la masse grasse abdominale
- efficacité à long terme inconnue

– amélioration de l'alimentation et sport nécessaire pour stabilité du poids
– si moins de 5 % de perte au bout de 12 semaines suspendre le traitement

Définitions des obésités[1]

– *Il y a différentes sortes d'excès de poids*
  - excès de masse grasse, de masse musculaire ou osseuse
  - rétention d'eau (masse hydrique) : œdème cardiaque, veineux, etc…
– *L'obésité est définie comme un excès de masse grasse*
  - > 15 % du poids corporel chez les femmes et > 25 % du poids corporel chez les hommes
– *Mesure de la masse grasse*
  - non accessible de façon courante : absorptiométrie biphonique, impédancemétrie
  - de façon pratique diagnostic par l'**IMC** ou Indice de Masse Corporelle
    - ♦ **BMI** Body Mass Index en anglais ou Indice de Quetelet (inventeur belge)
    - ♦ IMC = Poids (kg) / Taille^2 (m^2)

↔ Référence internationale. Excellente corrélation de l'IMC avec la masse grasse

↔ Difficulté de comparer des sujets de sexes et d'âges différents

Avec IMC 23 le pourcentage de masse grasse est :

– à 20 ans : 13 % pour les femmes et 26 % pour les hommes
– à 80 ans : 24 % pour les femmes et 33 % pour les hommes

– *Seuil à partir duquel on parle d'obésité*

- Longtemps discuté. Critères fondés sur des données épidémiologiques de mortalité
- Longtemps fixé à 27 mais en fait le facteur de risque débute avant
- Le bien-être psychologique et la valeur « normale » reste individuelle : certaines femmes se trouvent grosses avec un IMC au-dessus de 22 alors que les hommes ne se sentent en surpoids que pour un IMC > 27.

L'obésité mesurée

IMC – Indice de Masse Corporelle – BMI ou Quetelet

– Pas d'obésité 18,5 – 24,99

– Pré-obésité 25 – 29,99

– Obésité

- Classe ou Grade I 30 – 34,99
- Classe ou Grade II 35 – 39,99
- Classe ou Grade III > 40

RTH – Rapport Taille Hanche

– Évalue le risque de répartition des graisses dans le corps

– Quand **IMC > 28** le risque cardiovasculaire est multiplié par 2 pour un RTH élevé

– Valeur normale < 0,8

Valeurs à risques > 0, 85 pour la femme et > 0,90 pour l'homme

– Obésité gynoïde (forme de poire ♀) Obésité androïde (forme de pomme ♂)[2]

Mesure du tour de taille

La nouvelle donnée la plus considérée pour le risque cardiovasculaire :

Homme : tour de taille **> 102 cm**
(avant 40 ans > 100 cm)

Femme : tour de taille **> 90 cm**
(avant 40 ans > 88 cm)

Les principaux risques et complications liés au surpoids[3, 4, 5]

– *Cardiovasculaires*: athérosclérose, insuffisance coronaire, hypertension artérielle, accidents vasculaires cérébraux, thrombose des veines profondes, embolie pulmonaire, insuffisance cardiaque D et G, fibrinolyse, dysfonction végétative, conséquences ophtalmologiques

– *Respiratoires*: diminution de la capacité vitale, insuffisance respiratoire, hypoventilation alvéolaire, hypertension artérielle pulmonaire, syndrome d'apnée du sommeil, ronflement

– *Locomoteurs*: arthrose des hanches et des genoux, tassements vertébraux, dorsalgies

– *Métaboliques*: syndrome X, insulinorésistance, diabète de type 2, dislipidémie, hyperuricémie, goutte

– *Endocriniens généraux*: hypercalcémie inexpliquée, déséquilibres hormonaux, infertilité, baisse de la libido, hypercortisolisme d'entraînement

  • *chez les femmes*: hyperandrogénie, insuffisance lutéale, dysovulation

  • *chez les hommes*: adipo-ou gynécomastie, hyperœstrogénie, troubles de l'érection, diminution de la spermatogenèse, hypogonadisme

- *Cutanés*: hypersudation, mycose des plis, lymphœdème, œdème des membres inférieurs, vergetures
- *Rénaux*: protéinurie, glomérulosclérose
- *Digestifs*: lithiase biliaire, stéatose hépatique, hernie hiatale, reflux gastro-œsophagien, syndrome du côlon irritable, constipation, hémorroïdes
- *Psychosociaux*: altération de la qualité de vie, discrimination, préjudice, altération de l'image du corps, somnolence diurne, mauvais réveil, céphalées au réveil, diminution de l'efficience intellectuelle
- *Cancers chez les hommes*: prostate, colorectal, voies biliaires
- *Cancers chez les femmes*: endomètre, col utérin, ovaire, sein, voies biliaires, colorectal
- *Autres*: hypertension intra-crânienne, majoration des risques opératoires et post-opératoires, complications obstétricales
- *Conséquences de thérapeutique inappropriée*: décompensation, dépression, sous-nutrition, carences, médicaments dangereux (amphétamines, diurétiques, extraits thyroïdiens)
- *Hausse de la mortalité*: mort prématurée et pour IMC > 35 le risque est multiplié par 2

Épidémiologie[6, 7, 8, 9, 10]

En France

- 17 millions de Français concernés: 30 % en surpoids et 10 % en obésité
- Augmentation de 1,6 cm du tour de taille des Français

- Augmentation du RTH plus rapide que l'IMC, surtout chez les filles
- Chez les 5 à 12 ans, il y a 12 % d'obèses : c'est une augmentation de 30 % en 10 ans.
- Chez les jeunes, il y a eu une augmentation de 45 % du surpoids entre 1987 et 1996.
- 60 % des adolescents obèses seront des adultes obèses.

Aux États-Unis

- Surpoids : 30 %
- Obésité : 31 % (avec 15 % d'enfants et d'adolescents)
- Prévalence de l'obésité multipliée par 2 en 10 ans : 15 % en 1980 ; 31 % en 2000
- Pourcentage des adolescents obèses multiplié par 3 en 10 ans : 5 à 15 %
- Surtout parmi les classes défavorisées (sodas et télévision)

Références

1. D'après Le Cerf J.M., *Poids et obésité*, John Libbey Eurotext 2001.

2. Vague Jean, *Obésités androïde et gynoïde*, 1950.

3. Basdevant A. et col., Guide pratique pour diagnostic, prévention et traitement des obésités en France.

4. Ellrodt A., *Ardix médical*, août 1990.

5. Lecerf J.M., *Poids et obésité*, John Libbey Eurotext 2001.

6. Basdevant A., « Obésité : Épidémiologie et Santé publique », *Annales d'endocrinologie* 61 : 6-11.

7. INSERM 2000 – Obésité, dépistage et prévention chez l'enfant.

8. Institut Roche de l'obésité : « Obepi 2000, le surpoids et l'obésité en France ».

9. Popkin B., Doak C.M., The obesity epidemic is a worldwide phenomenon, *Nutr Rev* 56, 1998.

10. Mc Carthy H.D. et al., Overweight and obesity in British youth aged 11-16 years: cross sectional surveys of waist circumference, *BMJ* 326, 2003.

Table des matières

FSC
Recyclé
Contribue à l'utilisation responsable des ressources forestières
www.fsc.org Cert no. SGS-COC-003153
© 1996 Forest Stewardship Council
100%

MARQUIS
Marquis imprimeur inc.

Québec, Canada
2010

Imprimé sur du papier Silva Enviro 100% postconsommation traité sans chlore, accrédité Éco-Logo et fait à partir de biogaz.

CHOIX ENVIRONNEMENTAL · ENVIRONMENTAL CHOICE
PROCESSED CHLORINE FREE · PROCÉDÉ SANS CHLORE
100%
PERMANENT
BIO GAZ ÉNERGIE